临床医疗护理常规

口腔科与皮肤科诊疗常规

北京市卫生局　编

中国协和医科大学出版社

图书在版编目（CIP）数据

口腔科与皮肤科诊疗常规 / 北京市卫生局编. —北京：中国协和医科大学出版社，2002.12

（临床医疗护理常规 / 北京市卫生局编）

ISBN 7－81072－334－0

Ⅰ. 口…　Ⅱ. 北…　Ⅲ. ①口腔颌面部疾病－诊疗 ②皮肤病－诊疗　Ⅳ. ①R78 ②R751

中国版本图书馆 CIP 数据核字（2002）第 079255 号

临床医疗护理常规

口腔科与皮肤科诊疗常规

编　　者：北京市卫生局　编

责任编辑：陈永生

出版发行：中国协和医科大学出版社

（北京东单三条九号　邮编 100730　电话 65260378）

网　　址：www. pumcp. com

经　　销：新华书店总店北京发行所

印　　刷：北京市竺航印刷厂

开　　本：787×1092 毫米　1/16 开

印　　张：21.25

字　　数：524 千字

版　　次：2003 年 1 月第一版　2003 年 1 月第一次印刷

印　　数：1—5000

定　　价：64.00 元

ISBN 7－81072－334－0/R·329

口腔科诊疗常规

主　编　王邦康
副主编　冯海兰　孙　正　刘洪臣
编写人员名单（以姓氏笔画为序）

王建滨　王邦康　宁江海　布静秋
冯海兰　伊　彪　孙　正　孙勇刚
刘　萍　刘洪臣　李建英　李巍然
杨亚东　岳　林　郑东翔　洪　流
赵燕平　高学军　高晓辉　郭传瑸
徐　莉　温伟生　谭包生　谭建国
翟新利　韩　科　戚道一

皮肤科诊疗常规

主　编　王宝玺　朱学骏
编写人员名单（以姓氏笔画为序）

马东来　王宏伟　王宝玺　王家璧
朱学骏　朱铁君　何志新　郑和义
晋红中　谢　勇

序

北京市卫生局为了促进医疗质量的全面提高，降低医疗成本，规范医疗服务，满足人民的基本医疗需求，委托北京医师协会、北京医学会组织北京地区数百名医学专家和医护工作者集体编写了《临床医疗护理常规》（以下简称“常规”）。《常规》的正式出版是卫生行政实施法制化管理的一个重要措施，也是保证北京市医疗保险制度健康发展的重要举措。

《常规》是北京医学界辛勤劳动的成果和集体智慧的结晶。《常规》的出版标志着北京卫生系统在全面贯彻落实《中华人民共和国执业医师法》和深入开展职工医疗保险制度改革工作中迈出了坚实的一步。《常规》适用于北京市各级医疗机构，对规范各级各类医院的医疗质量，规范医护人员在医疗护理实践中的诊疗行为，保障患者的健康，促进医疗保险制度改革必将产生重要的作用。

《常规》是北京市各级医疗机构的全体医护人员日常诊疗护理工作参照的技术规范，同时，也是卫生行政部门检查医疗护理质量的依据。《常规》将大大促进各级各类医疗机构管理水平和医疗护理质量的提高，推进医疗卫生事业的发展。我们也热切期望医护人员在实施《常规》中不断总结经验，补充完善，为促进人民健康事业的发展做出更大的贡献。

北京市卫生局局长

金大鹏

二〇〇二年三月

前　言

随着我国医疗卫生改革的不断深入，随着《中华人民共和国执业医师法》的贯彻实施，科学地规范诊疗护理程序与制定操作常规，编写临床医疗护理常规尤为重要。

为此，我局委托北京医师协会、北京医学会组织北京地区包括中国协和医科大学、北京大学医学部、首都医科大学所属医疗单位和解放军总医院等几十家医院的数百名医学专家、学科带头人及中青年业务骨干，以现代医学理论为指导，参考国内外相关版本，结合临床实践经验，编写了这本北京市《临床医疗护理常规》（以下简称《常规》）。

本《常规》依据北京地区医疗机构和医护人员专业开展情况，分成11个分册，内容包括临床、医技、护理等各专业，可供各级医疗机构医务人员在日常诊疗工作中参照使用。

本《常规》在编写过程中，力求体现北京地区的医疗水平，经反复修改定稿。这里需要说明几点：

1．《常规》的出版只是一项基础性的工作，目的在于为各级医护人员在诊疗护理工作中提供应参照的基本程序和方法，并不妨碍促进医学进展的学术探讨和技术改造。

2．《常规》内容涉及的学术性、专业性很强，因此它只能反映目前比较成熟、比较适用的方法和技术，今后需根据医学科学技术的发展不断进行修订。

3．本《常规》不含中医内容。

4．制定《常规》是一项科学性、实用性很强的工作，参与此项工作的医学专家虽经努力，力求体现北京的医疗技术水平，但仍然存在不少问题，有待各级医疗机构和医护人员在工作中不断总结经验，提出改进意见，使《常规》不断充实、完善。

北京市卫生局

二〇〇二年三月

目 录

第一篇 口腔科诊疗常规

第二篇 皮肤科诊疗常规

第一篇　口腔科诊疗常规

第一章　龋　　病

龋病，即龋齿，是一种多因素的、以细菌为主要病原，牙齿硬组织自外向内的、慢性、进行性、破坏性疾病。临床表现为牙齿硬组织的溶解与破坏，形成不能为自体修复的龋洞。病变发展、感染可波及牙髓及根尖周组织。

【诊断标准】

龋作为诊断病名，限定于没有牙髓或根尖周围组织病变的活髓牙。因龋而继发牙髓和根尖周病的，按牙髓或根尖周病诊断。

（一）按病变深度

1．浅龋（牙釉质龋或牙骨质龋）　浅龋发生在牙冠部时，为牙釉质浅龋，又有窝沟龋和光滑面龋之分。发生在牙根面的龋，多为牙骨质龋。

（1）一般无自觉临床症状。

（2）牙齿表面呈白垩色或棕褐色，可见表面组织缺损。

（3）发生在釉质的浅龋，探诊时可以感觉到牙表面的完整性已经破坏，洞底位于牙釉质层，粗糙、质软。发生在窝沟的浅龋可能卡住探针。发生在暴露的牙根面的浅龋，可呈棕色，探诊粗糙、质软，但缺损不明显。

（4）对不易确定的、发生在邻面的龋损，摄咬合翼X线片可显示釉质层X线透射区。

2．中龋（牙本质浅层龋）

（1）临床上对冷热或甜酸刺激敏感，多为一过性的敏感症状，无持续性疼痛症状。

（2）可见龋洞。发生在邻面或窝沟处的龋，可见相应部位（如边缘嵴和窝沟边缘）釉质呈墨浸样变。

（3）探诊可及窝洞，洞底位于牙本质浅层，洞底质软，轻度敏感。

（4）对不易确诊的发生在邻面的龋，摄咬合翼X线片可见釉质和牙本质浅层透影增加。

3．深龋（牙本质深层龋）

（1）临床上出现明显的冷热酸甜刺激敏感症状，或有食物嵌塞后的一过性疼痛，但无自发痛。

（2）可见大龋洞。发生在深窝沟下的龋，有时洞口不大，但洞缘两侧呈墨浸色的范围较大，提示病损的范围大。

(3) 探诊可及龋洞，洞底位于牙本质深层，探诊敏感，但去净腐质后不露髓。

(4) 冷热诊无明显异常。

(5) 咬合翼X线片可反映龋损的范围，但一般小于实际病损范围。

(二) 按病变进展速度

1. 急性龋

(1) 发生于易感个体。

(2) 发生在儿童或新萌出牙齿的龋。

(3) 病变牙本质着色浅，质软，可用手器械去除。

(4) 病变发展快，可早期波及牙髓。

2. 慢性龋

(1) 发生在成年人的龋。

(2) 病变牙组织着色深，呈棕褐色，质硬，不易用手器械去除。

3. 静止龋

(1) 多见于磨牙浅碟状的殆面和无邻牙接触的牙齿光滑面。

(2) 病损区呈浅褐色、质硬。

(三) 其他

1. 猖獗龋　口腔短期内同时有多个牙齿多个牙面，尤其是一般不发生龋的下颌前牙，发生龋。急性龋的表现可见于儿童初萌牙列，可能与牙齿发育钙化不良有关。也可见于成年人头颈放射线治疗之后（放射性龋），或患严重口干症时（口干龋）。

2. 继发龋

(1) 患牙做过牙体治疗，在修复体的边缘或洞底发生龋。

(2) 洞缘有着色，充填体与洞壁间可探及缝隙，质软。

(3) X线片可见充填体与洞底间透影区。

(4) 继发龋的记录　①发生在无牙髓病变的活髓牙的继发龋，按病变程度，记录为继发龋（浅龋）等；②发生在成功牙髓治疗之后的牙齿的继发龋，记录为继发龋（牙髓治疗后）；③继发龋并发牙髓或根尖周围组织病变的，按牙髓或根尖周病诊断。

3. 再发龋

(1) 发生在牙齿原有修复体以外部位的龋。

(2) 病变与原修复体无关。

(3) 再发龋的记录参照继发龋的记录方法。

(四) 儿童龋病的特点

1. 乳牙钙化程度低，龋蚀进展很快，故深龋易引起牙髓病变。

2. 急性龋多见。牙釉质表层脱钙，大片剥脱，常呈环形破坏。

3. 龋蚀多发性，常见多个牙齿、多个牙面龋坏。以侵犯殆面和邻面最多见。

4. 乳牙邻面接触区较大，邻面龋较多。早期邻面龋不易发现，只有用X线咬合翼片检查才能发现。

5. 下切牙龋蚀多发生在对龋易感的儿童，或口腔清洁情况很差的儿童。

（五）鉴别诊断

1．深龋与可复性牙髓炎的鉴别

（1）冷测　深龋常规冷测不敏感，冷水进洞可敏感；而牙髓充血常规冷测可出现敏感症状。

（2）深龋对任何刺激，不出现持续性或延缓性疼痛症状；而牙髓充血时在刺激去除后可有短瞬的疼痛症状。

2．深龋与慢性闭锁性牙髓炎的鉴别

（1）深龋无自发痛史；牙髓炎可有自发痛史。

（2）深龋无叩诊时的异常反映；牙髓炎可有叩诊异常。

（3）深龋常规温度测无疼痛；牙髓炎温度测，尤其是热测时可诱发迟缓性疼痛。

（4）深龋时龋损不波及牙髓；牙髓炎时多已及牙髓。

3．与牙髓坏死的鉴别

（1）深龋无自发痛史；死髓牙可有自发痛史。

（2）深龋探诊敏感；死髓牙探诊无反应。

（3）深龋温度诊有反应，电活力测正常；死髓牙无反应。

【治疗原则】

（一）一般原则

1．理想的龋齿治疗不仅要充填或修复龋洞（见充填治疗常规），还应包括对患者龋的控制、预防继发龋和再发龋。

2．龋齿治疗应按下列顺序　终止病变发展，保护正常牙体组织和牙髓，有效修复龋损部分，恢复牙齿形态、外观和功能，防止继发龋和再发龋。

3．明确特定患者易患龋的因素，有针对性的进行防龋指导，如有效的牙齿保健方法、局部用氟和饮食控制，等。

4．对多发性龋、急性龋、猖獗性龋患者，在治疗患牙的同时，应给予适当预防措施，如局部用氟和窝沟封闭。

5．早期龋、牙根面浅龋，可通过防龋指导、局部涂氟和再矿化的方法予以治疗，并于半年到一年间定期复查，如有明显龋洞形成，则应行修复治疗。

6．已形成龋洞的牙齿必须通过去腐、备洞进行修复治疗。

7．修复治疗前，必须去除所有病变和感染的牙体组织。

8．单纯龋齿治疗不应损伤或破坏正常牙髓。

9．确定定期复查的频率　急性龋、猖獗龋患者应每三月复查一次，儿童应每半年复查一次，一般患者应一年复查一次。

（二）乳牙龋齿的治疗特点

1．分析患儿易感的原因

（1）了解胎儿期和婴儿期母亲和患儿的营养和健康状况。

（2）食物和饮料中的含糖量和饮食频率。

（3）口腔卫生情况　是否刷牙以及患儿唾液的质和量，唾液是否粘稠和量少。

2．改变致龋的口腔环境

(1) 向家长说明龋齿的病因和有关口腔卫生知识。由于儿童对家长的依赖，要十分重视家长对患儿的影响，使家长理解治疗并给予合作。

(2) 改善不良的饮食习惯，控制食糖量，特别是吃糖的频率。

(3) 局部用氟　根据儿童年龄选择适当的方法，如用含氟牙膏、用低浓度的氟化钠溶液（0.02%、0.05%氟化钠）漱口或涂擦牙面等。

(4) 对多发性龋齿或猖獗龋，可先粗略去除龋坏组织，用丁香油氧化锌糊剂暂封龋洞，目的是减少食物滞留，控制龋损进展，促进修复性牙本质形成，争取治疗时间。

3. 分期、分区治疗　在儿童口腔中多数牙有龋损的情况下，治疗要有轻重缓急，必须有计划、有步骤地进行。

(1) 乳牙期　乳磨牙、乳尖牙是治疗重点，因为这些牙在口腔中保留的时间长，对咀嚼功能和将来恒牙的替换有重要作用。

(2) 混牙列期　对恒牙龋损要积极治疗，防止龋损的扩大。

(3) 替牙期　乳牙龋损可缓治，接近替换时可不治，如5岁以后的乳切牙，11岁左右的乳磨牙。

将全口牙齿分成上下、左右、前后6个区，有步骤地按区治疗。为了患儿的咀嚼，不宜在左右两侧同时治疗，可在一侧上下治疗。

4. 定期检查、早期防治　儿童口腔的不断变化和龋病进展快，必须经常检查口腔，发现问题及时防治。根据儿童对龋病的易感状态，一般在3～6个月检查一次，对可疑龋（窝沟多、深或着色）和初期龋（牙面白垩色脱矿）应进行窝沟封闭治疗和再矿化治疗。

第二章　非龋牙体疾病

第一节　急性牙体损伤

急性牙体组织损伤常为颜面部损伤的一部分，诊治之前必须查明有无颅脑损伤或其他主要部位的损伤，需在排除或控制这些问题之后，再对患牙进行处理。急性牙体损伤在青少年及儿童时期更为常见。

一、牙震荡

牙震荡指由于创伤所致的牙周膜轻度损伤，一般不伴有牙体硬组织的缺损。又称牙碰伤或创伤性根周膜炎。

【诊断标准】

1．有外伤史。

2．牙体组织无折断、裂纹或缺损。

3．患牙可有伸长、不适感或轻度钝痛，可有冷热刺激症状。

4．患牙可有轻度松动，叩痛（±）；较重者松动可Ⅰ～Ⅱ度，叩痛（+～++）。

5．牙髓活力测试时可能出现反应迟钝或敏感。创伤可能改变牙髓的电反应性，因此需注意，外伤后近期无反应并不能表示牙髓已坏死。

【治疗原则】

1．X线片检查除外根折或齿槽突骨折。

2．症状轻者可不做处理。

3．患牙松动Ⅱ度以上应做固定。

4．疼痛重者可用0.5%～1.0%盐酸普鲁卡因封闭或理疗，如超短波治疗。

5．检查时应记录牙髓活力测试结果，按期复查牙髓活力及其他情况，若确定牙髓已坏死或已并发急慢性根尖周炎时应及时行牙髓治疗。

6．急性期过后如仍有创伤性𬌗可适当调磨患牙。

二、牙脱位

牙齿受外力作用而偏离或者脱离牙槽窝称为牙脱位。外力大小及方向不同，临床分为脱出型牙脱位、嵌入型牙脱位和完全脱位（牙脱臼）。

（一）脱出型牙脱位

【诊断标准】

1．有外伤史。

2．患牙伸长或倾斜移位，牙齿松动Ⅱ～Ⅲ度，有叩痛和扪痛，也可伴有龈缘出血。

3．X线片显示根尖牙周膜增宽。

【治疗原则】

1．X 线片检查除外牙槽突骨折或根折。

2．局麻下复位、固定。

3．测定并记录牙髓活力，定期复查，若牙髓坏死应行根管治疗。

（二）嵌入型牙脱位

【诊断标准】

1．有外伤史。

2．临床牙冠变短或伴有扭转，有叩痛和龈缘出血。

3．X 线片显示牙周膜间隙消失。

【治疗原则】

1．X 线片除外牙槽突骨折或根折。

2．嵌入较轻和年轻恒牙可不做处理，应测定并记录牙髓活力，定期复查，并观察自行复位情况。

3．成年人嵌入较重的患牙在局麻下复位、固定、调整咬合并在 2 周内进行根管治疗。

4．定期复查时，若发现牙髓坏死、根尖周病或 X 线片出现根尖吸收，应做牙髓治疗。

（三）完全脱位（牙脱臼）

【诊断标准】

1．有外伤史。

2．牙齿完全脱出牙槽窝。

3．可伴有牙槽骨和软组织的损伤。

【治疗原则】

1．争取时间，尽早再植复位固定，并结合患牙在体外滞留的时间，向患者说明预后结果（脱位后 2h 内再植的成功率高，再植以后发生牙根吸收的可能性较小）。

2．若年轻恒牙完全脱位后 2h 内行再植术，可暂不做根管治疗，1～3 周后，经观察后确定发生牙髓坏死再做根管治疗。对于脱落时间较长的患牙也可先在体外除髓，根管充填以后再进行植入。

3．定期复诊，检查𬌗关系，必要时调𬌗。

三、牙折

牙齿外伤后所造成牙体硬组织任何一部分的折断或折裂。临床上可分为不全冠折、冠折、根折和冠根折。

（一）不全冠折（釉质不全折断）

【诊断标准】

1．外伤史。

2．灯光自患牙前上方检查，可见唇颊侧釉质面上垂直、水平或放射状裂纹。

3．患牙无症状或对冷、热、酸、甜等刺激敏感。

【治疗原则】

1．X 线片检查除外根折。

2．无症状者可不处理；出现敏感症状可脱敏，或用釉质粘合剂处理裂纹处。

（二）冠折

【诊断标准】

1．外伤史。

2．冠折程度轻重不等，临床上可发现釉质或牙本质折断，牙本质暴露或牙髓外露。

3．可伴有创伤性牙周膜炎、牙槽突骨折，或伴有牙髓充血、牙本质敏感症等。

【治疗原则】

1．须摄X线片除外其他损伤，并检查牙齿根尖发育情况。

2．仅釉质折断而无牙本质暴露，可调磨锐利边缘或以光敏树脂修复。

3．对于牙本质暴露者可用对牙髓刺激小的粘固剂覆盖断面，8周后复查时患牙无症状，牙髓活力正常可修复缺损。

4．患牙根发育未完成已露髓者，可做直接盖髓术或活髓切断术（必要时先做带环）。

5．对保存活髓治疗的患牙应在治疗后定期复查，若发生牙髓坏死或出现根尖病变应及时做牙髓治疗。

6．成人冠折已露髓者可做根管治疗后再修复缺损牙冠。

（三）根折

【诊断标准】

1．外伤史。

2．有叩痛和程度不等的松动度。

3．X线片显示牙根上的X线透射线，若可疑折断透线不清可变换角度拍摄或2周后重摄X线片确诊。

4．折断牙根部位相应牙根处有时可有扪痛，患牙与对殆牙咬合时可扪及断端异常动度，可见龈缘出血。

【治疗原则】

1．根折线于根尖1/3，患牙无症状，可适当调殆观察。

2．其余部位根折若根折线与龈沟不相通，应及时复位固定，一般固定时间不超过3个月。

3．根折线与口腔相通多应拔除；若残留牙根有一定长度，可摘除断冠后作根管治疗，必要时行龈切术或冠延长术等；或用正畸手段牵拉牙根至龈上，再以桩冠修复。

4．对保存活髓的根折牙需定期复查至2年，观察牙髓变化和症状以及根折愈合情况，若发生牙髓坏死和根尖病变则做牙髓治疗。

（四）冠根折

【诊断标准】

1．外伤史。

2．叩痛，松动度明显，龈缘出血。

3．X线片显示透射线自颈部斜向根部或呈纵向折裂。

【治疗原则】

1．多数需要拔除。

2．若根折线距龈缘较近（<5mm），可按根折处理。

第二节 慢性牙体损伤

牙齿慢性损伤是指一组由机械、物理、化学或综合刺激作用下形成的牙体组织慢性进行性损伤。

一、磨损

单纯机械磨擦作用而造成牙齿硬组织慢性丧失称为磨损。正常咀嚼造成的磨损称生理磨损，磨损不均造成的病理现象称病理性磨损。

【诊断标准】

1．轻度 切缘或牙尖磨损，牙本质外露，可有牙齿敏感症状或无自觉症状。

2．中度 牙冠部硬组织大面积磨损，功能尖已磨平或在磨损的牙本质面上又出现凹陷的磨损面。可出现牙齿敏感及食物嵌塞、龈乳头炎及秴创伤。

3．重度 继发牙本质暴露或髓角暴露，可并发牙髓炎、牙髓坏死或根尖周炎。颌间距离变短，可出现颞下颌关节功能紊乱或损伤。

【治疗原则】

1．去除病因，改正不良习惯，修复缺失牙。

2．对症治疗，脱敏、调秴、牙髓或牙周治疗。

3．牙秴面有凹陷的可做充填治疗。

4．颌间距离变短或已并发颞下颌关节疾病者，需进行相关治疗。

二、楔状缺损

牙齿颈部硬组织在某些因素缓慢作用下逐渐丧失所形成的两个光滑斜面组成的楔形缺损。

【诊断标准】

1．牙颈部硬组织缺损，可呈程度不等的楔形、碟形及深而窄的沟状，唇颊面多见，也见于舌、腭侧。

2．缺损面光滑、坚硬，一般不着色。

3．可无任何症状或出现牙齿敏感症，亦可并发龋病或继发牙髓炎、根尖周炎。

【治疗原则】

1．消除病因改正刷牙方法，矫正口腔内酸环境，改变喜酸饮食习惯，检查并调整秴关系，注意分散秴力负担。

2．对症治疗 牙齿敏感者可脱敏治疗，并发龋病者可做充填，出现牙髓炎或根尖炎者应做牙髓治疗。

3．无症状浅凹形可不处理，对较深的缺损可充填治疗。

三、牙隐裂

未经治疗的牙齿表面由于某些因素的长期作用而出现的临床不易发现的微细裂纹。

【诊断标准】

1．中老年人磨牙、前磨牙有长时间咀嚼痛和冷热刺激痛病史，可有咬在某一特定部位疼痛或曾有硬物暗伤的病史。

2．𬌗面隐裂与发育沟融合并延伸越过边缘嵴。

3．碘酊涂染后出现深染，投照检查时可见深入牙体内的细阴影。一般同名牙对称发生。

4．患牙𬌗面多有异常磨损和高陡牙尖，有侧方叩痛和咬合痛。

5．隐裂处常有色素沉着，可继发龋病、牙髓充血、牙髓炎、牙髓坏死、根尖周炎。

【治疗原则】

1．无牙髓症状者可做调𬌗或隐裂封闭，定期复查牙髓症状。调𬌗无改善，可按第三条原则处理。

2．隐裂并发龋病可用复合树脂充填并调𬌗。

3．已出现牙髓炎、牙髓坏死或根尖周炎者应做牙髓治疗进行大量调𬌗，若隐裂已达髓腔壁，应在牙髓治疗前做带环，牙髓治疗后应尽快做全冠修复。

4．调整全口牙齿𬌗力负担，治疗对侧牙病，修复缺失牙。

四、酸蚀症

牙齿受酸雾或酸酐的侵蚀，使牙体硬组织发生进行性丧失的一种疾病。

【诊断标准】

1．有长期接触酸雾或喜酸食或胃病反酸的历史。

2．多数牙遇冷、热、酸、甜等刺激时敏感，或有咀嚼痛。

3．不同种类的酸蚀形成不同牙齿损害。盐酸：前牙唇面呈刀削状的光滑面，严重者牙髓外露，呈残根状；硝酸、杂酸：口唇与牙面交界处牙齿唇面呈白或灰褐色斑或缺损；胃酸：舌尖变平、变短，舌面釉质消失，表面光滑。

4．严重者口腔粘膜可有烧灼感和呼吸道刺激症状，味觉、嗅觉和食欲均可减退，甚至体力减弱。

【治疗原则】

1．注意防护，用含氟牙膏刷牙，或定期用2%苏打水含漱。

2．改善劳动环境，矫正喜酸食习惯，治疗全身相关疾病。

3．对牙本质敏感症可用钙或氟离子导入，出现牙髓炎和根尖周炎者应进行治疗。

4．缺损明显者应修复牙体外形并恢复功能。

5．对出现全身症状者可用药物治疗。

第三节　其他牙体病症

一、牙本质过敏症

牙齿受到外界刺激如温度、化学以及机械刺激等所引起的异常酸软的症状，不是独立疾病，而是各种牙体疾病的共同症状。

【诊断标准】

1．机械刺激时牙齿疼痛酸软，刺激去除后疼痛立即消失，或并发有对冷、热、酸、甜激惹痛，无自发痛。

2．用探针检查牙体时可找到敏感点，一般在牙本质暴露部位，釉牙本质交界处。

3．常伴有造成牙本质暴露的牙体疾病，如磨损、楔状缺损或冠折等。

4．患者可有神经官能症、妊娠、月经期等应激性增高的全身背景。

【治疗原则】

1．对于凹陷状小而深的敏感点可调磨边缘后充填治疗。

2．敏感区脱敏治疗，注意检查调整对颌高陡牙尖。

3．多数牙齿敏感，特别牙颈部敏感，可用激光或离子导入法脱敏，同时配合自行脱敏法（如咀嚼生核桃、茶叶等）。

4．对患有神经官能症等机体应激性增高的患者可采用耳针治疗。

5．少数患者脱敏治疗无效，伴有重度磨损且激发痛明显者可做牙髓治疗。

二、牙根纵裂

未经牙髓治疗的牙齿根部硬组织在某些因素作用下发生与牙长轴方向一致的沟通牙髓腔和牙周膜间隙的纵向裂纹。

【诊断标准】

1．中老年人磨牙牙冠完整无牙体疾患，未经治疗的牙齿出现牙髓炎或根尖周炎症状。

2．患牙有长期咬合不适，咀嚼疼痛或有反复肿胀病史。

3．患牙相应冠部叩诊浊音，叩诊痛，根裂相应牙龈红肿、扪痛，可有不同程度松动。

4．可探到深而细窄牙周袋，可并发牙周脓肿、疼痛，晚期可由牙周袋探到已折断的游离断根和断端。

5．X 线片裂根根管影像呈直线状增宽，或根尖部根管影像增宽。晚期可见颈部根折的断片，并有移位或横行折断线；邻近牙周组织破坏；应注意对侧同名牙的 X 线检查。

6．患牙多有𬌗力负担过重，如多个磨牙未经治疗或缺失牙较多。

【治疗原则】

1．多根牙做牙髓牙周治疗后，行截根术或牙半切除术，保留无病变牙根。

2．单根患牙松动明显应拔除。

3．治疗其他患牙，修复缺失牙以减轻𬌗力负担。

三、牙根外吸收

牙根表面发生进行性的病理性吸收。

【诊断标准】

1．患者多无自觉症状，可能有牙外伤、再植或髓腔内漂白治疗史，一般做常规 X 线检查时被发现。

2．X 线片显示根尖圆钝、变短或根尖区外形有不规则缺损，有时可无根管影像。

3．外吸收患牙的邻近可发现埋伏牙或阻生牙。

4．当外吸收涉及到牙髓和牙周组织时，可出现牙髓、牙周等相应疾病的症状。

【治疗原则】

1．对因治疗。

2．若出现症状做相应治疗，患牙根吸收少于根长 1/2 者可做根管治疗，先以氢氧化钙制剂做根管系列封药，分别于 3 个月、半年、1 年复查观察患牙临床情况，摄 X 线片并换入新鲜氢氧化钙制剂，待吸收稳定后再做常规根管充填。

3．多根牙其中一个牙根吸收较多者，可做截根术或牙半切除术。

4．吸收大于根长 1/2，且临床松动明显或有根尖周病变者，应拔除患牙。

四、殆创伤性根横折

承担殆力的主要牙齿，承受殆力较大的牙根在创伤性殆力的作用下所发生的牙根横折。

【诊断标准】

1．中老年人牙冠完整，无牙体疾病，有长期咬合不适或疼痛史或急性咬合外伤史。

2．叩诊不适或叩痛，根折侧叩诊浊音，有时可探到根折面。

3．患牙可有Ⅰ～Ⅱ度松动，以手指扪患牙颊侧面检查功能动度可达Ⅱ～Ⅲ度。

4．全口殆力分布不均，患牙侧方殆早接触明显（非工作侧较显著）。

5．X 线片显示患根的横折线，偶见断根尖移位。

6．可并发牙髓病、根尖周病及患根牙周疾病。

7．开髓后在折断线处探诊异常可帮助确诊。

【治疗原则】

1．牙髓活力正常，无牙周疾患者定期观察。

2．并发牙髓、根尖周病和牙周疾病者应做相应治疗。

3．解除殆干扰，调整全口殆力负担。

4．断根不与龈袋相通者做根管治疗，相通者做截根术或牙半切除术。

第三章 牙发育异常

第一节 牙结构异常

一、釉质发育不全

牙齿发育期间，由于全身或局部不良因素的影响，造成釉质形成和矿化异常而遗留的永久性缺陷。

【诊断标准】

1．一般无自觉症状，若并发龋病或牙折，可出现相应症状。

2．同一时期发育的牙齿釉质上有颜色和结构上的改变。轻者，釉质出现白垩状或黄褐色横条状改变；重者，釉质表面出现着色深浅不一的窝状或沟状缺损，缺损部位光滑，坚硬；严重者釉质呈蜂窝状缺损或完全无釉质，牙冠失去正常形态。

3．患者在婴幼儿时期牙齿发育期间多有明显的局部不利因素和/或严重的全身性疾病，患病时间与釉质发育不全的部位相关。

【治疗原则】

1．无实质性缺损者不需处理，应注意口腔卫生。

2．牙冠外形无明显改变，釉质缺损可用光敏复合树脂修复。

3．牙冠外形明显异常，可应用树脂贴面或烤瓷冠修复。

二、特纳牙

严重的乳牙根尖周感染而影响继替恒牙胚釉质的形成及矿化，导致个别恒牙的釉质发育不全，以前磨牙多见。

【诊断标准】

1．单个发生，前磨牙多见。

2．有相应乳牙根尖周病史。

【治疗原则】

1．小面积缺损可充填治疗。

2．大面积缺损可做高嵌体或冠修复。

三、氟牙症

牙齿在发育期间，人体摄入氟量过高造成的特殊类型的釉质发育不全。

【诊断标准】

1．牙齿发育期间高氟区生活史。

2．无自觉症状。

3．波及同一时期发育的牙齿，呈对称性，多数累及全口牙。患牙釉质表面呈白垩状，黄褐色或有实质性缺损。

轻度：牙面面积的 1/2 以下有白垩色和黄褐色斑点，可有少量小而散在的浅凹陷，表面坚硬有光泽。

中度：白垩色和黄褐色面积超过牙面 1/2。

重度：白垩或着色波及整个牙面，伴有缺损可呈蜂窝状，患牙可失去正常形态。

4．重症可伴有全身骨骼或关节的增殖性改变及活动受限（氟骨症）。

【治疗原则】

1．着色而无明显缺损者，用脱色法处理。

2．有缺损者，可用复合树脂修复。

3．重度氟牙症用贴面或全冠修复。

四、四环素牙

在牙齿发育期间，过量使用四环素族药物致使萌出后牙齿的颜色和结构发生改变的疾病。

【诊断标准】

1．婴幼儿时期或母亲妊娠时期曾服用过四环素族药物。

2．全口牙齿呈均匀一致的黄色、灰色改变，患牙可在紫外光灯下显示荧光；按变色程度分为轻度：浅黄、浅灰；中度：黄棕色；重度：棕褐色、灰褐色。

3．牙冠外形一般正常，坚硬光滑，重度时合并釉质发育不全。

【治疗原则】

1．轻、中度可用脱色法处理。

2．重度可用复合树脂贴面或冠修复。

五、遗传性牙本质发育不全

它是一种常染色体显性遗传病，不分性别，乳、恒牙均可受累，偶见隔代遗传，符合常染色体显性遗传规律。牙本质发育不全，牙齿外观呈特殊的半透明乳光色，又称遗传性乳光牙本质。

【诊断标准】

1．全口牙冠呈浅黄色、棕灰色半透明样，光照下呈现乳光。

2．釉质剥脱，牙本质磨损，重者磨损至龈缘，可并发牙髓炎或根尖周炎，也可继发颞颌关节功能紊乱等疾病。

3．X 线片显示牙根短，牙髓腔大部分狭窄或完全闭锁。

4．乳、恒牙均可受累，临床上牙齿一般无明显自觉症状。

5．有家族遗传史。

【治疗原则】

1．牙冠尚存时，可采用全冠、甲冠修复牙冠外形。

2．并发牙髓炎或根尖周炎者需做牙髓治疗。

3．重度磨损者可用覆盖义齿修复。

4．继发颞颌关节功能紊乱者应做相应治疗。

六、先天性梅毒牙

胚胎发育后期及生后初期，牙胚受梅毒螺旋体侵犯所造成的牙釉质及牙本质发育不全。

【诊断标准】

1．双亲之一有梅毒史，本人血清康－瓦氏反应阳性。

2．恒中切牙和下切牙呈半月形切牙，第一恒磨牙牙冠呈桑葚状，可伴有牙齿数目和萌出异常。

3．部分患者可有先天性梅毒的其他症状，如听力或视力差，口周有深色、放散样条纹。

【治疗原则】

1．康－瓦氏反应阳性者，先做抗梅毒治疗。

2．对形态异常的切牙可用复合树脂修复，第一磨牙可做高嵌体或全冠修复。

第二节 牙形态异常

一、畸形中央尖

常见的一种牙齿形态发育异常，表现为前磨牙或磨牙（少见）𬌗面中央出现额外的牙尖。

【诊断标准】

1．好发于前磨牙（偶见于磨牙）𬌗面中央，也可见于牙尖内斜嵴，圆锥形突起，有时可达2mm高，外层包绕牙釉质。

2．中央尖极易因咬合作用而折断，使牙本质暴露，暴露的牙本质呈圆形小环。

3．牙髓组织常可突入中央尖，X线片可见髓室顶突入中央尖中。

4．中央尖极易折断，导致牙髓感染，进一步发展为牙髓炎或根尖周围炎。

【治疗原则】

1．低而圆钝、不影响咬合的中央尖可不予处理。

2．对初萌牙的中央尖，可根据活髓切断的原理和方法，磨除突出的牙尖，并深入牙本质，在正常髓室顶的位置行直接盖髓术。

3．对成年人发现的中央尖，可采用分次调磨的办法，刺激形成修复性牙本质，以封闭突向中央尖的牙髓通道。

4．对因中央尖折断出现早期牙髓炎症状的年轻恒牙，可行活髓切断术。

5．对已有根尖感染的年轻恒牙，可行根尖诱导形成术，保护牙乳头，促使牙根的发育。

6．成人畸形中央尖并发牙髓炎或根尖周围炎，应做根管治疗。

二、牙内陷

牙齿发育期，造釉器过度卷叠或局部过度增生，深入至牙乳头中所致。临床上分为畸形舌侧窝，畸形舌侧沟，畸形舌侧尖和牙中牙。

【诊断标准】

1．上颌侧切牙多见，中切牙及尖牙偶见。

2．畸形舌侧窝患牙舌侧窝呈囊状凹陷，深浅不等，窝内常有色素沉着，可继发龋齿。

3．畸形舌侧沟舌侧窝可见异常发育沟越过舌隆突延伸至舌侧根面，沟的长短深浅不等，重者可达根尖，将牙根分裂为二，可继发牙周组织感染。

4．畸形舌侧尖舌隆突呈圆锥形突起，有时突起似牙尖，又称指状舌尖，有时内有髓角深入，易磨损折断，可继发牙髓病和根尖周病。

5．牙中牙的牙齿呈圆锥形，X线片显示内陷的牙釉质似大牙中的小牙。

【治疗原则】

1．无症状而探针尖可探入舌侧窝，应做充填治疗。

2．出现牙髓炎或根尖周炎的做牙髓治疗，出现牙周感染的应做牙周治疗，并发重度牙周炎者需拔除患牙或试做牙齿扭转术。

3．根管畸形而无法进行根管治疗者可行根尖倒充填术、牙再植术。

第三节　牙数目异常

一、额外牙

牙齿数目多于正常牙数，常见多1个或几个，又称多生牙。

【诊断标准】

1．乳牙列少见额外牙。恒牙列多见，90%以上发生在上颌前牙区，尤其是中切牙之间。男性发生率是女性的2.4倍。

2．额外牙多呈圆锥形，根短小，也有呈正常牙形态者。

3．约20%的额外牙埋伏在颌骨内，有的呈逆生状态。埋伏的额外牙本身可形成含牙囊肿。X线检查可以确诊。

4．额外牙对相邻恒牙的发育常造成影响，如迟萌、牙间隙增大、扭转、错位、牙根外吸收等。

【治疗原则】

1．已萌出的额外牙应及时拔除。

2．埋伏较深的额外牙，如无任何病理变化可不处理。

3．埋伏的额外牙若已造成相邻恒牙的牙根外吸收、发育畸形等病理改变，则需手术摘除。

二、先天性缺额牙

先天性缺额牙又可分为个别缺牙、多数缺牙和全口缺牙三种情况。后两者又称无牙畸形，常为全身性发育畸形的部分表现。

【诊断标准】

1．个别缺牙多见于恒牙列，多呈对称性，乳牙列少见。第二磨牙缺失最为多见，也见有上颌侧切牙或下颌第二前磨牙缺失者。一般有家族遗传倾向。

2．无牙畸形表现为部分或全部无牙。有牙时，牙形态常为矮小牙或锥形牙，釉质可有发育不全。常伴有外胚叶发育障碍，如缺少毛发、指（趾）甲、皮脂腺、汗腺等。可有家族史。

【治疗原则】

1．乳牙列个别缺牙无需治疗。

2．恒牙列个别缺牙应根据缺牙的部位、数目以及牙列是否拥挤来设计治疗方案，可采用义齿修复、关闭间隙及牙冠整形等方法。

3．无牙畸形者应在3～6岁行义齿修复，恢复咀嚼功能，改善面形。义齿修复体必须随儿童颌骨发育而适时更换。

第四节 牙萌出异常

一、牙早萌

【诊断标准】

1．多见于下颌乳切牙，出生时或出生不久即萌出，可为正常乳牙，也可为额外牙。早萌的牙根常发育不全，易自行脱落。

2．个别恒牙早萌多见于乳牙早脱所致。垂体、甲状腺及生殖腺功能亢进者也出现恒牙过早萌出。

【治疗原则】

1．乳牙早萌应尽早拔除。

2．乳牙早脱应尽快行缺隙保持治疗，防止继承恒牙早萌。

二、牙迟萌、牙异位萌出、牙萌出困难

【诊断标准】

1．全口牙迟萌多由系统病或遗传因素影响。个别乳牙迟萌可能与外伤或感染有关。恒牙迟萌或异位，常因乳牙滞留或乳牙早脱。

2．乳牙少有异位萌出或萌出困难。恒牙萌出困难常见于上颌切牙，多由乳切牙早脱导致牙龈坚韧肥厚所致。

【治疗原则】

1．异位萌出的恒牙可行正畸治疗。

2．上颌恒切牙萌出困难者，必要时需切除部分牙龈，露出切缘以利萌出。

第四章　牙　髓　病

第一节　可复性牙髓炎

可复性牙髓炎是牙髓组织以血管扩张、充血为主要病理变化的初期炎症表现，又称作“牙髓充血”。在临床上若得到适当治疗，牙髓可恢复到原有状态。

【诊断标准】

（一）诊断

1．患牙对温度刺激一过性敏感，尤其对冷刺激更敏感，但无自发痛的病史。

2．可找到引起牙髓病变的牙体或牙周组织疾病，如：患牙有近髓的牙体硬组织损害（深龋、深楔状缺损等）、𬌗创伤或有深牙周袋。

3．患牙对温度测验敏感，反应迅速，尤其对冷测反应强烈。去除刺激后，症状持续数秒即缓解。进行牙髓活力测验，患牙呈一过性敏感反应。

4．叩诊同正常对照牙（–）。

（二）鉴别诊断

1．与深龋鉴别

（1）深龋时患牙对温度刺激也敏感，但往往是当冷、热刺激进入深洞内才出现疼痛，且刺激去除后症状不持续。

（2）在临床上，深龋与可复性牙髓炎有时很难区别，此时可按可复性牙髓炎的治疗进行处理。

2．与不可复性牙髓炎鉴别

（1）不可复性牙髓炎一般有自发痛史。

（2）温度刺激去除后，疼痛持续时间较长久。

（3）在临床上若可复性牙髓炎与无典型自发痛症状的慢性牙髓炎一时难以区分，可先采用诊断性治疗的方法（安抚），在观察期内视是否出现自发痛症状再明确诊断。

3．与牙本质过敏症鉴别　牙本质过敏症的患牙往往对机械刺激（探、触）和化学刺激（酸、甜）更敏感。

【治疗原则】

避免外界温度刺激，给牙髓恢复正常提供条件。

1．对因龋或其他牙体疾患所致的可复性牙髓炎，可行间接盖髓术（安抚治疗）。

2．对𬌗创伤所致的可复性牙髓炎，可行调𬌗处理。

3．对牙周治疗后冷热敏感者，将丁香油酚棉捻置于牙周袋内，可减轻或缓解症状。

第二节 不可复性牙髓炎

一、急性牙髓炎

急性牙髓炎的临床特点是发病急，疼痛剧烈。临床上绝大多数是慢性牙髓炎急性发作的表现（龋源性者尤为显著），无慢性过程的急性牙髓炎多出现在牙髓受到急性的物理损伤、化学刺激以及感染的情况下，如手术切割牙体组织所导致的过度产热，充填材料的化学刺激等。

【诊断标准】

（一）诊断

1．典型的疼痛症状 ①自发性锐痛，阵发性发作或加剧，炎症牙髓化脓时可出现跳痛；②夜间疼痛较白天剧烈；③温度刺激可激发或加剧疼痛。炎症牙髓出现化脓或部分坏死时，可表现为热痛冷缓解；④放散性疼痛，沿三叉神经分布区域放散，常不能定位患牙。

2．可查到引起牙髓病变的牙体损害或其他病原 如患牙有深龋或其他近髓的牙体硬组织疾患，或可见有充填体，或可查到深牙周袋。

3．牙髓活力测验尤其是温度测验结果以及叩诊反应可帮助定位患牙 患牙对温度测验可表现为极其敏感或激发痛，且刺激去除后症状要持续一段时间。也可表现为热测激发痛，冷测则缓解。牙髓电活力测验的反应可为敏感（早期炎症）或迟钝（晚期炎症）。叩诊可有不适（±）或轻度疼痛（+）。

（二）鉴别诊断

1．与三叉神经痛鉴别

（1）三叉神经痛发作的时间很少在夜间。

（2）疼痛发作有“扳机点”。

（3）温度刺激一般不引起疼痛。

2．与龈乳头炎鉴别

（1）疼痛性质为持续的胀痛，多可定位。有时也出现冷热刺激痛。

（2）局部龈乳头充血、水肿，触痛明显。

（3）患处两邻牙间有食物嵌塞的痕迹或可问及食物嵌塞史。

（4）未查及引起牙髓炎的牙体及其他疾患。

3．与急性上颌窦炎鉴别

（1）疼痛性质为持续性胀痛，上颌双尖牙和磨牙可同时受累，出现叩痛。

（2）未查及引起牙髓炎的牙体疾患。

（3）上颌窦前壁有压痛。

（4）同时伴有头痛、鼻塞、脓鼻涕等上颌窦炎的症状。

【治疗原则】

1．开髓引流，止痛，缓解急性症状。

2．年轻恒牙可酌情做活髓切断术。

3．发育完成的恒牙，应行根管治疗。

4．成人后牙也可做牙髓塑化治疗。

二、慢性牙髓炎

慢性牙髓炎是临床上最为常见的一种牙髓炎，有时临床症状不典型，容易误诊并延误治疗。

【诊断标准】

（一）诊断

1．可以定位患牙的长期冷、热疼痛史和（或）自发隐痛史，可有食物嵌入洞内激发痛史。也可有从无明显自发痛症状者。

2．可查及深龋洞、充填体或其他近髓的牙体硬组织疾患，或是深牙周袋。洞内探诊较为迟钝。有时深探可引起较剧烈的疼痛和少量出血（溃疡型）；有时还可在洞内见到有突出的牙髓息肉（增生型）；也可有在去净腐质后仍无露髓孔者（闭锁型）。

3．患牙对温度测验和牙髓电活力测验的反应多为迟缓性，也可出现对冷热敏感，或对冷迟钝。温度刺激去除后，症状常持续一段时间。

4．叩诊轻度疼痛（+）或不适（±）。

注：①临床诊断慢性牙髓炎不一定细分为闭锁型、溃疡型和增生型；②无典型临床表现的深龋洞患牙，在去净腐质时发现露髓孔，甚或在去腐未净时已经露髓，则诊断为慢性牙髓炎。

（二）鉴别诊断

1．与深龋鉴别

(1) 无自发痛。

(2) 患牙对温度刺激的反应不持续，无迟缓性疼痛反应。

(3) 叩诊同正常对照牙（-）。

2．与可复性牙髓炎鉴别

(1) 无自发痛。

(2) 患牙对温度刺激的反应仅为很短暂的持续，即一过性敏感。

(3) 叩诊同正常对照牙（-）。

(4) 诊断性治疗（安抚）期间，观察是否出现自发痛以明确诊断。

3．与牙龈息肉鉴别

(1) 探查息肉蒂部，判明其来源于邻面牙间隙的龈乳头。

(2) 自蒂部切除息肉后，可见出血部位位于邻面龋洞龈阶的外侧龈乳头位置。

4．与牙周膜息肉鉴别

(1) 探查息肉来源于根分叉处。

(2) 可从根分叉处探及髓室底已穿通。

(3) X 线照片可辅助诊断。

5．与干槽症鉴别

(1) 患侧近期有拔牙史。

(2) 牙槽窝骨面暴露，出现臭味。

(3) 拔牙窝处邻牙虽有冷、热痛和叩痛，但无明确牙髓疾患指征。

【治疗原则】

1．年轻恒牙做根管治疗。

2．发育完成的恒牙应行根管治疗。

3．成人后牙也可做牙髓塑化治疗。

三、残髓炎

残髓炎也属于慢性牙髓炎，因其只发生在经牙髓治疗后残留了少量炎症根髓的牙齿或多根牙遗漏了未作处理的根管，所以命名为残髓炎。

【诊断标准】

1．有牙髓治疗史。

2．有自发性钝痛、放散痛、温度刺激痛等牙髓炎症状。也可有咬合不适感或轻咬合痛。

3．强温度刺激可引起迟缓性痛和叩诊轻度疼痛（+）或不适（±）。

4．探查根管有疼痛感觉即可确诊。

【治疗原则】

去除残髓或找到并处理遗漏根管，重做根管治疗或牙髓塑化治疗。

四、逆行性牙髓炎

【诊断标准】

1．有长期牙周炎病史。

2．近期出现急、慢性牙髓炎表现，如冷、热刺激痛，自发痛，等。

3．患牙无引发牙髓病变的牙体硬组织疾病。

4．患牙有严重的牙周炎表现　深达根尖区或根分叉的牙周袋、牙龈水肿充血、牙周袋溢脓；牙齿不同程度的松动；叩诊轻度疼痛（+）~中度疼痛（++），叩诊浊音；X线片显示广泛的牙周组织破坏或根分叉病变。

【治疗原则】

1．根据患牙牙周病变的程度和牙周治疗的预后决定是否保留患牙。

2．患牙如能保留，先消除急性症状，再行牙髓治疗。多根牙者有深牙周袋的患根必须做根管治疗，其余根管可酌情进行根管治疗或牙髓塑化治疗。

3．同时进行牙周系统治疗，必要时考虑将患根截除，保留患牙。直接拔牙

4．如牙周病变严重，治疗预后差，则可直接拔除患牙止痛。

第三节　牙髓坏死

【诊断标准】

（一）诊断

1．无自觉症状。可有自发痛史、外伤史、正畸史或充填、修复史等。

2．牙冠可存在深龋洞或其他牙体硬组织疾患，或是有充填物、深牙周袋等；也可见有完整牙冠者。牙冠变色、无光泽。

3．牙髓活力测验无反应。

4．叩诊同正常对照牙（-）或不适（±）。

5．牙龈无根尖来源的瘘管。

6．X线片示根尖周影像无明显异常。

（二）鉴别诊断 与慢性根尖周炎鉴别。

1．有瘘型慢性根尖周炎可在牙龈上发现根尖来源的瘘管。

2．X线片表现为根尖周骨密度减低影像或根周膜影像模糊增宽，以此即可作出鉴别。

【治疗原则】

1．年轻恒牙做根管治疗。

2．发育完成的恒牙做根管治疗。

3．成人后牙也可做牙髓塑化治疗。

4．可自髓腔内进行脱色治疗。

5．牙髓治疗后，可行牙冠美容修复。

第四节 牙髓钙化

牙髓的血液循环发生障碍，可造成牙髓组织营养不良，出现细胞变性，钙盐沉积，形成微小或大块的钙化物质，又称作髓石。髓石或是游离于牙髓组织中，或是附着在髓腔壁上；有时髓室内呈弥漫性钙化样，甚至造成整个髓腔闭锁。后者多发生在外伤后的牙齿，也可见于经氢氧化钙盖髓治疗或活髓切断术后的病例。

【诊断标准】

（一）诊断

1．一般无临床症状，个别情况出现与体位相关的自发痛，也可沿三叉神经分布区放散。

2．牙髓活力测验可表现异常，迟钝或敏感。

3．X线片显示髓腔内有阻射的钙化物（髓石）或呈弥漫性阻射而致髓腔的透射影像消失。

4．询问病史有外伤或氢氧化钙治疗史都可作为参考。

5．需在排除其他原因引起的自发性放散痛，并经过牙髓治疗疼痛得以消失，方能确诊。

注：X线片显示同时有根尖周病变者则诊断为“慢性根尖周炎”。

（二）鉴别诊断 与三叉神经痛鉴别。

1．髓石引起的疼痛无扳机点，主要与体位有关。

2．X线检查结果作为参考。

3．经诊断性治疗（牙髓治疗）后，视疼痛是否消失得以鉴别。

【治疗原则】

1．无症状者无需处理。

2．根管治疗或牙髓塑化治疗。

3．根管不通而有根尖周病变的患牙，需做根管倒充填术。

第五节 牙内吸收

正常的牙髓组织变为肉芽组织，从髓腔内部开始吸收牙体硬组织，使髓腔壁变薄，严重者可造成病理性牙折。牙内吸收的原因不明，多发生于受过外伤的牙齿、再植牙及做过活髓切断术或盖髓术的牙齿。

【诊断标准】

1．多无自觉症状，也可出现自发性、阵发性痛、放散痛和温度刺激痛等牙髓炎症状。

2．内吸收发生在髓室时，牙冠见有透粉红色区域或暗黑色区。发生在根管内时牙冠颜色无变化。

3．牙髓测验反应可正常，也可表现为迟钝。

4．叩诊同正常对照牙（－）或不适（±）。

5．X 线片显示髓腔内有局限性不规则的膨大透影区域，严重者可见吸收区穿通髓腔壁，甚至出现牙根折断线。

6．病史可作为参考。

【治疗原则】

1．彻底去除肉芽性牙髓组织。

2．根管治疗。

3．根管壁穿通者，可先于根管内封以氢氧化钙制剂，待 X 线检查穿通处有阻射的钙化物形成后，再作根管充填。

4．根管壁吸收严重，硬组织破坏过多，患牙松动度大者应予以拔除。

第五章　根尖周病

第一节　急性根尖周炎

一、急性浆液性根尖周炎

【诊断标准】

（一）诊断

1．有牙髓病史、外伤史以及不完善的牙髓治疗史。

2．初期只轻微痛或不适，咬紧牙反而感觉舒适；继而自发钝痛、咬合痛、患牙浮起感。

3．患牙可见龋坏、充填体、其他牙体硬组织疾患、牙冠变色或深牙周袋等；有不同程度的叩痛和松动。

4．牙髓活力测验无反应，但年轻恒牙或乳牙可能在牙髓坏死前，炎症即扩散到根尖周，因而活力测验时可有反应，甚至疼痛。

（二）鉴别诊断

1．与创伤性根周膜炎（牙震荡、牙碰伤）鉴别　有明显的外伤史，如外来撞击，咬硬物或有殆创伤因素；牙髓活力基本正常，或对冷热刺激一过性疼痛。急性浆液性根尖周炎则有牙髓炎病史或有牙髓治疗史，牙髓活力测验无反应或很迟钝。

2．与急性牙髓炎鉴别　疼痛性质为自发性、阵发性疼痛，放射性痛，常不能指明牙位；冷刺激可引起疼痛或使疼痛加重。急性浆液性根尖周炎则为持续性疼痛，咬合痛为主，能指明牙位，对冷热刺激无反应，叩痛明显。

【治疗原则】

1．开髓拔髓、开放引流，给消炎止痛药。

2．急性症状缓解后，继续做根管治疗或牙髓塑化治疗。

二、急性化脓性根尖周炎

包括慢性根尖周炎急性发作，又称为急性牙槽脓肿。

【诊断标准】

（一）诊断

1．患牙自发性疼痛和叩痛剧烈，松动明显，后期邻牙也可有轻度叩痛和松动，周围软组织亦有炎症表现。

2．临床可分三个阶段：

(1) 根尖脓肿　自发性、持续性剧烈跳痛，叩痛（+++）和松动Ⅲ度，轻度扪痛，根尖部牙龈潮红。

(2) 骨膜下脓肿　除上述症状外，患者痛苦面容，根尖区牙龈潮红、肿胀，移行沟变平、扪痛并有深部波动感，区域淋巴结肿大、扪痛；下颌磨牙可伴有开口受限；全身不适，体温升高，白细胞计数增高；严重病例可并发颌面部相应处的蜂窝织炎。

（3）粘膜下脓肿　疼痛减轻，叩痛减轻，根尖区粘膜呈局限的半球形隆起，扪诊有明显波动感，全身症状缓解。

3．患牙可见深龋洞、充填体、其他牙体硬组织疾病、牙冠变色或深牙周袋等。

4．X线显示根尖区骨硬板消失，或牙周膜间隙增宽，或伴有根尖周的骨密度减低。也可无明显改变。若为慢性根尖周炎急性发作者，X线片可见有骨质破坏的透影区。

（二）鉴别诊断

1．与牙周脓肿鉴别　它是晚期牙周炎患牙牙周袋壁的化脓性炎症。患牙都有牙周袋；一般无牙体病；牙髓活力存在；脓肿部位接近龈缘；患牙自发痛及叩痛程度均较轻；X线片示：牙槽骨垂直或水平吸收。而骨膜下或粘膜下脓肿患牙多有牙体病；牙髓无活力；肿胀部位接近牙根尖部；自发痛及叩痛均较严重；X线片示：牙槽嵴无明显改变，根尖部牙槽骨可有透影区或根尖部根周膜增宽。

2．与化脓性颌骨骨髓炎（急性期）鉴别　可有病源牙的初期牙痛，颌骨剧痛，发热及全身不适。病情发展，多个牙齿松动，龈沟溢脓，口臭，面肿，可有间隙感染，发生在下颌骨可有下唇麻木；全身中毒症状明显：高热、脱水，白细胞计数明显增高。急性化脓性根尖周炎除患牙松动外，邻牙则无明显动度；全身症状较轻，体温38℃左右，白细胞计数升高多在（10～12）$\times 10^9$/L。

3．与蜂窝织炎鉴别　急性牙槽脓肿若不及时控制，在儿童或成人抵抗力低下时可发展为蜂窝织炎。相应面部皮肤红肿、发硬、皮温高、压痛和可凹性水肿，全身症状明显，发冷发热，白细胞计数增高，血沉加快，全身不适，所属淋巴结肿大压痛。

【治疗原则】

1．应急处理　开髓拔髓，开放引流；脓肿形成后，局麻下切开引流；给消炎和止痛药。

2．急性期过后可做根管治疗或塑化治疗。

第二节　慢性根尖周炎

【诊断标准】

（一）诊断

1．无明显自觉症状，有时咀嚼不适，既往可能有过疼痛和肿胀史。

2．患牙可见深龋洞、充填体、其他牙体硬组织疾患、牙冠变色或深牙周袋等。

3．叩诊不适或无叩痛，患牙一般不松动，有时可见牙龈瘘管，偶见皮肤瘘。

4．牙髓活力测验无反应。

5．X线片可表现为根尖周出现形态不同的透射区：慢性根尖周脓肿——边界不清楚，呈弥散性不规则形；根尖周肉芽肿——边界较清楚，呈圆形；根尖周囊肿——圆形、透射程度更强的破坏区，边界白线清晰；该骨质破坏的X线透射区，可位于根侧面或（和）根分叉部位。牙龈瘘管内插入牙胶尖诊断丝可指示通过瘘管引流的病变部位。

6．根尖囊肿时，根管内有黄白色清亮囊液溢出，囊液涂片镜检可见胆固醇结晶。

（二）鉴别诊断

1．与根旁囊肿鉴别　X线片示在患牙根旁的牙槽骨内有圆形X线透射区，周围有白线包绕，但患牙牙髓活力测验反应正常。

2．与颌骨正常骨孔鉴别　正常骨孔如颏孔、门齿孔、腭大孔，其X线影像与牙根尖相连时，测试牙髓活力反应正常；根尖部根周膜连续完整；变换投照角度，阴影与牙根分开。

3．与颌骨囊肿及造釉细胞瘤鉴别　应与大的根尖囊肿相鉴别，主要鉴别点在于检查牙髓活力。颌骨囊肿或造釉细胞瘤附近的牙齿活力正常，X线片示根尖区根周膜连续完整；而大根尖囊肿的患牙，牙髓活力测验无反应，根尖区根周膜消失。

【治疗原则】

1．酌情进行根管治疗或塑化治疗。

2．根尖囊肿患牙，常规根管治疗。

3．根管不通和根管治疗2年后复查根尖病变无好转或扩大的患牙应做根尖手术治疗。

4．病变过大治疗预后不佳或可疑为"病灶"的患牙，或冠破坏大，不易修复或保留价值不大的患牙，则考虑拔除。

第三节　𬌗创伤性根尖周炎

【诊断标准】

（一）诊断

1．符合慢性根尖周炎临床表现但部分患牙牙髓仍有活力。

2．无龋或其他牙体疾病，无牙周病，无外伤史。

3．患牙𬌗干扰明确，长期负担过重𬌗力。

（二）鉴别诊断

1．与牙髓源性根尖周炎鉴别　有明显引起牙髓感染的牙体或牙周疾病，或有牙髓治疗史。𬌗创伤性根尖周炎则无上述情况，而在不同的𬌗位可查到有明显的𬌗创伤。X线片示：前者骨破坏局限在根尖部，而后者可能在根尖部，也可能在根尖一侧，且病变边界不清楚。

2．与创伤性根周膜炎鉴别　有𬌗创伤史，咬合痛，病程短，无牙龈肿胀；牙髓活力测验反应正常，X线片示：根尖区根周膜间隙增宽。𬌗创伤性根尖周炎，病程长，可有牙龈反复肿胀史，牙髓活力测验异常或无反应，X线片可见明显异常。

【治疗原则】

1．根管治疗或塑化治疗。

2．消除𬌗干扰。

3．均衡全口𬌗力负担。

第六章　牙体牙髓病

第一节　牙髓活力测验

一、温度测试法

（一）适应证

1．各种牙髓病。

2．根尖周病。

3．凡需了解牙髓状态的各种牙病或治疗。

（二）方法

1．冷测法　可用自制小冰棒（5～6cm 长、口径 0.5～0.7cm 的塑料管内注满冷水冻结而成），于单个被测牙面上进行测试，测试部位应于颊面颈 1/3 处，并与对侧同名牙或邻牙对照。

2．热测法　用加热的牙胶棒（约 65～70℃）置于单个被测牙上进行测试，测试部位应于颊面颈 1/3 处，并与对侧同名牙或邻牙对照。

（三）结果判断　测试结果必须与正常对照牙相比较，以正常、敏感（或激发痛）、迟缓性（反应）疼痛、迟钝或无反应来表示，不用（+）、（-）表示。

（四）临床意义

1．正常　出现短暂的轻度感觉反应（凉、温等刺激）。

2．敏感或激发痛　测试时有一过性疼痛反应，刺激去除后疼痛持续数秒后消失，且无自发痛病史，表示此时牙髓可能处于可复性炎症状态；温度刺激引起较重的疼痛反应，刺激去除后疼痛仍持续一段时间，有时还有放散性痛，表示被测试牙有不可复性的牙髓炎症。

3．迟缓性反应　温度刺激离开牙面以后才出现疼痛反应，表示患牙可能为慢性牙髓炎或牙髓大部分坏死。

4．迟钝　被测牙齿较正常对照牙的感觉反应轻微且慢。表示患牙牙髓可能有慢性炎症、牙髓变性或牙髓部分坏死。

5．无反应　表示牙髓可能坏死或牙髓变性。

（五）注意事项

1．测试在非麻醉状态下进行。

2．必须有对照牙作对比。选无病损的同名牙或牙龄相近的牙作为对照牙，切忌以两个可疑牙作对比。先测对照牙，再测可疑患牙。对照牙与可疑牙的测试部位和刺激强度应当一致。

3．测试部位应在单个被测牙齿的釉质完整的唇（颊）面或舌（腭）面，使用冷、热水或气测试时，需注意掩盖或遮挡非测试邻近牙齿，以免混淆反应，造成误判。

4．用牙胶棒热测时，牙面应保持湿润，以防牙胶粘于牙面而影响测试结果的准确性。

5．新近受外伤的牙齿和根尖未完全形成的牙齿对温度测试常出现假阴性，因此做此项检查无诊断意义。

6．牙髓坏疽时，患牙对温度测试可出现假阳性，因此测试结果需综合病史及其他检查对疾病作出诊断。

二、电活力测试法

（一）适应证　确定患牙牙髓有无活力。

（二）方法　采用数字显示电活力检测仪进行测试时，使用前先向患者说明情况，调整合适的刺激频率和强度。术者若不戴橡胶手套，应将双手直接接触患者口唇部，将检测仪的工作端置于被隔离的已放导电剂的单个被测牙面上。术者如戴手套，则嘱患者用手接触工作端手柄的金属部分，形成回路。检测仪显示盘上数字由 0 自动进升，当患者示意有麻刺感时，立即将工作端脱离牙面，并记录此时所显示的数字。先测对照牙，再测可疑患牙。每牙需重复测 2～3 次，取平均数字作病历记载。

（三）结果判断及临床意义　被测牙与对照牙所测数字相差 10 以上有临床意义。低于对照牙表示被测牙髓敏感，反之则表示迟钝。若显示器达到最高数值时被测牙仍无反应，则该牙为“无反应”，表示牙髓已无活力。

（四）注意事项

1．测试时工作端不要放在龋洞、充填体、全冠或暴露的牙本质上，以免得出不正确的结果。

2．测试在非麻醉状态下进行。

3．测试时，被测牙需隔湿。

4．患者如有心脏病，术者必须不戴手套进行测试，以避免电流对患者的不良刺激。患者体内如安装有心脏起搏器，禁用此法。

5．新近受外伤的牙齿和新萌出的牙齿，牙髓对电测可无反应，用该法检查无临床意义。

6．电活力测试法主要用于检测牙髓活力，对牙髓其他病理状态的鉴别不灵敏。

第二节　口腔卫生宣教

主要内容

1．教育患者坚持良好的刷牙习惯，如每日至少应在睡前刷牙一次，通常应该早晚各一次，对龋病和牙周病易感者，应在每餐之后刷牙。

2．强调刷牙的目的是有效去除造成龋齿的菌斑，教育患者掌握可以有效清除菌斑的刷牙方式。如使用牙线，老年人使用间隙刷。

3．明确糖在龋齿发生中的地位，教育患者形成良好的饮食习惯。

4．教育患者懂得定期进行口腔检查的必要性，定期检查可以早期发现龋齿，获得医师有针对性的保健指导。

5．教育患者懂得使用氟化物可以预防龋齿的道理，自觉、合理、正确地使用氟化物。

清除菌斑的方法

(一) 刷牙

1. 刷牙的时间 每天早晚各1次，以晚上睡前刷牙更重要，每次刷3～5min。

2. 牙刷的选择 应选择保健牙刷。牙刷头长2.5～3.1cm，宽小于1cm，毛束3～4排，儿童牙刷头长不超过2.5cm；刷毛为尼龙丝制作的软毛牙刷，刷毛直径0.18～0.20mm，末端磨圆即磨毛牙刷；刷柄有足够的长度才利于握持，若有一定的角度则使用更为方便。

3. 牙膏的选择 可选用含氟牙膏。

4. 正确的刷牙方法 水平颤动法。

牙刷毛尖端对着龈缘与牙成45度角，略加压，使牙刷毛一部分进入龈沟，一部分伸入邻面牙间隙，原位水平颤动约20次。然后移动牙刷至邻牙，每次牙刷覆盖2～3个牙。刷上下前牙舌侧时，可将牙刷竖起，上下颤动。按一定顺序将全口所有牙的各个面都刷到，将菌斑清除。

(二) 牙线的使用

1. 适用于清除牙邻面的菌斑。

2. 使用方法 ①双手操作，取约20cm长的牙线，二端分别缠绕于双手中指，再用双手拇指和示指绷紧，两手指间牙线长约2～3cm。也可用牙线叉操作；②在两牙邻间处拉锯状扯动牙线；③将牙线紧贴一侧牙面，在邻面形成"C"形，并进入龈沟，然后向切（骀）方向刮动，反复多次，将邻面菌斑清除。

(三) 牙签的使用

1. 适用于牙间乳头退缩明显、牙间隙较大者邻面的菌斑清除，以及根分叉病变者分叉内的菌斑清除。

2. 牙签的选择 应选择光滑无毛刺、木质、圆头或横断面为三角形而尖端略细的牙签。

3. 使用方法 将牙签放入牙间隙或根分叉处，将牙签侧面紧贴牙面（或根面），做颊舌向移动，通过磨擦牙面清除菌斑。

(四) 牙间隙刷的使用

1. 适用于邻面不规则或根面呈凹面的牙间邻面菌斑清除及根分叉病变处菌斑的清除。

2. 方法 选用直径稍大于牙间隙或根分叉病变区的牙间隙刷，将牙间隙刷插入牙间隙或根分叉处，作颊（唇）舌（腭）向移动，刷除菌斑。

第三节 早期龋的治疗

一、局部涂氟

【适应证】

牙齿初萌，牙齿矿化不良，早期龋，多发龋患者和对龋敏感的个体。对儿童患者应在初诊时，常规进行牙面涂氟处理。

【方法】

(一) 氟化物种类

1. 氟溶液 2%氟化钠溶液；1.23%酸性氟磷酸钠溶液；4%氟化亚锡溶液。

2．氟凝胶　1.23%酸性氟磷酸钠纤维素凝胶，4%氟化亚锡纤维素凝胶。

3．氟涂料　以环氧树脂为基质的含氟涂料，可以在牙面上停留24小时以上，增加牙齿吸收氟的量。

4．氟化钠甘油糊剂　75%氟化钠甘油。

（二）治疗步骤

1．使用前，必须清洁牙面。

2．使用时，必须隔湿。

3．氟溶液、氟凝胶、氟化钠甘油的使用时间不应少于1min。

4．使用后，不应让患者立即漱口。应保证氟与牙面尽可能的长时间接触。

（三）注意事项

1．涂氟过程中注意隔湿，注意将多余的药液吸出，不得让患者咽下。

2．涂氟治疗至少应在1个月内重复4次。

3．可以与自用低浓度氟化物（氟化物牙膏，氟漱口液）同时进行。

4．涂氟所用均为高浓度氟化物，必须由专业人员施行。

二、再矿化疗法

【适应证】

1．初期牙釉质龋、牙骨质龋。

2．牙颈部的牙齿敏感症。

3．急性龋、猖獗龋在进行手术治疗的同时，辅以再矿化疗法。

4．进行头颈部放疗患者，应在放疗前、中、后做再矿化治疗以预防放射龋。

5．戴固定矫治器患者，佩戴矫治器前，佩戴过程中及摘除矫治器后（预防基牙龋）。

【方法】

（一）个别牙齿的再矿化

1．用橡皮杯清除牙面的菌斑和唾液膜，如有腐质，则用圆钻除净。

2．隔湿，棉球擦干牙面。

3．用棉纸片或棉絮蘸再矿化液贴于牙面脱矿部位。每日1次，每次15分钟。

（二）全口多个牙齿再矿化

1．对无龋者，仅为治疗牙齿敏感症和预防放射龋及基牙龋。①含氟再矿化液含漱。每日3次，于三餐饭后，每次含漱2~3口，每口含3~5分钟；②含氟牙膏刷牙；③含漱坚持时间：因人因病情而异，对牙齿敏感症者，待症状消失即可停止含漱。若为预防目的，则应从治疗前1周开始含漱，直至治疗停止后3个月或更长时间；④定期复查：半年、1年、2年。

2．对已发生急性龋或放射性龋的患者　①先行再矿化治疗：用含氟再矿化液含漱3个月（方法同前），有条件可做F^-、Ca^{2+}交替导入2~4疗程。如为牙颈部龋，可在含漱后用棉片浸再矿化液贴敷龋损处，每晚1次，至少20分钟；②用含氟牙膏刷牙；③治疗2个月后，探诊龋坏区无探痛，术者感觉龋损牙面变硬，即行充填治疗。以玻璃离子水门汀充填为宜。若龋已及髓，应做牙髓治疗；④治愈龋坏牙后，应继续使用含氟牙膏及矿化液含漱，可减少含漱次数与时间，每日可1~2次；⑤定期复查：3个月、半年、1年、2年。如龋病已稳定，无放疗史患者，前磨牙和磨牙，可换成银汞合金或复合树脂充填。

（三）注意事项

1．再矿化液含漱前，一定认真刷牙或漱口，含漱后 2 小时内不进食。

2．对急性龋，放射性龋患者，再矿化治疗只是整体治疗设计的一部分，必须对全口患牙进行综合治疗，全面设计。

3．积极治疗患者的全身疾病。

三、窝沟封闭

【适应证】

用于预防窝沟龋齿，特别是萌出不久且沟裂深、窄、陡的牙齿；一般认为，在牙齿萌出后的头 4 ~ 5 年内，越早做越好。

【方法】

（一）清洗牙面　用机用小毛刷或牙刷蘸不含氟的抛光膏或牙膏清洗牙面和窝沟，目的是去除表面和窝沟内的软垢、菌斑和有机物。因氟易与牙齿矿物质形成氟化钙而影响后面的酸蚀效果，故不用。

（二）术野隔湿　理想条件下，应使用橡皮障。也可用棉卷。对唾液分泌多者，可在术前 30min，酌情口服阿托品片剂，减少唾液分泌。隔湿的效果决定封闭效果。

（三）酸蚀　使用树脂类封闭剂，必须用 35% 磷酸液（或凝胶）对要封闭的部位进行酸蚀，时间是 1min；由于乳牙釉质表层多为无釉柱层并含有较多有机物，对乳牙的酸蚀时间可略延长。酸蚀的范围应包括窝沟两侧各 1.5mm 的牙面。

（四）冲洗吹干　酸蚀后的牙面要用清水彻底冲洗，不能遗留酸。然后，以气枪吹干。冲洗吹干后的牙面必须重新隔湿，不得再受唾液的污染。

（五）放置封闭剂　化学固化类的封闭剂需将两等份的液体混合，以小毛刷、细管或小海绵将封闭剂直接涂于欲封闭的窝沟中，待其固化，一般需 1 ~ 2 分钟。光固化类材料可直接以上法涂于窝沟内，然后遵照材料说明书的要求进行光照。玻璃离子体类材料，可调和成浓乳状，以探针导入窝沟，依据材料说明书的要求，让其自然凝固或光敏固化。初凝的离子水门汀表面，涂以凡士林软膏可以防止进一步固化过程中丧失或吸收过多的水分。

（六）调整咬合　材料固化后，应适当调整影响咬合的部分。

（七）注意事项

1．牙表面的处理是窝沟封闭的必要步骤，没有清洁完全或酸蚀不到位，会妨碍封闭剂的固位和防龋效果。

2．放置封闭剂的关键步骤是术野的绝对干燥，在材料固化以前，绝对不可受唾液或其他水分的污染。万一酸蚀后遭到污染，需重新酸蚀 10 秒钟以上。

3．严格掌握适应证，注意对窝沟状态进行正确判断，不可将已有浅龋的窝沟不做其他处理而单纯进行窝沟封闭，一般说来，这样做无法阻止洞底病损的发展。

4．牙齿窝沟封闭后的最初三年，尤其对于那些诊断为可疑龋和早期龋的病例，应每年复查一次，以便发现龋齿并及时治疗。

第四节 银汞合金充填术

【适应证】

1．因龋病或非龋性牙体硬组织病所导致的牙体缺损，主要用于后牙Ⅰ、Ⅱ、Ⅴ类窝洞的充填。

2．各种类型的牙髓炎，根尖周炎经牙髓治疗后的牙体修复。

3．根管倒充填术，髓底穿通及某些根管壁侧穿修补术。

【方法】

1．寻开口，扩大洞口。

2．去净腐质 以颜色、硬度为标准。必要时配合龋蚀检知液染色观察。

3．按窝洞预备原则备洞。

4．牙体组织缺损严重，可加固位钉或支架辅助固位。

5．深龋洞需要用对牙髓无刺激的材料垫底。

6．调磨薄壁弱尖及对䟢高陡的牙尖斜面。

7．检查窝洞是否包括了可疑窝沟，点线角是否清晰圆钝，是否底平壁直，洞形大小、深浅是否符合固位及抗力的要求。

8．清洗、隔湿、干燥窝洞。如复面洞应先装置成形片和加用楔子。

9．充填银汞合金 用银汞合金输送器，逐次将合金送入窝洞中，选用大小合适的银汞充填器，用力加压，先充不易填满处，如龈阶、点线角处，逐层加压充填，使之与洞壁密合，排除多余汞后，使充填材料略高出窝洞表面。

10．修整充填体 首先检查并去除邻面悬突，恢复与邻牙的接触点，修整䟢面形态与周围牙面协调。恢复与对颌牙的咬合关系，勿增高咬合也勿降低咬合。

11．小面积充填体，或患者无复诊条件，可在修整外形后用光滑器压光充填体。有条件者，24 小时后至 3 天复诊，磨光充填体。选用适当的磨光钻由牙面向充填体方向打磨，最后可用橡皮轮抛光表面，使表面光洁不易腐蚀。

12．注意事项

（1）调和好的银汞合金经揉搓后即刻使用，如已变硬，不应随意加汞调稀，挤出多余的汞不能再用来调制合金。

（2）取下成形片夹时，应先用探针刮掉贴在成形片上高出䟢面的多余合金。成形片应从䟢方取下，此时，切勿将充填体碰掉或掀起。

（3）修整龈阶处悬突时，应从充填体刮向龈方，再将刮下的合金碎屑取出，以防将邻面充填体撬断。

（4）未修整䟢面时，切勿让患者用力咬合，以免充填体受力过大而折断。

（5）若牙冠破坏过大，充填体无固位力或牙冠有劈裂可能，应于充填后做全冠修复。

（6）术后医嘱 充填后 24 小时方可用患牙咀嚼。

（7）复诊磨光时，应进一步检查有无咬合高点，薄壁弱尖、充填体悬突，食物嵌塞等，进一步调磨修整。

(8) 对汞过敏者禁用。

第五节 复合树脂粘结修复术

【适应证】

1. 龋病和其他牙体病所致的牙体硬组织缺损，须根据修复部位和厂家说明选用不同的材料。

2. 变色牙（包括四环素牙、严重的氟斑牙等）贴面修复。

3. 前牙的小间隙关闭。

4. 畸形牙和扭转牙的改形修复。

【方法】

（一）去净腐质。

（二）制备洞斜面　用金刚砂钻，将整个洞缘釉质磨成宽 1～3mm，斜度为 30～45 度的斜面。洞斜面宽度可视缺损大小而定。对变色牙则需磨除唇面釉质厚约 0.2～0.5mm 的一薄层，勿破坏近远中接触点。

（三）隔离唾液擦干牙面。

（四）垫底　近髓处应用氢氧化钙覆盖，其余处用玻璃离子水门汀垫底。

（五）酸蚀牙面　在洞斜面或磨过的唇面釉质上涂布酸蚀剂，酸蚀 1 分钟（氟牙症酸蚀 2min）后，用高压水流冲洗 20～40 秒，干燥牙面。此时可见酸蚀过的牙面成白垩状。

（六）涂釉质粘结剂　用聚酯薄膜与邻牙隔离。用小毛刷或小块泡沫塑料蘸釉质粘合剂，均匀涂布于已酸蚀的釉质面及整个洞壁，汽枪轻吹，使其薄层均匀分布。光照 20 秒。

（七）变色牙　可涂遮色剂　根据变色程度选择不同颜色，涂 2～3 层方可遮色，或用不透光的树脂先覆盖一薄层，再用半透明树脂修复唇面。每涂一层应光照 40 秒。

（八）比色　关闭照明灯，利用自然光线；使牙面潮湿，与患牙完整部位或与邻牙比色。还应照顾到患者肤色，选择相应型号的树脂或预成塑料贴面。

（九）充填　将选好的树脂填入窝洞中，并修整外形，光照 40 秒使树脂固化。若洞深超过 2mm，则分次充填，分层固化。每层材料厚度不得超过 2mm。对变色牙还可在遮色剂上涂一层树脂，将选好的预成唇面盖于树脂上，使贴面就位。压挤出多余树脂，修整外形后光照 40 秒固化。

（十）修整和抛光　待树脂硬固后，用尖细锥形金钢砂钻磨除充填体飞边，调磨咬合高点，去除龈缘的树脂悬突和挤入牙间隙的多余树脂。然后用细砂石修磨充填体的各面，再用磨光砂条磨光邻面。最后用磨光砂片抛光，由粗砂到细砂顺序使用。

（十一）注意事项

1. 充填前，应去除牙石、软垢，消除牙龈炎。

2. 酸蚀后的釉质必须呈白垩状，严禁唾液、血液污染，否则需再次酸蚀。

3. 固化灯工作端与修复体表面相距 3mm 左右为宜，切勿触到未固化的树脂充填体表面。

4. 术后医嘱　切勿用树脂充填的牙切咬硬物。

5．再次修复，需将旧充填物全部去净，并应磨除薄层釉质，按上述方法同样操作。

第六节 复合体修复术

【适应证】

1．恒牙Ⅲ、Ⅴ类洞的修复。

2．乳牙龋损的充填修复（包括Ⅰ、Ⅱ类洞）。

3．恒牙无直接咬合接触的Ⅰ、Ⅱ类洞（缺损面积小于牙尖距的1/3）。

【方法】

（一）选牙色 同复合树脂粘结修复术。

（二）窝洞预备 去净腐质，去除无基釉，无须制备机械固位洞型。非龋性缺损可用橡皮杯蘸细浮石粉糊剂打磨清洁缺损处及邻近部位，或用球钻磨除缺损处薄层表面。

（三）冲洗吹干 高压水流冲洗、柔风吹干窝洞，勿过于干燥。

（四）护髓 近髓深洞用氢氧化钙垫底剂垫底。

（五）涂布粘接剂 将粘接剂滴到小毛刷或小海绵块上，即刻涂布于窝洞各壁，静置30秒，柔风吹除多余粘接剂，光照10秒；再次涂布第二层粘接剂，即刻柔风吹匀后光照10秒。

（六）充填及固化 用配套充填枪将复合体直接注入窝洞，略超填，初步修整后光固化40秒。洞深大于3mm时，应分层充填。

（七）磨光 用金刚砂钻修整外形，磨光杯或磨光盘进行磨光。

（八）注意事项

1．术前洁治，消除牙龈炎症。

2．用作基牙牙齿的楔状缺损、恒牙𬌗面负荷大的区域不宜用此材料充填。

3．一般无须酸蚀釉质，缺损面积较大时，建议酸蚀釉质。

4．粘接剂有易挥发性和可燃性，用后立即加盖避光保存，注意防火。粘接剂对软组织有刺激性，万一接触皮肤或眼睛，立即用大量清水冲洗。

第七节 玻璃离子水门汀修复术

【适应证】

1．所有牙齿的楔状缺损（用作基牙者除外）。

2．未累及咬合面的邻面龋，根面龋。

3．冠折未露髓的牙本质断端的覆盖。

4．复合树脂修复术的垫底材料。

5．猖獗龋、放射性龋的充填。

【方法】

（一）去净腐质，去除无基釉 非龋性缺损可用橡皮杯蘸细浮石粉糊剂打磨清洁缺损处及邻近部位，或用球钻磨除缺损处薄层表面。

（二）近髓洞用氢氧化钙垫底剂垫底。

（三）隔湿、干燥牙面

（四）充填　按比例调合玻璃离子水门汀（30～60秒内完成），即刻用充填器将材料一次性填入缺损处，在1～2分钟内完成外形修整。光固化者不受时间限制，完成充填后光照20～40秒。

（五）涂凡士林油　防止材料失水或吸水。光固化者不作此步骤。

（六）磨光　24小时后用金刚砂钻精修，磨光杯磨光充填体。光固化者可即刻进行外形修整抛光。

（七）注意事项

1．术前洁治，消除牙龈炎症。

2．充填和外形修整应尽快完成，材料一旦开始凝固，立即停止修整。

3．使用前详阅产品说明书，根据材料特点调制和使用。

第八节　复合树脂嵌体修复术

【适应证】

后牙中到大面积缺损，剩余牙体组织可提供足够的粘接面积，牙体预备后无明显倒凹者均适用。

牙龈炎患者应于术前一周进行洁治，牙龈增生影响术区者应作牙龈切除术。

【方法】

（一）直接法　以后牙邻殆面洞为例。

1．选牙色　同复合树脂粘结修复术。

2．牙体制备　用裂钻和柱状金刚砂钻进行牙体预备，制洞原则和方法见银汞合金充填术。制备后的洞型要求是：

（1）洞底平，与牙体长轴垂直。近髓洞用氢氧化钙垫底剂和玻璃离子水门汀双层垫底；牙髓治疗后的患牙，在去除部分硬固后的氧化锌丁香油酚水门汀后，应以磷酸锌水门汀或玻璃离子水门汀垫底。

（2）壁直，向殆面外展8°～12°，洞边缘不制备洞斜面。邻面洞型的颊舌壁边缘位于自洁区，龈壁不要位于或靠近接触点，殆面及邻面洞深大于1.5mm。

（3）洞内点线角清晰而圆钝，从殆面可垂直俯视到各点线角。

（4）洞型完成后用抛光钻打磨光滑，无倒凹。

3．隔湿　建议使用橡皮障。

4．涂布分离剂　涂布口内用分离剂于洞内外壁及邻牙上，柔风吹匀。

5．放置成型片和楔子　建议使用透明成型片和导光楔子。

6．再次涂布分离剂　涂布口内分离剂于洞内及成型片内侧，轻风吹匀，确认无遗漏点。

7．树脂充填　用选好颜色的光固化复合树脂充填窝洞，压实，雕刻牙体外型。用可见光固化灯从颊、舌、殆面各照射40～120秒。

8．嵌体的取出　取下成型片和楔子，通过修整或添加树脂，调整殆面及邻面接触点。

在𬌗面用树脂制作用于夹持的小把手，光固化后取出嵌体。

9．嵌体的口外处理　嵌体各面光照40秒，将嵌体放入光/热聚合箱中处理。

10．嵌体的试戴　冲洗嵌体各面以除去分离剂，口内试戴，使就位顺利。

11．嵌体的粘固　酸蚀牙釉质，彻底冲洗窝洞，吹干、隔湿，涂布粘合剂。使用粘结用化学固化（或双重固化）复合树脂或水门汀粘固嵌体。双重固化者需光照。

12．完成　去除多余的粘接树脂或水门汀，检查咬合关系，磨光修复体。

（二）间接法

1．准备

（1）选牙色、牙体预备　同直接法。

（2）取印模　用硅橡胶印模材取工作印模及𬌗印模。

（3）暂封　牙胶暂封窝洞。

2．技工

（1）灌注硬石膏模型，检查有无倒凹，如有应填补；用细铅笔标出洞型边缘。

（2）涂布技工室分离剂于工作牙内外及邻牙上，柔风吹匀。

（3）逐层堆砌并光照复合树脂各20秒，按洞底、洞壁、边缘嵴、牙尖的顺序堆砌，不要超出洞缘标记线。

（4）嵌体各面光照60秒，调整𬌗面及邻面接触关系，打磨、磨光修复体；取下嵌体，光照组织面；放入光/热聚合箱中处理，在模型上试戴。

3．临床　同直接法第10～12步骤。

（三）注意事项

1．非适应证　与年龄不相称的牙齿过度磨耗者；口腔内其他牙齿的原有树脂修复体效果不佳者；牙体预备后有不能消除的明显倒凹者。

2．术前一周洁治，消除牙龈炎症。

3．减少牙体预备时的偏差，避免倒凹的出现。

4．邻𬌗面洞必须放置成型片和楔子，以形成良好的邻间接触。

5．窝洞边缘不要位于或靠近咬合接触点，𬌗面功能区厚度不小于1.5mm。

6．其他同复合树脂粘结修复术。

第九节　牙体大面积缺损的钉固位修复术

【适应证】

1．牙体缺损较大，剩余牙体组织不足以固位修复体时。

2．牙体缺损较大，剩余牙体组织虽可固位修复体，但预计冠修复时牙体预备后抗力不足时。

3．上述适应证的先决条件是需有足够的牙本质厚度或有可利用的根管。欲置入根管桩的根管，应进行完善的根管充填。

【方法】

（一）钉固位修复的原则

1．牙本质钉

（1）钉的位置　置钉部位所需牙本质厚度最低为钉径加1.5mm，牙面相交线角处是最佳置钉部位　根据牙本质的厚度，钉应置于釉牙本质界内0.5～1mm的牙本质上。

（2）钉的数量　应限制在能达到固位、抗力要求的最小数量，缺一个牙尖用一根钉。一般以4根钉为最高数，钉间距最低为2～3mm。

（3）钉在牙本质与修复体中的长度　以等长为原则，各2mm。如殆间距离较短、咬合过紧或钉未完全就位而使外露部分过长，应将钉在修复体中的部分缩减或弯曲。

2．根管桩

（1）根管桩在牙冠和根管的长度　冠根比为1∶2，在根管内止于距根尖3～5mm处，以保证根尖封闭不被破坏。

（2）根管桩的直径　根据根管形态、粗细与受力等情况为主要标准来选择。

（二）临床常用固位钉的置入方法

1．自攻自断牙本质钉

（1）钉道制作　确定置钉位置后，用配套的麻花钻制作钉道。麻花钻的选择要注意钻钉匹配的精确度（要配套）、锐利度（每根钻以制作20个钉道为限）和同心度（钻柄同心）。操作上要注意一次持续加压到达所需深度，钻机退出钉道。

（2）钉的就位　与钉道方向保持一致、慢速钻入，钉就位后自行离断。

2．预成根管桩

（1）根管预备　根据患牙情况，选择适宜的根管及与该根管适合的根管桩，确定好根管内长度后，用小球钻取出根充物，用配套的裂钻进行根管预备。

（2）根管桩的就位　正式就位前，应先行试合并作必要的表面修整，攻纹型根管桩用扳手缓慢旋入根管，禁忌粗暴，防止根裂。

3．自制粘固钉

（1）固位钉的弯制　根据需要用直径适宜的不锈钢丝弯制成各种形状的固位钉，牙本质端（或根管端）可磨制纹理以增加固位力。

（2）钉道预备　钉道预备应选择与固位钉直径相近的裂钻制作，尽量减少钉径与钉道直径差值。

（3）固位钉的试合　固位钉粘固前应先试合，尤其是U形、L形钉，使之能顺利就位，并于就位后外露部分与牙体组织保持2～3mm的距离。

（4）固位钉的粘固　清理钉道后，将调拌好的磷酸锌（无髓牙）或聚羧酸锌水门汀（活髓牙），用螺旋根管充填器或探针导入钉道，用止血钳夹持蘸有水门汀的固位钉置入钉道至预定位置。

（三）充填

1．充填材料　银汞合金和复合树脂均为常用材料，在不影响美观的情况下，银汞合金效果更佳。

2．银汞合金充填方法　8号成型片上紧后，用新鲜调制的银汞合金以迅速、少量、多次、逐层填压的方式仔细填入成形圈内，先用小头充填器，待银汞合金平面超过固位钉顶端后，再换大充填器完成充填。需作冠者可预留邻间隙。

（四）注意事项

1．置钉部位的牙本质应有足够厚度，置入的牙本质钉切勿造成髓腔穿通或牙体穿孔。

2．制作钉道及钉就位时，切忌用力粗暴，以免造成钉周牙本质微裂或根裂。

3．自制粘固钉的钉道和固位钉直径应尽量接近，以免造成固位不良。

4．钉在牙本质或根管内的长度与在修复体中的长度比例适当，钉的外露部分与余留牙体组织及拟修复后的牙面保持一定的距离，使充填体与钉牢固结合。

5．固位钉或桩虽能辅助充填体固位，但并不能增加其抗力，所以对无髓牙，适合冠修复者还应尽可能作冠修复。

6．前牙修复时应注意固位钉的唇舌向位置，避免唇面透色，影响美观。

第十节 牙本质过敏的脱敏治疗

【适应证】

1．因牙体硬组织损伤引起的牙齿敏感症。

2．牙龈萎缩或牙周治疗后的牙齿敏感症。

3．因修复需要，牙体预备后患牙或基牙的牙齿敏感症。

【方法】

（一）麝香草酚熨热脱敏 适用于牙齿𬌗面个别的敏感点或区。

1．药物 50%麝香草酚酒精溶液。

2．隔湿，清洁并干燥牙面 找准敏感部位。将浸透药液且大小与敏感部位相适应的棉片贴置于敏感区。用合适的加热充填器工作端熨烫蘸药棉片，同时令患者以口向外呼气或由护士用强力吸引器配合吸去熨热产生的烟雾。一个敏感区以上述同样方式处理三四次，至探针检查原敏感点消失为止。

（二）塑化剂脱敏 适用于牙齿𬌗面多个敏感点。

1．药物 新鲜配制的酚醛树脂塑化剂。

2．隔湿，清洁并干燥牙面 用浸透药液的棉球涂擦敏感区1分钟。可反复二三次，至探针检查敏感点消失或疼痛减轻为止。

（三）氟化钠脱敏 适用于牙颈部或牙齿根面的敏感区。

1．药物 75%氟化钠甘油糊剂。

2．隔湿，清洁并干燥牙齿敏感部位 用蘸有药剂的棉球涂擦患区3分钟，开始时患区敏感，随后疼痛明显减轻。

（四）离子导入法脱敏 适用于多个牙的𬌗面或牙颈部敏感症。

1．药物 2%氟化钠溶液和15%氯化钙溶液。

2．用直流电疗机将 Ca^{2+}、F^- 导入敏感部。每次10～20分钟，每日1次，每10次1疗程。每疗程结束后可休息2～4日再做另一疗程。视患者情况可做1～3个疗程。

（五）用含氟牙膏刷牙，咀嚼茶叶、大蒜或生核桃仁脱敏 对全口多个牙齿𬌗面敏感症，但又无条件到医院治疗的患者，可采用此法进行家庭治疗。

（六）注意事项

1．使用麝香草酚熨热脱敏时，必须找出确切的敏感区。熨烫时注意切勿灼伤软组织。牙本质暴露至中深层的敏感区，不宜用此法脱敏。

2．患牙殆面脱敏治疗时，应同时检查对殆牙的尖嵴是否过于锐利、陡峭、应酌情予以适当调磨。

3．牙颈部敏感者，在脱敏治疗的同时，应教以患者使用正确的刷牙方式。

4．义齿修复所致牙齿敏感者，除脱敏治疗外，应请修复科医师共同商讨解决。

5．用上述各方法脱敏治疗3次或3个疗程后，仍无明显疗效者，可酌情考虑局部备洞充填或作牙髓治疗。

第十一节 变色牙脱色技术

一、四环素牙脱色法

【适应证】

浅黄色或棕黄色釉面无实质性缺损的四环素前牙。

【方法】

1．隔离唾液，充分暴露牙面，用橡皮障或在局部牙龈涂以凡士林，以保护牙龈及粘膜组织。

2．擦干牙面，以浸95%酒精的棉球涂擦牙面，吹干。

3．将蘸有30%过氧化氢溶液的与牙面大小相应的滤纸片粘敷于牙面上，用热源（250W白炽灯，600W红外线灯或自制6V电热器等）加温到40℃左右，持续10分钟。治疗过程中不断加少量药液，以保持牙面粘敷吸水纸片的湿润。

4．取下纸片，除去热源，充分漱口。

5．再矿化处理 钙或氟离子导入，每周脱色1～2次，共4～6次。

6．注意事项

(1) 脱色治疗的同时，应给予再矿化处理。

(2) 患者每天应认真清洁牙面。

(3) 对年龄小的儿童不宜进行脱色，以免对牙髓的损伤。

(4) 以着色较深的患牙治疗效果差，不应以提高药物浓度或提高温度来反复处理，而应考虑做贴面修复。

对灰色或褐色四环素着色牙，做贴面修复前不宜做脱色，因修复前的牙体预备将磨表层釉质，失去脱色作用。

二、氟牙症脱色法

【适应证】

釉质表面有一定的光泽度，而无缺损的着色氟牙症（轻型）。

【方法】

(一) 4%或18%的盐酸 适用于牙面光亮（矿化程度高），不规则的斑点，条带状或牙齿的边缘部位散在着色。

隔湿，清洁并吹干牙面，用浸有4%或18%盐酸的小棉球在着色局部涂擦15分钟，每周2次，直到着色消失。

（二）5份30%过氧化氢溶液、5份36%盐酸、1份乙醚混合液　适用于着色深的氟牙症。

使用时临时混合，用法同上，处置前牙龈需涂凡士林，予以保护。

（三）30%过氧化氢溶液加红外线照射　适用于弥漫性浅着色的氟牙症。

1．清洁牙面，隔湿，酒精脱脂，吹干。

2．牙龈涂凡士林，用小毛巾遮盖眼睛。

3．牙面上放置与牙面形状和大小一致的滤纸片，然后将30%过氧化氢液滴到纸上。治疗过程中需间断地添加过氧化氢液以保持纸片湿润。

4．用600瓦红外线灯加热，灯距牙面约30cm（启动后牙面温度应保持40℃左右），照射15分钟，每周两次。

5．每次脱色后，充分漱口，做氟或钙离子导入。

（四）注意事项

1．盐酸和过氧化氢是强腐蚀剂，使用时要注意保护软组织。

2．成组牙同时治疗时，如有条件应使用橡皮障以保护牙龈。

3．治疗前应向患者说明治疗后可能出现冷热激惹痛症状，数日后可自行消退。

4．牙釉质表面无光泽（矿化程度低）或者色深的患牙，脱色疗效差，应向患者说明。

5．盐酸脱色后仍不满意的患牙可做贴面修复。

三、无髓变色牙的漂白治疗

【适应证】

无髓的变色前牙，患牙已做完善的根管充填或髓腔闭锁者。

【方法】

1．除去原有各种充填物，达牙颈部以下2mm，磨去髓角及窝洞壁深染的牙本质，保留足够厚度的窝洞壁。

2．冲洗、隔湿和吹干窝洞，相当于根管口处用磷酸锌水门汀或玻璃离子水门汀垫底（约1～2mm厚）。

3．用浸有2%氯亚明的小棉球擦洗窝洞壁，冲洗干净，然后置一浸满30%过氧化氢的棉球于窝洞内，用加热充填器置表面加热，唇侧釉质表面可用加热牙胶表面加热，待2～3分钟后用氧化锌丁香油糊剂严密封闭。

按牙齿颜色改善情况，可重复换30%过氧化氢棉球3～5次，每次间隔3～7天。

4．最后再作永久充填（浅色材料为宜）。

5．注意事项

（1）处理前用比色板记录患牙颜色并向患者说明疗次和可能出现的各种效果。

（2）严防30%过氧化氢液灼伤软组织。

（3）牙冠破坏过多，颈部冠壁过薄的患牙不宜用此法脱色。

第十二节 橡皮障隔湿术

【适应证】

1．进行牙髓治疗（根管治疗、塑化治疗、干髓治疗等）的患牙。

2．用充填法进行牙体修复的患牙。

【方法】

1．打孔　将橡皮布居中放置使之能同时遮盖上唇和颏部。如以中切牙位于橡皮布中线两侧、上中切牙距橡皮布上缘2.5cm、下中切牙距橡皮布下缘5cm为准，分别按牙弓弧线向两侧延伸来确定不同牙齿的打孔位置。孔的大小依牙齿的大小而定，磨牙应有较大的孔以防放置时橡皮布撕裂。孔间距离以5mm为妥。进行牙髓治疗时橡皮布最好只包括患牙（打一孔），进行牙体修复时可包括邻牙。

2．放置橡皮布　前牙可用手指将孔撑开直接将橡皮布套入牙上，后牙需借助橡皮障夹将其套入。然后将橡皮布推向牙颈部使暴露全部手术区，再用橡皮障夹将其固定在牙颈部。

3．放置橡皮障支架　将橡皮布的口外部分拉开用橡皮障支架将其固定。将弱吸唾器放入口底。

4．完成治疗后应先去除橡皮障支架及橡皮障夹，然后直接将橡皮布摘除。

5．注意事项

（1）若用橡皮障夹固定不理想，可借助合适的木楔或用牙线拴结来固定橡皮布。

（2）放置橡皮障后不应妨碍患者呼吸。

第十三节 间接盖髓术（安抚）

【适应证】

1．深龋或其他牙体缺损所致的牙髓充血。

2．窝洞预备后，洞底近髓或患牙极敏感。

3．外伤冠折未露髓的年轻恒牙。

【方法】

1．窝洞预备，不强求底平；温水冲洗净。

2．常规隔唾，棉球擦干窝洞。

3．仅有牙髓充血的患牙，用氧化锌丁香油糊剂安抚治疗；对深龋或牙体缺损极近髓的患牙，在近髓处置少许氢氧化钙糊剂，再以氧化锌丁香油糊剂暂封；如冠折近髓或氧化锌丁香油糊剂不能固位时，可用玻璃离子水门汀覆盖断面。

4．2周后复诊，无症状则去除表层暂封物，以玻璃离子水门汀垫底，换永久充填。如症状减轻但未全消失，可再观察2周。如症状加重，则应做进一步的牙髓治疗。

5．注意事项

（1）在近髓处应使用慢钻或手持器械去腐，勿向髓腔加压。

（2）如深龋或牙髓充血与慢性牙髓炎的诊断一时不能鉴别清楚，也可用氧化锌丁香油糊剂暂封，根据症状变化进一步明确诊断（诊断性治疗）。

(3) 嘱患者如在2周内出现自发痛，应及时就诊，根据情况可做进一步的牙髓治疗。

第十四节 直接盖髓术

【适应证】

1. 窝洞预备时意外穿髓的患牙（𬌗面洞或龈阶宽度足够的复面洞），露髓孔直径在1mm以内者。

2. 年轻恒牙外伤露髓者。

【方法】

1. 清洁患牙并隔湿。

2. 2.5%氯亚明液消毒窝洞、棉球擦干。

3. 于露髓孔处放置少许新鲜调制的氢氧化钙糊剂，再以氧化锌丁香油糊剂或玻璃离子水门汀暂封窝洞。年轻恒前牙折断露髓者，应先做代环冠，再行盖髓术。

4. 2周后复诊，如自觉无不适，牙髓活力测验正常，则去除部分暂封剂，玻璃离子水门汀垫底后做永久充填。如有不适或疼痛，可根据情况继续观察2周或做进一步的牙髓治疗。

5. 注意事项

(1) 术中注意严格无菌操作。切勿向牙髓加压，避免对牙髓的各种刺激。

(2) 术后辅以口服抗菌药物。

(3) 定期复查 3、6、12个月，2年。询问自觉症状，叩诊及检查牙髓活力。如发生牙髓炎或牙髓坏死，应及时做牙髓治疗。

4. 老年患者，应考虑到牙髓有退行性变化和机体恢复能力差，即使有意外穿髓，也不宜做直接盖髓术，可根据情况牙髓塑化或根管治疗。

第十五节 活髓切断术

【适应证】

1. 乳牙深龋去腐质露髓或有过疼痛史者。

2. 急性、局部性牙髓炎者。

3. 慢性、增生性牙髓炎者。

4. 牙齿外伤露髓超过5小时者。

【方法】

（一）术前常规拍摄X线片 除外根分叉、根尖病变或牙根内吸收。

（二）局部麻醉。

（三）消毒手术区 去净龋腐质，用橡皮障或吸唾器、棉纱卷隔离唾液，酒精棉球消毒患牙。

（四）揭除髓室顶 去髓室顶前，用碘酒、酒精棉球消毒手机。更换新的无菌钻针，揭去全部髓室顶。

（五）切除冠髓　用锐利的挖匙或圆钻，切除冠髓达根管口或略下方。用生理盐水冲洗，至出血止。注意冠髓一定去净，残留冠髓易出血不止。

（六）放置活髓保存剂　将调好的氢氧化钙糊剂置于髓室底，厚度约为1.0～1.5mm，并轻轻加压，使糊剂与根髓断面密切接触，氧化锌丁香油糊剂暂封。

（七）永久性修复　术后1～2周复诊，无症状及阳性体征，则除去部分氧化锌丁香油糊剂，水门汀垫底银汞合金或复合树脂修复。

（八）定期复查　术后3个月、6个月、1年、2年复查。拍X线片，观察牙根继续发育或乳牙根正常吸收情况。

第十六节　开髓、拔髓术及牙髓失活法

【适应证】

1．急性牙髓炎和急性根尖周炎的应急处理。

2．对不可复性牙髓炎和各型根尖周病治疗的第一步骤。

【方法】

（一）麻醉　活髓患牙需先行局部麻醉。此时只需麻醉牙髓神经，并需要更深的麻醉。不需要麻醉粘膜和牙周膜。

（二）开髓　根据患牙的牙体和髓腔解剖形态，并结合牙冠破坏情况确定开髓部位和洞形。钻磨至有落空感。

（三）揭髓室顶　确定穿通髓腔后，用锐利的裂钻或圆钻提位，将各髓角连通，揭除全部髓室顶。必要时可用根管口扩大器或扩孔钻修整根管口。

（四）拔髓　选取与根管粗细相适应的拔髓针。若患牙为活髓，可斜插拔髓针至根管深度的2/3，90度轻轻旋转拔髓针后将其抽出，完整地拔除牙髓；如患牙牙髓已有部分坏死，可先把2.5%氯亚明滴入髓腔，再行拔髓，分次渐进地除净根管内的分解坏死组织，再用3%双氧水冲洗根管以清除髓腔内的碎屑。

根管较细较弯曲者，拔髓针难以到达根尖1/3区域，可选用细根管锉插入根管，在根管荡洗剂伴随下，轻微旋转绞碎牙髓，然后冲洗，反复数次，去净牙髓。

（五）急性根尖周炎应急处理　拔髓后应轻刺通根尖狭窄区，以利引流。渗出物较多者开放引流即可，无需放置药物棉捻；渗出物较少者，可将樟脑酚小棉球或棉捻放入根管内引流。

（六）牙髓失活　患牙为活髓，因麻醉效果不好或因故不能注射麻醉剂而无法直接拔髓时，可于开髓后，隔离唾液，止血并擦干窝洞，将适量失活剂（米粒大小）准确地放置于穿髓孔处，使其紧贴在裸露的牙髓组织上，但不可加压，然后用氧化锌丁香油糊剂严密封闭窝洞。待牙髓失活后，取出失活剂，再行揭髓顶并拔除牙髓。

患者第二次就诊时，需检查患牙叩痛和牙龈情况，并确实取出失活剂。使用三氧化二砷失活，间隔48小时复诊；使用金属砷失活，间隔1～2周复诊。

（七）注意事项

1．邻面龋坏位于接触区以下时，可由殆面单独开髓，不一定与龋坏部位相连。

2．开髓过程中，注意钻针的方向、深度和患牙易被穿刺的部位。揭髓室顶时严防磨损髓室底，并要注意充分暴露根管口，使髓室壁与根管口自然移行，避免形成台阶。

3．拔髓前，应仔细检查拔髓针是否有损伤及倒刺，是否锐利。使用时遇阻力不可强行扭转。

4．感染根管拔髓时，严防将感染物质推出根尖孔或器械穿出根尖孔。

5．封失活剂时，穿髓孔的直径应 > 1mm。于邻面洞封失活剂时，窝洞的龈壁和颊舌轴壁的腐质必须去净。牙龈出血时，先止血再封失活剂。氧化锌丁香油糊剂的稠度要适中，封药时不应用过大的压力。

6．封失活剂后须告知患者患区可能仍出现持续疼痛数小时，服止痛药可有所缓解；进食时避免将氧化锌丁香油暂封物咬碎或使其脱落；必须按预约日期准时就诊，取出失活剂，以避免发生化学性根尖周炎。

7．对心血管病患者施行开髓术应视病情于术前遵内科医嘱服药或于心电监护下进行。

第十七节　根管治疗术

【适应证】

1．不可复性牙髓炎、牙髓坏死和各型根尖周病。

2．牙根已发育完成，牙冠折断并需桩冠修复的前牙。

3．牙冠大面积破坏，需行桩核或烤瓷冠修复的后牙。

4．由于义齿修复需要，错位、扭转或过长、而无其他牙体牙髓病损的牙齿。

5．移植牙和再植牙。

6．颌面外科需要，某些颌骨手术所涉及的牙齿。

【方法】

（一）开髓、拔髓　如有条件，可用橡皮障隔离。

（二）根管预备

1．确定根管工作长度　首先测量术前X线片上待治牙齿由切端或牙尖至根尖的长度，将此值减1mm作为估计工作长度。根据根管粗细选择第一支根管锉（初锉）或扩大器（如10＃或15＃）。将该型号的根管锉或扩大器插入根管，向根尖方向推进，依靠手指感觉将器械尖端送达根尖狭窄区，固定止动片。取出该器械并测量其尖端至止动片的距离。若该距离与估计工作长度相符，则取此数为工作长度；如差异大，可用根管长度测量仪或根管内插诊断丝拍X线片来确定工作长度。

2．预备根管　较细（30＃根管锉不能无阻力地抵达根尖狭窄区）或弯曲的根管，均应机械预备根管。感染根管必须行机械预备。

（1）向根管内滴入荡洗剂　如2.5%氯亚明、3%双氧水或1%次氯酸钠，以溶解有机物质和消毒感染物质。

（2）扩大根管　将初锉插入根管，遇有阻力时往返小于90度旋转推进器械，然后将器械紧贴一侧根管壁向外拉。沿管壁四周不断变换位置，重复上述动作，直至标记的工作长度。当该型号器械进出根管无阻力时，按顺序换取大一号的器械，遵上述动作要领继续扩大。每次均要求到达工作长度，直至较初锉的型号大三个型号为止。由大于初锉第四个型号的器械开始，器械进入根管的深度较前一型号者递减 1mm（年轻恒牙减 0.5mm）。如此再连续扩大 3～4 个型号，使根管形成圆锥状。较粗的根管，器械可以无阻力地进入达到工作长度者，不必旋转推进，可直接按工作长度插入根管锉，扩锉根管壁。

（3）冲洗根管　扩大根管过程中，每换一个型号器械，必须冲洗一次根管。根管扩大结束时，可先用 3% 双氧水后用生理盐水，或单用生理盐水及其他专用冲洗液冲洗根管。

（4）干燥根管　用消毒纸捻或棉捻将根管擦干。

（三）根管消毒　感染的或临床有症状的患牙根管应做根管封药。所封药物可为以下几种：

1. 一般情况可封樟脑酚棉捻（3～5 天）。

2. 感染严重的根管可封甲醛甲酚棉捻（达 1/2 根管长度即可）；根尖孔粗大的根管可用木馏油棉捻（5～7 天）。

3. 渗出物多或需要较长期封药者，可用碘仿糊剂棉捻（2 周）。

4. 长期慢性感染，叩诊疼痛不消者，可用抗生素粉加激素软膏所调成的糊剂棉捻（2 周）。

5. 根管渗出物多、有侧穿、根折或根尖孔开放者，可封氢氧化钙制剂（2 周）。

（四）根管充填　再次就诊时，患牙无自觉症状，检查无阳性体征，根管内所封棉捻无臭味及渗出物，即可进行根管充填。

1. 按照根管扩大的情况，选择长短粗细与已预备好的根管相适合的牙胶尖二、三根，标记工作长度，酒精消毒备用。

2. 将上述牙胶尖分别在根管内试放，确定一根恰能达到工作长度、取出时感到根尖部稍有阻力的牙胶尖作为主牙胶尖。如果牙胶尖可由根尖孔穿出，则将超出部分剪去后备用。

3. 按记录的工作长度数据，用止动片在充填根管的器械上（光滑髓针或根管充填器）标记工作长度。

4. 将根管充填器械蘸氧化锌丁香油糊剂（半流动态）插入根管，顺时针旋转推进至止动片处，然后轻贴一侧管壁退出根管。重复操作 3～5 次。将选定的主牙胶尖蘸氧化锌丁香油糊剂插入根管至预定的深度。如果靠近根管口处的根管较粗大，可以同样方式从根管一侧插入多支牙胶尖，经侧方加压无间隙为止。

5. 用烤热的充填器在根管口处切断外露牙胶尖根部，再以暂封材料封闭窝洞。

6. 摄 X 线片，检查根充情况。X 线片若显示根尖无病变患牙根充物末端距根尖大于 2mm，根尖有病变患牙上述距离大于 1mm，或沿根管壁纵向根充不满和留有缝隙者，均视为欠填，应重做根管充填。

（五）注意事项

1. 根尖周组织处于急性炎症期的患牙不应做根管预备。

2. 根管预备时，应随时防止根管锉和扩大器折断于根管内，并警惕器械滑脱和误吞。

3. 若根管内的腐败物较多，在预备根管的过程中可随时、多次用 2.5% 氯亚明或 3% 双氧水冲洗。以两者交替冲洗效果尤佳。冲洗时切勿压力过大。

4．根管封药用棉捻不宜过于粗大；所蘸药物不宜过于饱和；暂封材料不宜加压封填。根管封药后如仍有症状，应检查原因并注意相应变换药物，同时考虑给予全身用消炎药或辅助理疗措施，以增进疗效。

5．根尖孔开放的根管可单用较稠的氧化锌丁香油糊剂充填根管。操作中应密切注意根管的容量和糊剂的填入量。

6．无感染的根管、无症状的无髓牙根管和有瘘管的感染根管，可在根管预备后免除封药步骤，一次做根管充填。充填前必须用药物消毒根管。

7．拟作根尖手术的根尖囊肿患牙，可于术前二三小时作一次性根管治疗。如果囊液过多，难以完善充填根管，可在手术过程中做根管充填。

8．根管治疗后需经过2年方可评价其是否成功。若一个完善的根管治疗远期疗效不良，应追查全身疾病背景，检查咬合关系，考虑髓腔的特殊解剖形态等因素。必要时行根尖手术。如果预后不佳或手术有困难时，应考虑拔除患牙。

第十八节　根尖诱导形成术

【适应证】

1．由中央尖折断或外伤冠折后，引起的坏死性牙髓炎。

2．龋病导致的牙髓坏死和坏疽。

3．外伤脱位，再植后的牙髓处置。

【方法】

（一）术前摄X线片　旨在了解牙根发育的长度和根端有无病变及病变范围。

（二）去除根管内感染牙髓和坏死组织　在去感染组织时，依据X线片上根管的长度，控制拔髓针进入的深度，尽量不损伤牙乳头。

由于根管壁薄，一般不用扩大针或根管锉反复扩锉根管，可用棉捻蘸2%氯亚明溶液或1%～3%的双氧水荡洗根管，然后用生理盐水反复冲洗后，无菌棉捻干燥根管。用刺激性小的药物，如樟脑酚、木馏油或丁香油酚等行根管封药1周。

（三）根管内充填　目前有几种充填材料可选择：①氧化锌丁香油酚糊剂充填，不放牙胶尖；②氢氧化钙或碘仿加生理盐水调和成的糊剂。

（四）定期复查　1月、3月、6月、1年、2年复查。摄X线片，观察牙根尖发育情况。如有再感染，必须重新清洗根管，再次用根管充填材料充填。如牙根尖发育完成，应将氢氧化钙更换为较致密的氧化锌丁香油糊剂加牙胶尖的充填材料。

第十九节　牙髓塑化疗法

【适应证】

1．成年人后牙的下列病症：

（1）不可复性牙髓炎、残髓炎、牙髓坏死。

（2）根尖孔区无明显吸收破坏的各型根尖周病。

(3) 根管内有折断的器械，且不能取出而又未超出根尖孔的情况。

2．老年人患有上述病症的前牙，且根管过分细窄者。

【方法】

(一) 开髓、拔髓。

(二) 封药　如患牙有叩痛症状，可于髓腔内根管口处封甲醛甲酚棉球，5～7 天后复诊。如无上述临床表现，也可直接进行下一步骤。

(三) 塑化　隔湿、干燥髓腔。用光滑髓针或细根管器械蘸塑化剂直接插进根管内，进入深度至根尖 1/3 或 1/4 处。将插入的根管器械沿管壁旋转并上下捣动，以利根管内的空气排出及塑化剂导入。然后用棉球吸出髓腔内的塑化剂。重复上述操作三、四次，最后一次不要再吸出塑化剂。

(四) 封闭根管口，充填窝洞　将氧化锌丁香油糊剂紧贴覆盖于根管口，擦干糊剂表面及髓室内剩余的塑化剂。用磷酸锌水门汀垫底后作永久充填。如需术后观察或因洞形充填有难度，也可于塑化步骤完成后用氧化锌丁香油糊剂暂封髓腔。下次就诊无症状后，去除大部分暂封剂，行水门汀垫底及永久充填。

(五) 注意事项

1．尽量拔净牙髓，使根管内残剩物越少，则塑化效果越好。

2．塑化前无需进行根管扩大。对根管的要求仅为可用 15＃根管器械通畅达到根尖 1/3 或 1/4 处即可。

3．根尖部若残留少量活髓，务必将塑化剂导至该处，使残髓得以包埋和固定。

4．塑化全部操作过程中，根管器械应与根尖孔保持约 1mm 距离，切忌超出根尖孔。

5．塑化时患牙区要求严格隔湿，随时警惕塑化剂流溢。如有流溢，立即涂以甘油以防烧伤粘膜。塑化后根管口上方的暂封剂不宜加压。

第二十节　干　髓　术

【适应证】

1．成年人后牙的早期牙髓炎或意外露髓的患牙。

2．因义齿修复需要失活牙髓的无对殆而过长或下垂的成年人后牙。

3．无条件施行前述根管治疗或塑化治疗方法时。

【方法】

(一) 开髓　失活或麻醉牙髓，揭髓室顶。

(二) 除冠髓　用锐利挖匙将冠髓及根管口内一小部分根髓一并去除，再用生理盐水冲洗窝洞。

(三) 初步固定根髓断面　隔离唾液，干燥窝洞，将浸有甲醛甲酚溶液小棉球置于各根管口根髓断面上，1 分钟后取出。

(四) 放置干髓剂　取适量干髓剂分别放置并盖满各根管口，轻压，使干髓剂与根髓断面紧贴。

(五) 充填窝洞　用磷酸锌水门汀垫底，银汞合金充填。

第二十一节 根尖手术

【适应证】

1．慢性根尖周炎，经完善的根管治疗或塑化治疗后，根尖周病变久不愈合或病变扩大的患牙。

2．根尖囊肿较大的患牙。

3．根管不通并伴有根尖病变的患牙。

4．外伤致牙根尖1/3处折断并继发慢性根尖周炎的患牙。

5．根管内有折断的器械且超出根尖孔的患牙。

6．根管充填材料超填并伴有长期疼痛的患牙，可考虑手术。

【方法】

（一）术前准备

1．了解患者全身健康情况；检查血常规，出、凝血时间和体温，老年人测量血压；排除手术禁忌的全身疾病，女性患者须避开月经期。

2．对患牙进行完善的牙髓治疗并拍摄治疗后X线片。检查咬合情况，必要时调𬌗。

3．进行口腔卫生宣教。治疗牙龈炎或牙周炎。

4．术前讨论手术方案，并向患者作必要的说明。

5．术前半小时肌肉注射抗生素。

（三）操作及注意事项

1．麻醉、消毒　根据患牙具体情况选择局部麻醉术。常规局部消毒，铺放孔巾。

2．切口　一般于患牙唇或颊侧根尖部粘膜上做弧形切口，弧凸缘向着牙冠方向，距龈缘5～7mm，长至两侧邻牙。单个后牙可作角形切口；根尖病变涉及多个牙齿可作梯形切口。切口下方应有骨组织支持，切时深达骨面，同时应注意避开龈乳头和唇、颊系带。

3．翻瓣　完整地剥离、翻起粘骨膜瓣，暴露患牙根尖区牙槽骨板。手术过程中要注意保护该粘骨膜瓣，不要过度牵拉或压迫。

4．去骨　如患牙根尖区牙槽骨板已有破坏穿孔，可用消毒涡轮机细裂钻沿穿孔处去骨扩大视野；如无穿孔，应在根尖区骨板上先钻一小孔，再逐渐扩大去骨至能清楚地暴露出根尖病变区。

5．刮治　用锐利挖匙沿破坏区骨壁搔刮病变组织，注意将牙根舌侧面的炎症组织彻底刮净。刮出的组织置于装有福尔马林的容器内。

6．根尖切除　用裂钻或骨凿去除2～3mm的根尖，使断面与牙长轴呈45度朝向唇或颊侧的斜面，且不超过根长的根尖1/3区。再作彻底搔刮。

7．根管倒充填　于根尖切除斜断面的根管显露处备洞，用银汞合金或玻璃离子水门汀充填。如有折断于根尖部的器械，可由根尖切除断面向牙根的唇或颊侧冠方作一长度适宜的矩形洞，并使之穿通根管，取出折断器械。行倒充填前，可于病变区骨腔内放置生理盐水纱条或骨蜡，以防银汞合金碎渣掉入骨腔并有利于止血。倒充填后注意一定要将骨腔内置物去除干净。

8．检查冲洗　仔细检查骨腔内病变组织及充填材料残渣是否清除干净。修整粘骨膜瓣内面。用生理盐水彻底冲洗骨腔。

9．搔刮骨面　拭干骨腔，用刮匙轻刮骨面，使新鲜血液充盈骨腔。

10．缝合　将粘骨膜瓣复位，对齐切口，注意防止内卷，缝合。

11．对术区相应的颜面部加压包扎3～4天。也可用牙周保护剂覆盖手术切口创面至拆线。局部作冷敷24小时。

（三）术后处理

1．切除的病变组织需作病理学检查。

2．全身给予抗生素、止痛药和漱口水。休息3天。可嘱患者暂不刷牙，但要多漱口，保持口腔清洁。

3．术后3天内术区颜面肿胀，或伴轻度体温升高，38℃以下可不作处理。

4．术后5～7天拆线。

5．如术区感染，除全身用药外，局部应提前拆线，探查有无坏死物及异物，可作轻微搔刮，冲洗后填放碘仿纱条。如有溢脓，则应开放引流。

6．术后3个月复查，摄X线片，观察手术效果。

第七章　牙周疾病

第一节　牙　龈　病

牙龈病是发生于牙龈组织的病变，一般不累及深层的牙周组织。根据1999年美国芝加哥牙周疾病分类研讨会的建议，牙龈疾病分为菌斑性牙龈病和非菌斑性牙龈病损。

一、菌斑所致牙龈炎

菌斑所致牙龈炎是仅与牙菌斑有关的牙龈炎症，但无附着丧失。

【诊断标准】

1．这是牙龈疾病中最常见的一种。一般无明显自觉症状，仅为刷牙、咀嚼食物时牙龈有出血，少数有自发性出血。

2．牙龈炎可具有下述任何一个临床症状：存在菌斑、牙石，牙龈炎症局限于龈缘和龈乳头，呈红色或暗红，质地松软、水肿、光亮，点彩消失，探诊出血，可探及假性牙周袋，但无附着丧失，X线片未见牙槽骨吸收。

【治疗原则】

1．对患者的健康教育及针对个人的口腔卫生指导。

2．清洁牙面，清除龈上及龈下菌斑和牙石。

3．传统机械方法清除菌斑效果不佳时，可使用抗微生物和抗菌斑的制剂或工具，以增强口腔卫生措施的效果。

4．纠正菌斑滞留的因素，如：冠的外形过突、修复体边缘悬突和（或）边缘不密合、充填体悬突、外展隙过窄、邻牙无接触、不良的固定或可摘局部义齿、龋及牙齿错位。

二、青春期龈炎

青春期龈炎也是菌斑性牙龈病，但是受全身因素影响，与青春期内分泌变化有关。

【诊断标准】

1．青春期发病，与菌斑、内分泌和性激素的改变有关，女性稍多。

2．常见于前牙，唇侧，龈缘充血呈暗红或鲜红，质地松软，易出血，牙间乳头呈球状突起。

3．最明显的特征是牙龈肥大发炎的程度超过局部刺激的程度。

4．青春期龈炎虽经治疗仍可复发，青春期过后，去除局部因素，炎症程度可消退或缓解。

【治疗原则】

1．口腔卫生指导，控制菌斑，能够预防复发。

2．去除局部刺激因素，龈上洁治，必要时龈下刮治。

3．定期复查。

三、妊娠期龈炎

妊娠期龈炎也是菌斑性牙龈病，受全身因素影响，与内分泌状况有关，即妊娠期黄体酮水平升高有关。

【诊断标准】

1．孕妇在妊娠前患有龈炎，自妊娠2～3个月后开始出现明显的牙龈炎症状，至8个月时达高峰。分娩后症状可缓解，消退到妊娠前水平。

2．龈乳头呈鲜红或紫红色，质地松软，光亮，易出血。

3．牙间乳头甚至可呈桑椹样，有蒂或无蒂，一般无痛，称为妊娠性龈瘤。妊娠性龈瘤随着妊娠月份的递增而增大。

【治疗原则】

1．控制菌斑，加强口腔卫生宣教，分次分区进行龈上洁治。

2．对妨碍进食的妊娠性龈瘤在妊娠4～6个月期间可施行龈切除术。

3．在妊娠前治疗牙龈炎和牙周炎，并接受口腔卫生指导。

四、伴白血病的龈炎

白血病是造血系统的恶性疾病，原因不明。伴白血病的龈炎，是受全身因素影响的牙龈病，与血液病（白血病）有关的龈病。

【诊断标准】

1．儿童及青年患者起病急，表现为乏力，不同程度发热，热型不定，有贫血及明显出血现象。

2．口腔表现为牙龈明显肿大，波及牙间乳头、边缘龈和附着龈，外形不规则呈结节状，颜色暗红或苍白。

3．牙龈自动出血，且不易止住。

4．有的牙龈发生坏死，有自发痛，口臭，牙齿松动。

5．可有淋巴结肿大，血象和骨髓检查可明确诊断。

【治疗原则】

1．与内科医师密切配合治疗。

2．切忌手术和活检。

3．牙龈出血以保守治疗为主，压迫止血，局部、全身用止血药。在全身情况允许时，进行简单的洁治术，避免组织创伤，用含漱液辅助菌斑控制。

4．口腔卫生指导。

五、药物性牙龈肥大

是受药物影响的牙龈病，也属于菌斑性牙龈病。与菌斑，牙石和长期服用苯妥英钠、硝苯吡啶和环孢菌素A等药物有关。

【诊断标准】

1．患有癫痫或心脏病病史，或接受器官移植，有上述药物服药史。

2．牙龈增生起始于牙间乳头或龈缘，表面呈小球状。龈表面呈桑椹样或分叶状，质地坚实并有弹性，呈淡粉红色。

3．一般无痛，不出血。

4．体积增大，严重时可波及附着龈甚至妨碍咬合。无牙区不发生病损。

5．需与血液病时的牙龈肿大、牙龈纤维瘤病相鉴别。

6．若合并有炎症则同时有龈炎的临床表现。

【治疗原则】

1．龈上洁治，必要时刮治，同时控制菌斑。

2．口腔卫生指导，掌握控制菌斑的方法。

3．病情得到控制后切除增生的牙龈。

4．必要时停用药物或改用其他药物。

六、遗传性牙龈纤维瘤病

又称家族性或特发性牙龈纤维瘤病，是非菌斑性牙龈病变，原因不明，常有同一家族发病，且易复发，是与遗传有关的牙龈病损。

【诊断标准】

1．病因不明，较罕见，有家族史。

2．龈增生严重，波及全口牙龈组织，发生于萌牙以后。

3．牙龈色正常、坚实，表面光滑或呈结节状，不易出血，无痛。

4．当增生牙龈覆盖牙面时，可影响咀嚼。

5．牙齿可移位，甚至可发生恒牙萌出困难。

6．本病应与药物性牙龈增生鉴别，后者有服药史，增生程度较轻。

【治疗原则】

1．龈上洁治，控制菌斑。

2．增生牙龈妨碍咬合者施行牙龈切除术。

3．定期复查。

七、坏死性溃疡性龈炎

坏死性溃疡性龈炎是一种牙龈的急性感染，以牙龈的坏死为特点。当感染累及牙龈组织、牙周膜和牙槽骨，发生上述组织坏死，导致附着丧失时，则称为坏死性溃疡牙周炎。新分类将坏死溃疡性龈炎和坏死性溃疡牙周炎统称为坏死性牙周病。坏死性溃疡性龈炎和牙周炎都可能与HIV/AIDS和其他免疫系统缺陷性疾病有关。

【诊断标准】

（一）急性坏死溃疡性龈炎

1．起病急，牙龈疼痛明显；牙龈自发出血以及轻触即出血；口腔有腐败性恶臭。

2．坏死和溃疡多开始于牙间乳头或边缘龈，后累及附着龈的唇舌侧，坏死面上有灰白色的假膜，易擦去；龈乳头呈刀切状或火山口状，龈缘呈虫蚀状。

3．病变坏死区涂片可见大量梭形杆菌和螺旋体。

4．重症者可有全身症状如低热、颌下淋巴结肿大等。

5．坏死溃疡性龈炎患者，可能与机体处于应激状态增加，吸烟多和营养差等有关。

6．本病应与疱疹性龈口炎和急性白血病鉴别。

（二）坏死性溃疡牙周炎

1．广泛的牙龈坏死与牙槽骨的丧失一致。

2．疾病进展迅速，常导致小块或大块的牙槽骨坏死。

3．坏死性牙周病损，很少有深牙周袋。

4．坏死性溃疡牙周炎多见于免疫缺陷患者（如艾滋病），但在非洲地区也可见于免疫缺陷患者。

【治疗原则】

1．对坏死区域和牙齿表面冲洗和清创，如可先去除大块龈上牙石，坏死局部用过氧化氢溶液擦洗或含漱，清除坏死组织。

2．如有必要可全身治疗，如维生素 C 支持疗法，重症者口服甲硝唑等抗生素。

3．加强口腔卫生指导和使用漱口剂，止痛。指导患者合理营养、口腔保健、摄入足够液体、停止吸烟。

4．急性症状缓解后，应对患者全口牙周状况综合评定和治疗。

5．全身免疫缺陷患者，口内病情处理的同时，积极配合内科治疗。

八、龈乳头炎

个别牙间乳头急性非特异性炎症，指个别龈乳头受到机械或化学刺激引起的急性或慢性的非特异性炎症，是急性牙龈病损中较为常见的一种病损。

【诊断标准】

1．局部有机械和化学刺激因素，如食物嵌塞、牙签使用不当、充填物悬突、义齿的卡环刺激等。

2．临床表现为龈乳头充血、肿胀，探诊易出血，患区疼痛明显，自发痛、触痛、冷热敏感及牙叩痛。

【治疗原则】

1．消除局部刺激因素　如龈上洁治去除牙石、菌斑、食物残渣，修改修复体，正确使用牙签等。

2．用过氧化氢溶液局部冲洗，局部上复方碘液。

3．急性炎症控制后，消除病因如上述局部刺激因素。

九、牙龈脓肿

累及边缘龈或牙间乳头的局限性化脓性感染，是急性牙周感染性疾病。若同时有多处牙龈组织发生牙龈脓肿，则为多发性龈脓肿，是临床症状较重的一种急性炎症，较少见。

【诊断标准】

（一）临床表现　边缘龈或牙间乳头的局限性肿胀，表面发红光亮，病损疼痛能够定位，局部可见脓性渗出物。

（二）急性多发性龈脓肿

1．多发生于青壮年男性，患病前有牙龈炎。

2．起病急，发病时有疲倦、发热和感冒等全身不适。

3．早期牙龈乳头鲜红、肿胀，唾液粘稠，服用抗生素效果不明显。

4．随后发生于多个龈乳头的红肿、疼痛，每个红肿的乳头内有一个小脓肿形成，数日后自行破溃。

5．患牙和邻牙均叩诊敏感。口腔粘膜普遍充血、口臭但无溃疡。

6．局部淋巴结肿大，体温增高，白细胞增多。病程长迁延1~2周，甚至更长，脓肿此起彼伏。

7．治疗后牙龈可恢复正常，无组织破坏。

【治疗原则】

（一）牙龈脓肿　引流解除急性症状并减除局部病因，如局部清洗，龈上洁治等。

（二）急性多发性龈脓肿　龈乳头脓肿引流为主，避免过多刺激。酌情给予抗生素及支持疗法，中西医结合治疗，清热、泻火为主。急性症状缓解后，进行牙周治疗。

十、肥大性龈炎（增生性龈炎）

局部除了有菌斑、牙石等刺激因素外，还有口呼吸，牙齿错位拥挤和戴正畸矫治器等因素。

【诊断标准】

1．好发于青少年、早期以炎症为主，多见于上、下前牙，呈暗红色。

2．龈缘肥厚，龈乳头呈球形增大，可出现假性牙周袋和龈裂。随着病程的延长可转变为纤维型，牙龈实质性肥大，较硬而有弹性。

【治疗原则】

1．口腔卫生宣教。

2．龈上洁治、刮治控制菌斑。

3．消炎后牙龈形态不良者，可施行龈成形术。

4．定期复查。

十一、牙龈瘤

牙龈瘤为发生于牙龈乳头部位的炎症性反应性瘤样增生物，来源于牙周膜及牙龈的结缔组织，是具有肿瘤样外形的瘤样病损，但无肿瘤的生物学特征和结构，故非真性肿瘤。

【诊断标准】

1．一般有局部刺激因素，如菌斑、牙石、食物嵌塞、不良修复体、咬合创伤等。

2．临床表现为多见于龈乳头处牙龈的瘤状物，无痛；呈圆形、椭圆形，有时分叶状，大小不一，有的有蒂，如息肉状，有的无蒂，基底宽广。

3．牙龈瘤根据病理变化分为肉芽肿性、纤维性和血管性。

（1）血管性和肉芽肿性者质软，色红；纤维性者质地较硬而韧，色粉红。

（2）生长较慢，较大的肿块可伴发溃疡或感染。

（3）若牙龈瘤表面呈菜花状，易出血发生坏死，此时应与牙龈癌鉴别。

（4）大的肿块还可发生牙槽骨壁的破坏，X线片可见骨质吸收，牙周膜间隙增宽现象。

（5）牙齿可能松动，移位。

4．根据临床表现，结合病理检查可确诊牙龈瘤及类型。

【治疗原则】

1．去除刺激因素，手术切除。手术切除应彻底，在肿块基底部周围的正常组织上做切口，切除肿块连同骨膜，部分基底部牙槽骨及相应部位的牙周膜组织，防止复发。

2．创面放置牙周保护剂，若牙龈瘤周围牙已松动，应同时拔除，同时去除波及的牙周膜及邻近的骨组织。

3．复发后一般仍按上述方法切除，若多次复发，切除同时应拔除病变波及的牙齿。

第二节　牙　周　炎

牙周炎是发生在牙齿周围组织的一种慢性破坏性疾病。20世纪80年代以来认为牙周炎是一组临床症状相似，而其病因、病程进展可能不同的疾病。根据1999年美国芝加哥牙周疾病分类研讨会的建议，牙周炎分为慢性牙周炎、侵袭性牙周炎、牙周炎伴发病变等。

一、慢性牙周炎

慢性牙周炎是一种感染性疾病，导致牙周支持组织的炎症、进行性附着丧失和骨丧失。慢性牙周炎是最常见的一种牙周炎，各年龄均可发病，但常见于成年人，35岁以后患病率增加，病情加重，多由龈炎发展而来，引起牙周深层组织的破坏而发展成为慢性牙周炎。菌斑与牙石是主要局部致病因素，但宿主的防御机制也在发病机制中起着重要的作用。吸烟、糖尿病等是重要的危险因素。伴有咬合创伤时可加重牙周组织的破坏。

【诊断标准】

1．病变可累及全口牙齿或一组牙齿，病程较长，呈活动期和静止期交替出现。

2．临床表现为牙龈充血、肿胀，探诊出血，牙周袋形成，附着丧失，牙槽骨水平、垂直或混合吸收，牙齿松动。晚期由于牙齿松动而移位甚至脱落。牙龈退缩，牙根暴露，冷热刺激敏感。

3．晚期可引起逆行性牙髓炎。当牙周袋引流不畅、伴有明显的咬合创伤时，牙周袋深而窄，牙齿松动度超过牙槽骨吸收的程度，患牙有龈缘突、半月形龈炎、真性龈裂和不对称性龈退缩，X线片显示垂直型的骨吸收。

4．机体抵抗力降低时可发生牙周脓肿。

5．慢性牙周炎根据疾病的范围和严重程度，分为局限型和弥漫型。受累部位少于等于30%为局限型，若大于30%的部位受累则为弥漫型。

6．慢性牙周炎的严重程度用来描述整个牙列、个别牙齿或位点。轻度＝附着丧失1～2mm，中度＝附着丧失3～4mm，重度＝附着丧失≥5mm。

【治疗原则】

牙周炎治疗的目标是改变或去除导致牙周炎的微生物因素和促进危险因素，从而停止疾病的进展，保持健康、舒适、恢复功能且美观，并预防复发。另外，有条件者尝试促使牙周组织附着再生。

1．努力去除、改变或控制慢性牙周炎的危险因素如戒烟、控制糖尿病等。尽早拔除不能保留的患牙。

2．指导患者控制菌斑，强化口腔卫生宣教，并评价控制菌斑的状况。

3．龈上洁治，龈下刮治，根面平整，去除菌斑和牙石。

4．辅助全身药物治疗或牙周袋内局部放置药物，如甲硝唑、二甲胺四环素、洗必泰等。

5．去除或控制慢性牙周炎的局部致病因素（去除悬突、修改不合适义齿，治疗𬌗创伤等）。

6．经以上基础治疗后，未能消除病情，应考虑牙周手术，以控制病情进展和/或纠正解剖学上缺陷。

7．每3～6月进行牙周维护。

8．许多因素影响选择适当的治疗方法以及预期疗效。与患者相关的因素有全身健康状况、年龄、依从性、治疗意愿和自身的菌斑控制能力，牙体和牙列修复的需要、重度破坏的慢性牙周炎患牙的存在及治疗情况。

二、侵袭性牙周炎

侵袭性牙周炎是一类临床和实验室检查均明显不同于慢性牙周炎的疾病，包括数种不同类型的牙周炎。侵袭性牙周炎有局限性（原局限型青少年牙周炎）和广泛性（原广泛型青少年牙周炎、快速进展型牙周炎）两型。

【诊断标准】

1．局限性和广泛性侵袭性牙周炎的常见表现是：快速附着丧失和骨破坏；家族聚集倾向。

2．通常的次要表现是：菌斑堆积量与牙周组织破坏的严重程度不相符；伴放线菌比例升高，有些人牙龈卟啉单胞菌比例可能升高；吞噬细胞异常，巨噬细胞过度反应；附着丧失和牙槽吸收可能有自限性。

3．发病迅速，发病率低，女性多于男性。

4．局限型侵袭性牙周炎，青春期前后发病；对病原菌有高水平血清抗体反应；局限于切牙和第一磨牙，至少两颗恒牙有邻面附着丧失，其中一颗是第一磨牙，非第一磨牙和切牙的其他牙不超过两颗。

5．广泛型侵袭性牙周炎，通常发生于30岁以下者，但也可见于年龄更大者；对病原菌的血清抗体反应较弱；附着丧失和牙槽骨破坏呈明显的间歇性；广泛的邻面附着丧失，累及至少3颗非第一磨牙和切牙的恒牙。

【治疗原则】

通常侵袭性牙周炎的治疗目标、方法与慢性牙周炎的治疗相似。

1．强调早期诊断和彻底的牙周基础治疗。龈上洁治，龈下刮治，根面平整，控制菌斑。

2．必要时调整咬合。

3．必要时牙周手术。

4．配合全身药物治疗如四环素，乙酰螺旋霉素和甲硝唑。服用六味地黄丸、固齿丸等提高机体防御功能。

5．定期复查，间隔期短（3个月）。

6．炎症控制，牙周袋变浅后，亦能考虑正畸。

7．侵袭性牙周炎治疗效果差时，要检查全身情况以确定是否患有系统疾病。可请其他科医师会诊，协同治疗。还应考虑调整环境危险因素。

8．远期疗效取决于患者的依从性以及是否按医师指定的维护期定期复查。

9．由于侵袭性牙周炎与全身因素、免疫缺陷和微生物间的关系复杂，并不是所有的病例都能完全控制，对这些病例的治疗目标是减缓疾病的进展。

三、青春前期牙周炎

青春前期牙周炎，根据 Page1983 年报告认为是始发生于乳头的牙周炎，本病病因不清，多认为有全身因素。

【诊断标准】

发生于乳牙的牙周炎，年龄在 4 岁左右或更早，罕见。局限性病损累及部分乳牙，中度炎症可探及深的牙周袋，牙槽骨破坏，无全身症状。弥漫性病损累及全部乳牙，甚至恒牙，牙龈有明显炎症，牙槽骨迅速破坏，牙齿松动甚至脱落，常伴有其他症状如中耳炎、上呼吸道感染。中性粒细胞、单核细胞功能缺陷，局限型和弥漫型均有。

【治疗原则】

用洗必泰含漱或牙周袋冲洗，请家长协助加强口腔卫生维护，控制菌斑，长期随访。

四、牙周炎伴发病变

中度和重度牙周炎时随着牙槽骨吸收的加重和牙周袋加深，可出现一些伴发病变，如牙周－牙髓联合病变，根分叉病变，牙周脓肿，牙周萎缩。

（一）牙周－牙髓联合病变　牙周－牙髓联合病变是来源于牙周和/或牙髓；局限而环绕牙齿的感染。这种感染可先由牙髓炎症经副根管、侧支根管扩散至牙周膜或牙槽骨，也可先由牙周袋内的炎症经副根管和/或根尖孔而继发地感染牙髓，另外也可为根折的继发病变。

【诊断原则】

1．牙周炎引起牙髓病变

（1）深牙周袋内的细菌、毒素通过根尖孔或侧支根管进入牙髓而引起。

（2）表现为急性牙髓炎或慢性牙髓炎、牙髓变性、钙化甚至坏死。

（3）有长期的牙周炎病史，一段时间后出现温度激惹痛，或自发痛、咬合痛等牙髓炎症状。

（4）患牙有明显的牙周炎症状，有深牙周袋或牙周袋深达根尖，不同程度的松动，牙槽骨吸收，可有重度根分叉病变。

（5）温度测验疼痛或无反应，电活力测验敏感或迟钝。

（6）临床可表现为典型的急性逆行性牙髓炎症状，或者由于长期存在牙周病变，引起慢性牙髓炎症、变性钙化，甚至坏死。

2．牙髓病引起牙周病变

（1）牙髓病变通过根尖孔、副根管和牙本质小管引起牙周组织损害。

（2）患牙有牙髓炎或根尖周炎的既往史或现病史。

（3）牙髓活力无或迟钝。

（4）牙周袋和根分叉病变局限于个别牙，探及深的“牙周袋”为根尖脓肿的排脓通道，有时也可见深而宽的牙周袋。

（5）X 线片显示根尖周区骨质破坏（典型的呈烧瓶型）、根分叉处和或牙根的一侧有牙槽骨破坏，而邻近的牙周骨质基本正常。

3．牙周病变与牙髓病变并存。

【治疗原则】

治疗的原则是牙周治疗与牙髓治疗同时进行。

1．牙周病引起牙髓病变

(1) 引起逆行性牙髓炎的患牙，首先确定患牙能否保留，如果牙周袋能消除或变浅，牙髓炎症才能得到控制。

(2) 保留的患牙，做完善的根管治疗，同时行牙周龈上洁治，龈下刮治，龈切或翻瓣术。

2．牙髓病引起牙周病变的患牙

(1) 做完善的根管治疗，局限性的牙周病变即可愈合，预后好。

(2) 范围较大的牙周病变，基础治疗后，牙周炎症不能控制，应考虑行翻瓣手术、骨修整术及引导性再生术。

(3) 重度根分叉病变累及一个根的根周牙槽骨吸收较重，可考虑截根或半切手术。

3．根尖病与牙周病并存　如患牙能保存，则做根管治疗以及牙周系统治疗，不能保留者予以拔除。

(二) 根分叉病变

根分叉病变是指病变波及到多根牙的根分叉区，任何牙周炎都可发生。

【诊断标准】

1．菌斑为根分叉病变的主要病因：殆创伤加重局部病变；还与某些解剖因素有关，如牙颈部有釉质突起，根分叉距釉牙骨质界较近，牙髓炎症且髓室底有数目不等的副根管。

2．临床表现为根分叉区深袋，探诊出血，溢脓或发生急性牙周脓肿。

3．根分叉区病变根据临床检查和X线片所示可分为Ⅳ度：

(1) Ⅰ度　牙周袋深度已到根分叉区，探诊可探及分叉处形态，但不能进入分叉区，分叉区牙槽骨未破坏，X线片未见骨质吸收。

(2) Ⅱ度　分叉区的骨吸收仅限于颊侧或舌侧，或虽然颊、舌侧均有吸收，但根分叉区尚未相通，有龈瓣覆盖。早期Ⅱ度根分叉感染，探针以水平方向探入根分叉的深度小于3mm；晚期Ⅱ度根分叉感染探针水平探入深度超过3mm。X线片示根分叉区牙周膜增宽或骨质密度有降低。

(3) Ⅲ度　病变波及根分叉区，牙槽骨吸收，探针完全能通过根分叉区，但仍有牙龈覆盖。X线片示根分叉区骨质破坏呈透射区。

(4) Ⅳ度　因牙龈退缩，根分叉区暴露，根间隔骨质完全破坏。

【治疗原则】

治疗目标是消除炎症及深的牙周袋，消除菌斑滞留因素，使分叉区暴露而易于清洁；希望能有一定程度的新附着。

1．Ⅰ度根分叉病变牙周袋较浅，无明显牙槽骨外形不佳，可做龈上洁治，龈下刮治，根面平整，菌斑控制，如牙周袋较深，骨形态不良则行翻瓣及骨成形术。

2．Ⅱ度根分叉病变可做翻瓣、骨成形术和/或根向复位瓣手术，暴露根分叉区。也可在根分叉处行植骨术或施行引导组织再生术。

3．Ⅲ度根分叉病变，上颌磨牙可做截根术；下颌磨牙颊舌侧龈切或根向复位，暴露分叉区，利于自我保持口腔卫生。也可行分牙术，或牙半切除术，形成患者自我保持清洁的形态。

4．Ⅳ度根分叉病变酌情保留患牙，某些可考虑截根术、分牙术，以利于消除病变，自我保持清洁。

（三）牙周脓肿

它是牙周袋壁的局限性化脓性炎症，可导致牙周膜和牙槽骨的破坏，有急性和慢性之别，发病部位可为个别牙或多个牙，后者称为多发性牙周脓肿，是一种急性牙周疾病。牙周袋壁组织的局限性化脓性感染，可致牙周膜和牙槽骨的破坏。其原因为牙周袋内细菌毒力的增强，牙周袋引流不畅，咬合创伤，机体抵抗力降低所致。

【诊断标准】

1．牙周脓肿的病因

（1）深牙周袋感染未及时治疗，袋内感染进入深部牙周组织，引流不畅。

（2）复杂性牙周袋使袋内脓液引流不畅。

（3）牙髓治疗过程中根管侧穿等牙髓疾患所致。

（4）机体抵抗力下降，全身衰弱性疾病如糖尿病等易引起牙周脓肿。

（5）龈下刮治术不彻底，留有残余牙石、菌斑及袋内壁炎症，刮治后袋口变紧使脓液及渗出物排出受阻。

（6）洁治或刮治时，将牙石碎屑或感染组织推入牙龈组织。

2．急性牙周脓肿诊断

（1）发病突然，患牙的牙龈上呈椭圆形的突起，充血肿胀，表面光亮。

（2）疼痛较剧烈，为持续性疼痛，咀嚼痛。

（3）牙松动明显。探及深牙周袋，有脓性分泌物。

（4）X线片示原有牙槽骨吸收的特征。

（5）当急性牙周脓肿严重时可有全身症状，白细胞增多。局部淋巴结肿大。

（6）脓肿可发生在个别牙齿，也可同时发生于多个牙齿，为多发性牙周脓肿。

3．慢性牙周脓肿

（1）急性牙周脓肿未得到及时治疗或反复发作所致。

（2）一般无明显自觉症状，可有咬合疼痛，轻叩痛或不适。

（3）在脓肿的表面可见瘘管，按压后有脓性分泌物。

【治疗原则】

1．急性牙周脓肿　止痛、防止感染扩散。若脓肿成熟，可切开引流或牙周袋内引流；若脓肿未成熟，可以清除大块牙石，冲洗牙周袋，牙周袋内置入消炎收敛药物。酌情调𬌗，以使患牙尽早得到休息。

2．明确是否保留患牙　若保留，再行牙周基础治疗。

3．必要时全身用抗生素　如甲硝唑片、替硝唑片等。

4．慢性牙周脓肿　在牙周袋内放置缓释剂，如甲硝唑药膜。龈上洁治，龈下刮治，根面平整后行牙周袋切除或翻瓣术。

（四）牙周萎缩

【诊断标准】

1．牙周萎缩分为老年性萎缩、早老性萎缩、废用性萎缩和机械性萎缩。

2．临床表现为牙龈退缩，牙根暴露，附着丧失，临床牙冠变长，牙龈可无炎症。创伤性萎缩时，牙颈部可探及楔状缺损，冷热刺激过敏。废用性萎缩时牙可能伸长，废用侧有大量牙石沉积。

【治疗原则】

1．无创伤、无症状的牙周萎缩不予处理。

2．牙本质过敏者可脱敏，楔状缺损有症状者可给予修复治疗。

3．纠正不良习惯，改正刷牙方法。

4．个别牙根暴露、牙龈退缩、邻牙牙周组织正常者可施行侧向转瓣术。

第八章　口腔粘膜疾病

第一节　口腔粘膜溃疡类疾病

一、复发性口腔溃疡

复发性口腔溃疡又称复发性口疮、复发性阿弗他溃疡，是最常见的口腔粘膜溃疡性损害。患病率约为10%～30%。按溃疡的大小、深浅及数目不同可分为三型。

【诊断标准】

（一）诊断

1．轻型口疮

（1）最常见溃疡周期性反复发作，有自限性，好发于粘膜上皮角化较差的区域。

（2）溃疡多为2～5mm大小，边缘整齐，溃疡中心稍凹陷，表面有黄白色假膜覆盖，周围充血，疼痛明显。

（3）一般溃疡7～10天可自愈，愈合后不留瘢痕。

2．口炎型口疮（疱疹样口疮、阿弗他口炎）

（1）有口腔溃疡反复发作史，溃疡大小同轻型口疮，但数目多，可以10～30个或更多。

（2）溃疡散在分布于口腔内，不成簇。

（3）溃疡周围粘膜充血，唾液增多，疼痛明显。

（4）相应部位淋巴结肿大，有时伴有头痛、发热等症状。

3．腺周口疮（复发性坏死性粘膜腺周围炎、巨口疮、Sutton病）

（1）患者有复发性口腔溃疡史。

（2）溃疡数目少，多为单发，2～3个以上少见，可伴有轻型口疮。

（3）溃疡大于5mm，可达1～2cm以上，周围粘膜水肿，边缘隆起，溃疡底部坏死，中央凹陷，呈弹坑状。

（4）病损持续时间长，可达3个月到半年。

（5）疼痛剧烈，有时伴有相应部位淋巴结肿大。

（6）溃疡波及粘膜下层及腺体，愈合后留有瘢痕。

（二）鉴别诊断

1．创伤性溃疡　溃疡周围多有明确的创伤物和局部刺激因素。

2．疱疹性龈口炎　溃疡成簇且可相互融合形成较大的溃疡，边缘不整齐，牙龈广泛急性炎症。

3．癌性溃疡　癌性溃疡多为增生性溃疡，表面突起呈菜花样外翻，基底及周围有硬性浸润。

4．结核性溃疡　患者有结核病史，溃疡基底有颗粒状增生，污秽的渗出物，边缘可形成倒凹。

5．坏死性涎腺化生　坏死性涎腺化生是一种非肿瘤性炎症，好发于小涎腺，溃疡边缘隆起，触痛明显，数周到数月自愈。其病理特征为腺小叶坏死，腺泡和腺管被扁平上皮细胞取代。

【治疗原则】

寻找诱因，去除可能的致病因素，增强体质，减轻局部症状，促进溃疡愈合，尽量延长间歇期，缩短发作期。

（一）局部治疗

1．局部消炎　0.1%依沙吖啶（利凡诺）、0.05%氯己定（洗必泰）含漱剂含漱；溶菌酶片20mg含化，每日3～4次。

2．止痛　1%丁卡因、0.5%达可罗宁表面涂布麻醉；0.5%～1%普鲁卡因含漱。

3．促溃疡愈合　溃疡膜、溃疡散、养阴生肌散等局部涂抹，一天数次。

4．皮质激素局部封闭　深大的腺周口疮经久不愈，可用2.5%醋酸强的松龙混悬液0.5～1ml，加入2%普鲁卡因0.3～0.5ml在溃疡基底部注射，每周一次。

5．物理疗法　病损区用激光、红外光照射，可以止痛促进溃疡愈合。

（二）全身治疗

1．寻找诱因，治疗相关疾病　去除可能的致病因素，积极治疗胃十二指肠溃疡、结肠炎等，尽量延长间歇期。

2．补充维生素和微量元素　口服维酶素3片，一天三次，2～3个月为一疗程，用于有消化道疾病的患者。

3．免疫抑制剂　较少应用，仅在急重症病人使用。最常用的是强的松20～30mg/d。在用药时要注意患者全身情况，应检查血常规，胸部透视，便常规，心脏、血压情况，要注意有无消化道溃疡及活动结核病史。

4．免疫调节剂　如转移因子、左旋咪唑、胸腺肽等。

二、贝赫切特（Behcet）病

本病又叫口、眼、生殖器三联征，以同时或先后发生的口腔粘膜溃疡以及眼、生殖器、皮肤病损为主要特征。此外，还可发生心血管、神经、消化、呼吸、泌尿等多系统的病变。

【诊断标准】

（一）口腔表现　有98%的Behcet病患者出现复发性口腔溃疡。可表现为轻型口疮，口炎型口疮，腺周口疮。

（二）生殖器病变　生殖器的溃疡和口腔粘膜出现的三型相同，有64%～84%的病人有生殖器溃疡。溃疡可出现于阴道、外阴、阴茎、阴囊甚至肛周。

（三）皮肤病变　可有结节红斑、血栓性静脉炎、毛囊炎、痤疮样皮疹，皮肤针刺反应阳性。

（四）眼部病变　一般发生较晚，双侧发病，眼球前、后段均可受累。以虹膜睫状体炎最常见，病变侵犯眼球后段可导致青光眼、白内障，引起失明。

（五）神经系统病变　脑干病变，麻痹性痴呆，神经官能症等。

（六）关节病变　主要侵犯大关节，表现为多发性游走性大关节炎。

（七）全身症状　可有乏力、食欲下降、体重减轻及发热等。

（八）实验室检查　无特异性改变。可有贫血、血沉加快、类风湿因子阳性和血清 γ 球蛋白升高。

（九）组织病理检查　可出现不同程度的血管炎，伴中性粒细胞或淋巴细胞浸润。

（十）确诊标准　以复发性口腔溃疡为基础，加下述任意两项即可确诊：①复发性生殖器溃疡；②眼疾，如葡萄膜炎、视网膜炎等；③皮肤损害，如结节性红斑等；④皮肤针刺反应阳性。

【治疗原则】

（一）皮质激素　当出现急性眼部病变、神经系统或大血管病变时，要用激素治疗，强的松 30 ~ 60mg，每日分三次给药；或每早 9 点一次，口服。使用激素前必须做全身检查，如胸透、血常规、便常规和便潜血检查；详细询问病史，如有无胃溃疡及结核病史。

（二）昆明山海棠　该药有一定的抗炎作用，每次 0.5g 口服，一日三次。

（三）维生素　大剂量维生素 E、复合维生素 B 和维生素 C 可作为辅助用药。

（四）免疫调节剂　如转移因子、左旋咪唑、胸腺肽等。

（五）中医中药辨证施治　常用甘草泻心汤、赤小豆丹参散、龙胆泻肝汤等。

（六）局部治疗　口腔局部治疗同复发性口腔溃疡。生殖器溃疡用 1/5000 高锰酸钾或 1/2000黄连素溶液清洗，外搽抗生素软膏。

三、创伤性溃疡

创伤性溃疡多源于长期慢性机械刺激或压迫而产生的口腔软组织损害。

【诊断标准】

1．溃疡发生在邻近或接触刺激因子的部位，其形态常常能与刺激因子相楔合。

2．多为慢性溃疡。深大，周围有炎症性增生反应，粘膜水肿发白。

3．多数无溃疡复发史。

4．若除去刺激因素能很快愈合。

【治疗原则】

1．首要措施是去除刺激因素。

2．其次是局部敷涂皮质散、养阴生肌散等消毒防腐药物或含漱，以防继发感染。

3．有全身症状或继发感染者可用抗生素等。

4．对已经去除刺激因素、治疗 2 周仍不愈合的深大溃疡，应做活检，以排除癌变可能。

四、创伤性粘膜血疱

【诊断标准】

1．有咬伤史或脆硬食物创伤史。

2．发生于颊粘膜咬合线附近的病损多为 5mm 大小的血疱，破溃后易愈合。

3．腭粘膜处最易发病，可在软腭单侧、软硬腭交界处或悬雍垂附近粘膜，形成血疱。初发时体积小，因出血血疱可逐渐增大达 2 ~ 3cm 左右，病人有明显的异物感，血疱破溃后形成较大鲜红色的浅溃疡面，继发感染后表面有黄白色假膜。

【治疗原则】

1．小疱一般不需处理，约一周自行吸收消失。

2．大疱未破者用消毒空针吸出血液；已破溃形成溃疡，可局部清洁后，搽上痛、消炎、促进溃疡愈合的药物，用药参见复发性口腔溃疡局部治疗。

第二节 口腔粘膜感染性疾病

一、单纯疱疹

单纯疱疹是由单纯疱疹病毒所致的皮肤粘膜病。

（一）疱疹性龈口炎

【诊断标准】

1．多见于2~4岁的儿童，青少年及成人也可发病。

2．发病前可有接触史，潜伏期约一周，发病前2~3天全身不适，发热38~39℃左右，淋巴结肿大，流涎。

3．口腔粘膜出现单个或成簇的疱疹，直径约2mm左右，圆形，可发生在口腔粘膜任何部位，易破溃形成单个溃疡或融合的大小不等的溃疡面。疱易发生在紧张的粘膜上如舌背、牙龈，在舌背病变周围常有较厚的白色舌苔。

4．牙龈表现为急性炎症，龈缘和附着龈充血水肿，触之易出血。

5．疱疹可发生于口周皮肤，鼻翼等处。破溃后形成黄褐色痂皮。

6．因口腔疼痛，患儿常拒绝进食。

7．一般7~10天体温可恢复正常，病损逐渐愈合。如有继发感染，病程可延长。

8．细胞涂片可见多核巨细胞和毛玻璃样核。

【治疗原则】

1．注意休息、多饮水。

2．重症患者可全身使用抗病毒药物治疗。

3．可用清热解毒中药制剂治疗，如板蓝根冲剂、抗病毒冲剂等。

4．继发严重细菌感染者，酌情选用抗生素。

5．局部治疗0.1%依沙吖啶（利凡诺）、0.05%氯己定（洗必泰）含漱剂含漱；口外可选用酞丁安软膏。

（二）复发性唇疱疹

【诊断标准】

1．临床较为常见，患者多为成人。

2．损害常发生在口唇、口周、鼻孔附近，也可见于颜面部。开始患部有烧灼痒感，随即出现红斑，及簇集性红色小丘疹，迅速变为绿豆或稍大的水疱，疱液澄清，水疱破裂后呈现糜烂面，数日后干燥结痂。全病程约1~2周，愈合后可遗留暂时褐色色素沉着，局部淋巴结肿大，可有倦怠、不适感或低热。

3．复发性唇疱疹易在同一部位复发。

4．引起复发原因甚多，如发热性疾病、感冒、日晒、疲劳、精神紧张等均可诱发。

【治疗原则】

本病有自限性，约1~2周可自愈。治疗原则为缩短病程，防止继发感染和并发症，减少复发。

1．病损局部用0.05%～0.1%疱疹净软膏，酞丁安软膏，中药紫草生地榆油膏等外涂。

2．一般不必全身治疗。对反复发作者，除用上述局部疗法外，可在早期给左旋咪唑50mg，一天三次，每周连服3天；或左旋咪唑与消炎痛合用，消炎痛每日25mg，可缓解症状，但须注意左旋咪唑的副作用。

3．对症状严重者，除支持疗法外，可用抗病毒治疗，如用阿昔洛韦口服。

4．有继发感染者给予抗生素治疗。

二、带状疱疹

带状疱疹是水痘－带状疱疹病毒所致的皮肤粘膜病。

【诊断标准】

1．发病潜伏期约1～3周，有自限性，一般不再复发。

2．中老年人多见，与性别无关。

3．发病前局部不适、瘙痒、烧灼痛，局部皮肤发红。

4．单侧发病，病损为成簇的透明小水疱，沿三叉神经某分支所支配的皮肤粘膜呈带状分布。疱疹与疱疹不相连，患区可见散在的水疱。粘膜疱疹很快破溃，并融合成不规则的糜烂和溃疡。皮肤疱疹破溃较缓，易形成结痂。

5．剧烈疼痛是带状疱疹的又一特征，疼痛的程度常常随年龄的增长而加重。病愈后常有神经痛的后遗症，可持续数月至数年。

6．发生在三叉神经眼支区域的带状疱疹，除剧烈疼痛外，还可并发角膜溃疡或全眼球炎。

7．病毒侵入面神经的膝状神经节时，可出现味觉改变与面瘫。临床上常称为赖－亨（Ramsay－Hunt）综合征。

【治疗原则】

治疗原则为抗病毒、消炎、止痛、保护局部，防止继发感染。

1．早期应用抗病毒药，以减轻症状和缩短病程。如阿昔洛韦（无环鸟苷）200mg，每日5次，连续服7天。聚肌胞2mg，肌肉注射，隔日一次。

2．口服强痛定、去痛片、氨酚待因止痛。

3．补充维生素B_1、B_{12}及维生素E。用转移因子、胸腺肽可提高免疫功能，抑制新病损出现。

4．粘膜溃疡可选用消炎、防腐、止痛药含漱和外用。

5．中医治疗则为清热利湿，化淤通络利气。热盛者可用龙胆泻肝汤加减，此外，常用的中药有蒲公英、板蓝根、金银花、连翘、黄芩、赤芍、菊花、薄荷、滑石、木通等，也可选用中成药大青叶合剂，板蓝根冲剂等。

6．粘膜和皮肤的病损均可用酞丁安，疱疹净涂抹。但本病神经痛较明显，可于油膏中加1%达克罗宁或5%苯唑卡因止痛。皮肤病损用鲜马齿苋捣泥外敷，有明显的止痛、消炎效果。

7．眼部的损害应及时请眼科大夫会诊。局部滴疱疹净眼药水，外涂抗生素眼药膏。

三、手足口病

手足口病是肠道病毒科中的柯萨奇病毒引起的以手、足、口出现水疱为特征的传染病。

【诊断标准】

1．好发于婴幼儿，潜伏期3~5天。

2．初期可有低热、全身不适、腹痛等症状。

3．咽部、软腭、颊、唇、舌等处出现1~3mm的小疱，疱壁很薄，破溃后形成溃疡。一般7~10天自愈。不留瘢痕。

4．掌跖或指跖侧、背面及臀部皮肤出现皮损。开始是红色斑丘疹，逐渐变成周围绕有红晕的小水疱，呈圆形，几个到几十个。

【治疗原则】

手足口病有自限性，只需对症治疗，加强护理。

1．注意休息、多饮水，适当补充维生素。

2．重症患者可全身使用抗病毒药物治疗。轻症可选用清热解毒中药制剂治疗，如板蓝根、抗病毒冲剂等。

3．口腔局部用0.1%依沙吖啶（利凡诺）、0.05%氯己定（洗必泰）含漱剂含漱，口内用西瓜霜喷剂、口腔炎喷剂。

4．皮肤病损可用炉甘石洗剂涂搽。

四、球菌性口炎

口腔粘膜球菌感染往往是几种球菌同时致病，引起口腔粘膜的急性损害。

【诊断标准】

1．可发生于口腔粘膜任何部位，口腔粘膜充血，局部形成边界清楚的糜烂或溃疡。在溃疡或糜烂的表面覆盖着一层假膜，呈黄色或灰黄色，界限清楚。假膜不易被擦去，如用力擦去后，下方可见出血的创面。

2．患者疼痛明显，炎性口臭，淋巴结肿大压痛，常伴有全身不适，体温升高等。

3．涂片及细菌培养可协助诊断，血象检查白细胞增多。

【治疗原则】

1．如体温升高，全身反应明显者要使用抗生素，最好做药物敏感试验，选用对致病菌敏感的抗生素。

2．患者要多休息，多喝水，适当补充维生素C及B族维生素。

3．中药可选用清热解毒的药物。

4．口腔局部止痛用1%普鲁卡因饭前含漱，或涂含有麻药的溃疡膏。控制感染可用0.1%依沙吖啶，0.05%氯己定漱口液含漱，每日4~5次，每次1分钟。局部可用溃疡散，养阴生肌散促进溃疡愈合。

五、口腔结核

口腔结核是结核杆菌引起的特异性口腔感染，在口腔以溃疡为多见。

【诊断标准】

1．患者多有肺结核病史。

2．病损常表现为慢性长期不愈的大溃疡。溃疡基底不平，呈粟粒状，色暗红，有时可见黄褐色针头大小的小结节。这些结节破溃后，形成桑椹样肉芽肿。溃疡边缘似蚕蚀样微突起，有倒凹。溃疡表面有黄白色脓性分泌物，基底无硬结。

3. 从溃疡倒凹下取材作涂片，用抗酸染色后光镜下检查可找到结核杆菌。

4. 组织病理检查可见结核结节，内有上皮样细胞及朗汉斯（Lanhans）巨细胞，结节中央可见干酪样坏死，周围有淋巴细胞浸润。

【治疗原则】

1. 口腔结核大多是继发性感染，全身治疗可转内科治疗。目前抗结核的药物较多，如异烟肼、利福平。

2. 口腔局部治疗可用链霉素 0.5g 加普鲁卡因 1ml，在溃疡周围健康部位粘膜下注射，每日一次。异烟肼 50mg/2ml 局部或肌肉注射，每日一次或隔日一次。

六、口腔念珠菌病

口腔念珠菌病主要是白念珠菌引起的口腔粘膜急、慢性炎症。分为急性假膜型念珠菌病、急性萎缩（红斑）型念珠菌病、慢性萎缩（红斑）型念珠菌病和慢性增生性念珠菌病四种。

（一）急性假膜型念珠菌病（鹅口疮）

【诊断标准】

1. 好发于新生儿、小婴儿，长期使用抗生素或激素的患者。

2. 口腔粘膜充血，表面可见白色乳凝状或淡黄色的假膜，用力可将假膜擦去，下方为充血的基底。好发于唇、舌、颊、腭粘膜处。病变可向口腔后部蔓延至咽、气管、食管，引起食管念珠菌病和肺部的念珠菌感染。

3. 患者有口干、烧灼感及轻微疼痛。

4. 取白色假膜做涂片，直接在显微镜下检查或做 PAS（过碘酸雪夫）涂片染色。在显微镜下可见大量的念珠菌菌丝和孢子。

【治疗原则】

1. 小儿喂养用具要清洁与消毒。注意防止因喂养工作人员而引起的交叉感染。成人患者要尽量去除病因，停止使用抗生素。

2. 轻型小婴儿可用 2%～4%碳酸氢钠液擦洗口腔，每日 3～4 次。较重的患者可用 10 万单位制霉菌素甘油液涂擦。幼儿局部涂 0.1%龙胆紫，每日 2～3 次。

3. 制霉菌素片　50 万单位/片，每次 1～2 片，口含一天三次。

4. 氟康唑　首剂量 100～200mg/d 口服，以后 50～100mg/d 维持，连续两周。但应停药后 1～2 周真菌检查阴性方可认为治愈。

5. 伊曲康唑抗菌谱较广，口服后在皮肤粘膜维持较高浓度。100～200mg/d，用药两周。

6. 酮康唑　200mg/d 口服，连服一周。

7. 全身支持疗法，补充维生素 B_2 或复合维生素 B 等。

（二）急性萎缩型念珠菌病（抗生素口炎）　急性萎缩型念珠菌病可以单独发病，也可和假膜型念珠菌病同时发生。

【诊断标准】

1. 患者多有服用大量抗生素和激素史。

2．口腔粘膜充血，形成广泛的红色斑块，边缘不整齐。好发于舌、颊及腭粘膜。舌部好发于舌背中线处，局部丝状乳头萎缩，病变双侧的丝状乳头增生与病变区形成明显的界线。这种表现又称抗生素舌炎，严重时在萎缩的红斑区可形成小的溃疡面，相对应的腭粘膜可出现充血的红斑区。

3．疼痛并有明显的烧灼感。

4．在红斑区做涂片检查，有时查不到念珠菌菌丝，如和假膜型念珠菌病同时发生，可见念珠菌菌丝。必要时可做念珠菌培养检查。

【治疗原则】

1．停止使用诱发的药物。

2．制霉菌素或克霉唑口含。

3．碱性漱口液含漱。疼痛者饭前可用2%普鲁卡因含漱。

（三）慢性萎缩型念珠菌病（义齿性口炎）

【诊断标准】

1．好发于戴上颌义齿和正畸矫治器的患者，也可发生于一般患者口中。

2．慢性病程，持续数月至数年，可复发。

3．可有轻度口干和烧灼感。舌背丝状乳头萎缩、舌背发红，常伴有口角炎。

4．病损多出现在义齿承托区粘膜，根据病损范围分为三型。

Ⅰ型：点片状充血，多与创伤有关。

Ⅱ型：大片充血发红，但表面平滑。

Ⅲ型：病损区出现颗粒增生。患者多无明显疼痛。

5．义齿基托的组织面及舌背病损区涂片可见念珠菌菌丝及孢子。

【治疗原则】

1．戴义齿的患者应注意义齿的清洁，睡觉前将义齿取下，浸泡在2%～4%碳酸氢钠液或0.12%洗必泰液中。

2．除去局部创伤，义齿固位不好引起创伤的应重衬或重新修复。

3．抗霉治疗，制霉菌素50万单位/片，含化，每日3～4次，含化时摘下义齿。

4．腭部结节状增生组织，在抗霉治疗后，可手术切除。

（四）慢性增生型念珠菌病（慢性肥厚型念珠菌口炎）

【诊断标准】

1．常发生于吸烟或口腔卫生差的患者。有些患者发病与全身疾病有关，如血清铁低下、内分泌失调等。

2．病损好发于口角联合区。口角联合区病损有两种表现：①局部粘膜充血，形成不规则的斑块，有时形成小的溃疡，红斑之间有白色角化斑块交错存在，有疼痛感；②红色与白色斑块病损处出现小的钝圆形结节或颗粒。这种情况下，镜下可见上皮异常增生，易恶变。

3．病损区涂片检查可见菌丝。

4．病损区组织病理检查，表现为上皮不全角化，可见白色念珠菌菌丝侵人，上皮内有中性粒细胞浸润。在不全角化层中，白细胞聚集形成微小脓肿。

【治疗原则】

1．抗霉治疗　参见急性假膜型念珠菌病，但疗程相对长。一般病损在抗霉治疗后，充血及溃疡消失，粘膜恢复正常或留下白色斑块。

2．手术治疗　表面出现颗粒增生的病损及组织学检查有上皮异常增生的病损，抗霉治疗后应手术切除。

3．吸烟的患者应嘱其戒烟。

4．调整全身情况，如缺铁者应补充铁。内科配合治疗全身疾病。用转移因子、胸腺肽等增强免疫功能。

第三节　口腔粘膜斑纹类疾病

一、口腔白斑

口腔白斑是一种癌前病变。1994 年 WHO 定义白斑为：口腔白斑是一主要为白色的不能被诊断为其他任何病变的口腔粘膜病变，一些白斑可转变为癌。

根据临床表现，白斑被分为均质型和非均质型。非均质型又包括：疣状型、颗粒型和溃疡型。

【诊断标准】

（一）诊断

1．好发于年龄 45～60 岁者。男性多于女性。

2．可发生于口腔任何部位，好发于颊、舌、唇、腭、口底、牙龈粘膜。某些类型具有比较特定的部位，如颗粒白斑多见于口角联合区。

3．均质型白斑　多表现为浅白色或不均匀白色，平伏或高于粘膜表面，不粗糙或略粗糙，柔软，无症状或稍有不适的白色斑块。有些则有皱纹，形成乳白色隆起的斑块，表面粗糙。

4．疣状型白斑　表现为乳白色，厚而高起，表面有刺状或绒毛状突起的白色斑块。粗糙，质稍硬，可有不适感。

5．颗粒型白斑　损害表现为红白相间，白色颗粒散布在发红的粘膜上。

6．溃疡型白斑　是在增厚的白色斑块上出现糜烂或溃疡，有刺激痛感。

7．组织病理检查　可为上皮单纯增生和异常增生。

（二）鉴别诊断

1．白色水肿　一般无自觉症状，发生于双颊咬合线附近。呈半透明或乳白色薄膜，牵拉时变浅，扪之柔软。

2．异位皮脂腺　常见于颊部及唇部，偶尔也可出现在腭、龈、舌粘膜。是皮脂腺在粘膜上的异位，属于正常范围。表现为针头至粟粒大小的淡黄色小斑点及小的丘疹，可融合成片状或不规则的黄色斑块。男性多于女性，儿童少见，随年龄增加更为明显。

3．药物烧伤引起的白色病变　是局部应用具有腐蚀性的药物，不慎与粘膜接触而造成的损害。与化学药物接触处粘膜先发红，继之形成一层灰白色假膜。如将白膜擦去，可露出出血创面，疼痛明显，损害周围充血及轻度水肿。

4．尼古丁腭　尼古丁腭是发生于重度吸烟者腭部的一种特殊类型的损害。早期腭部粘膜充血、发红，继之变为灰白色，逐渐增厚并可出现一些皱褶。白色损害在硬腭分布比较均匀弥散，在腭部粘液腺存在的部位，可出一些小的白色脐状结节，其中心发红，为没有过角化的粘膜腺管口。停止吸烟后数周内病变消失。

【治疗原则】

1．对口腔白斑的治疗目前尚无特效治疗方法。但首先应去除可能的致病因素，例如戒烟和去除不良修复体。对于小面积的病损可采用手术切除、激光、冷冻等方法去除。但术后必须定期复查。

2．保守治疗白斑目前在临床普遍采用，主要是维生素A及其衍生物，维生素E、维胺酸和维胺酯。中医中药治疗，中医主要是用活血化淤法，药物有消斑片等。

3．对伴白色念珠菌感染的病损可配合抗霉治疗。

4．所有白斑病例，至少3~6个月复查一次，并进行长期的追踪观察。

二、扁平苔藓

扁平苔藓是一种病因不明的慢性炎症性皮肤粘膜病。

【诊断标准】

（一）诊断

1．女性多于男性，30岁以上多见。

2．口腔多见于颊粘膜及前庭沟，其次为舌、唇、牙龈。病损常呈对称性。粘膜损害发生率约占25%，可单发于粘膜，亦可与皮肤同时并发。多见的损害为白色条纹。分为以下几种类型：

（1）丘疹型　灰白色的丘疹散布在粘膜上，有时聚集形成小斑块。多无临床症状。

（2）网状型　在口腔粘膜上可见白色网状条纹。临床上无症状，偶尔有粗糙感。

（3）斑块型　此型多见于吸烟患者，好发于舌背及颊部。舌背乳头萎缩形成珠白色有光泽的斑块。

（4）萎缩型　多见于牙龈，常常发生于附着龈，也可见于颊部粘膜。病损易形成糜烂面，对刺激性食物敏感。

（5）糜烂型（溃疡型）　病损破溃形成糜烂面，极易合并继发感染。病人可有疼痛感。

（6）疱型　较少见。多发生在舌背或牙龈上，易发生糜烂。

3．典型皮损为紫红色、多角形扁平小丘疹。初起时为粟粒大小，可逐渐增大到蚕豆大。边界清楚，表面干燥光滑，被有白色角质薄膜，有蜡样光泽。用液体油类搽拭皮损表面或热敷后，以放大镜观察，可见损害表面有灰白色或乳白色带，有光泽小点及纵横交错的细纹。一般有阵发性痒感，亦有无自觉症状者。皮疹可发于全身各处，但以四肢屈侧前臂和腕部多见。

4．口腔扁平苔藓已被认为是一种癌前状态。如病损发生在危险区，斑块型、萎缩型和反复糜烂的病损建议做病理检查。

（二）鉴别诊断

1．类天疱疮　发生在牙龈上的萎缩型、糜烂型和疱型扁平苔藓不易与类天疱疮鉴别，类天疱疮是上皮下疱，直接免疫荧光检查可见IgG在基底膜处沉积。

2．慢性盘状红斑狼疮　也好发于颊粘膜及唇红处。在溃疡形成后病变周围可见白色角化病变，花纹呈放射状。直接免疫荧光检查 IgM 在基底膜沉积。

【治疗原则】

1．无症状者不需处理，定期观察。

2．局限的糜烂性病变可在糜烂基底处注射激素（泼尼松龙 0.5ml 加利多卡因 0.3～0.5ml）。每周 1 次。还可用溃疡膏、溃疡膜等局部治疗药。0.05%氯己定（洗必泰）、复方硼砂含漱剂含漱。

3．广泛糜烂可用全身治疗。首先控制真菌和细菌感染，反复糜烂的患者可选用下列药物：

（1）磷酸氯喹 0.25g/d，分两次口服。病情控制后逐渐减量。治疗前后化验肝功能，如有异常者不用。治疗前和用药期间每 3～6 个月检查眼底。

（2）昆明山海棠 0.25g/片，0.5g，一天三次。

4．长期未愈的溃疡或组织象表现为非典型上皮增生的病变可手术切除。

5．中医辨证论治或用中成药治疗，如口炎清冲剂、龙胆泻肝丸以及复方苔藓饮等。

三、慢性盘状红斑狼疮

慢性盘状红斑狼疮是相对良性的慢性结缔组织疾病。

【诊断标准】

（一）诊断

1．好发于 40 岁以上中年女性，女性患者约为男性患者的两倍。

2．病损可发生在皮肤及口腔，也可单独发生于口腔。

3．皮损多见于中年男女，若皮损局限于头、面部时为局限型，如也累及手、足、四肢和躯干等处时称为播散型。皮损初发时为小丘疹，逐渐扩大呈暗红色斑块，附有粘着性鳞屑。剥去鳞屑时可见其下面有刺状毛囊角栓自扩大的毛囊口中拔出，日久后皮损中部萎缩，毛细血管扩张，常有充血和色素沉着，境界清楚。有时也可发生明显继发性色素脱失。皮损多见于颧、颊、鼻、唇、耳、颈、上背、手背等处。颧部和鼻梁部的损害可连接成蝶形。

4．口腔病损表现　①病损中央发红萎缩；②边缘稍隆起，中央有小的白点；③病损周围边缘有放射状白色条纹；④毛细血管扩张，有烧灼感。厚味刺激性食物可引起疼痛。持续时间长，可达 20 年。

5．唇部病损好发于唇红缘处。表面脱屑、结痂，可侵犯整个唇红部，并可蔓延到附近皮肤处，损害中央色素减退，边缘有色素沉着。发生在牙龈和硬腭处粘膜病损经常见不到放射状白色条纹。

6．实验室检查　少数可出现低效价抗核抗体阳性、丙种球蛋白增多、类风湿因子阳性、白细胞减少和血沉增快。

7．组织病理　表现为上皮过度正角化伴有角质栓，上皮钉突萎缩，棘层变薄，基底细胞液化变性，结缔组织深层血管扩张，周围有淋巴细胞浸润，胶原纤维玻璃样变，上皮和结缔组织内有胶样小体。直接免疫荧光检查 IgM 在基底膜沉积。

（二）鉴别诊断

1．扁平苔藓　皮损多位于四肢及躯干，口腔粘膜病损颊部多见。

2．良性淋巴组织增生性唇炎 该损害为慢性发展过程，好发于下唇。常伴糜烂，结痂，反复发作。不同程度的瘙痒或奇痒是良性淋巴组织增生性唇炎的突出症状。患者常用牙咬唇直至咬出黄水后瘙痒才逐渐缓解。组织学上固有层淋巴细胞浸润并形成淋巴滤泡样结构，也是诊断的依据。

【治疗原则】

1．避光，外出时可涂抹避光剂。

2．去除病灶，停用可疑光感药物。

3．唇部的糜烂可用下列局部治疗：

（1）0.1%依沙吖啶（利凡诺） 湿敷后，用溃疡膏涂抹。

（2）地塞米松 2mg 和庆大霉素 8 万单位雾化吸入治疗，每日一次。

（3）局限的糜烂也可考虑用去炎舒松混悬液局部封闭。

4．病损严重的或有全身症状的可内服药物治疗。

（1）磷酸氯喹。

（2）泼尼松 每天 15～20mg，控制症状后要逐渐停药。

（3）反应停 对部分患者有效。开始 50mg，一天两次，控制病情后减量。注意该药有致畸作用，生育年龄慎用。

（4）氨苯砜 50mg，每日两次。可用于氯喹无效的患者，但需注意其肝毒性。

（5）雷公藤多苷 20mg，一天两次。

5．中药 可用青蒿丸、六味地黄丸、龙胆泻肝汤等。

第四节 口腔粘膜变态反应性疾病

一、血管神经性水肿

血管神经性水肿为一种暂时性、局限性、无痛性粘膜皮肤水肿，好发于上唇。

【诊断标准】

（一）诊断

1．突然发病，肿胀持续数小时或数日消退，消退后不留痕迹，可在同一部位反复发作。

2．好发于头面部疏松区，唇、眼睑、舌、口底和颌下多见。一般为单侧发病，偶有双侧和多部位发病。

3．患者自觉患部发胀、麻木。触诊微硬而有弹性，无痛。浅层水肿，表面光亮潮红；深部水肿则色泽基本正常。

4．少数可并发喉头水肿，出现呼吸困难，甚至引起窒息而威胁生命。

（二）鉴别诊断

1．蜂窝织炎 为急性炎症，可出现红肿，疼痛及高热。血常规检查白细胞增多。

2．牙槽脓肿 有牙痛史及患牙，肿胀中心在患牙根部。

【治疗原则】

1．寻找过敏原，及时停药和去除诱因。对反复发作的患者，还应注意与职业或生活习惯有关的因素。

2．补充大量维生素 C（500～1000mg）、注射 10%葡萄糖酸钙 10ml、地塞米松 5～10mg，静脉给药。

3．抗组胺药物　如：扑尔敏 4mg，一天三次；非那根 25mg，一天三次。

4．较重者用皮质激素，泼尼松 5～10mg，一天三次。

5．当出现喉头水肿、呼吸困难时应该采取以下紧急措施：

（1）1∶1000 肾上腺素 0.5～1ml，皮下注射。

（2）氢化考的松 200～500mg，加入 5%～10%葡萄糖液 500～1000ml 中，静脉滴注。

（3）口含冰块或喉部放置冰袋。

（4）必要时进行气管切开。

二、药物过敏性口炎

药物通过口服、注射或局部应用引起的口炎称药敏性口炎，多属于速发型变态反应。

【诊断标准】

1．药物引起变态反应需要一定潜伏期，初次 4 天左右发作，以后反复发作缩短至数小时或数分钟。

2．常见病损为单个或几个大小不等的水疱，水疱破裂后形成糜烂或溃疡，生殖器官也是药疹好发的部位，皮肤常见大小不等的红斑，也可表现为丘疹、小疱或在红斑上出现血疱。

3．再次服药，药疹常再次发作，出现在比较固定的位置，又叫固定性药疹。常见于唇部周围皮肤，多有色素沉着。发病时呈暗红色，边缘比较齐，圆形或椭圆形。

【治疗原则】

1．停用致敏药物。

2．局部用消炎止痛含漱药，以防继发感染。

3．口服抗组胺药物。

4．较重者用皮质激素口服或静脉点滴。

三、多形性红斑

多形性红斑是一种原因较复杂的自限性、以急性渗出性为主的炎症性皮肤粘膜病。

【诊断标准】

1．好发于青壮年，多见于春秋两季。

2．前驱症状　头痛、关节酸痛、发热、乏力等。

3．皮疹呈多形性如丘疹、斑疹、水疱、红斑等。典型的病损为黄豆至蚕豆大小的红斑，颜色鲜红，境界清晰，中央出现小疱，即所谓虹膜状红斑或靶形红斑。

4．口腔粘膜病损早期多在口腔前部，粘膜水肿充血，出现红斑、水疱，疱破形成糜烂面。

5．唇部损害尤为明显和严重，糜烂水肿结痂，常合并痂下感染，易出血。

6．有自限性，病程 2～4 周，如合并继发感染，病程将延长。

7．重症型多形性红斑，亦称为多腔孔糜烂性外胚层病或 Steven－Johnson 综合征。具有以下特点：

（1）发病急剧，迅速出现水肿或大疱，疱液澄清，亦可混浊或呈血性，散发于全身。

(2) 粘膜损害可在疾病早期发生，如唇、颊、咽、喉粘膜肿胀，出现水疱、糜烂、出血或形成浅在溃疡。口唇糜烂，常形成褐红色厚痂，自觉疼痛，影响张口及进食。

(3) 外阴、尿道口及肛门处粘膜损害出现可略迟。损害为红斑、水疱、糜烂或浅溃疡，导致排便排尿均感疼痛。

(4) 眼部损害多较严重，表现为结膜炎、角膜炎、角膜溃疡或巩膜炎。患结膜炎时由于上下眼睑皮肤糜烂分泌物较多，常使上下眼睑粘连，眼部护理不善者可发生角膜溃疡。

【治疗原则】

1．追查病因，进行特异的和针对性的治疗，防止再次用致敏药物。

2．口腔粘膜糜烂可用0.05%氯己定（洗必泰）、二花水（金银花、白菊花适量冲水）含漱。进食前为防止疼痛，可涂1%~2%普鲁卡因溶液或含漱。

3．抗组胺药物

4．支持疗法，补充营养及维生素。

5．重症型多形渗出性红斑，除前五项治疗外，应尽早用激素和抗生素治疗：

(1) 氢化考地松100~200mg加入5%葡萄糖液500ml中，加100mg维生素C及抗生素点滴。

(2) 每天地塞米松10~20mg，分2~3次静脉小壶滴注。待病情控制后逐渐减量。

(3) 其他腔孔糜烂用0.1%依沙吖啶（利凡诺）清洗，局部涂激素软膏。

(4) 重症患者应加强护理，保持水电解质平衡。适量使用皮质激素，有继发感染可用抗生素治疗。其他体腔粘膜损害，特别是眼病，应及时请有关科室会诊或转诊。

第五节　大疱性皮肤粘膜病

一、天疱疮

天疱疮是一种以皮肤粘膜松弛性水疱、大疱为主要表现的自身免疫性疾病，多见于中年以上患者。天疱疮可分为四型：寻常型、增生型、落叶型和红斑型。口腔内常见的是寻常型天疱疮。

【诊断标准】

（一）诊断

1．寻常型天疱疮是天疱疮中较重及常见的一种，皮肤及粘膜均易受损。

2．起病前多无前驱症状，约60%的病人在皮肤损害发生之前4~6个月先有口腔粘膜的水疱或病损。病损可发生于口腔粘膜任何部位，多见于口腔内易受摩擦区如颊、唇、上腭等处。疱壁薄，易破溃，疱破后上皮可向周缘扩展，用探针可沿疱边缘向周围粘膜探入5mm以上而不出血，即为特征性的周缘扩展现象，破溃处形成大的糜烂面，病变的周围水肿明显。附着龈表现为鲜红色，类似于剥脱性龈炎。

3．皮肤损害为大小不一的水滴样水疱，疱壁较薄，松弛极易破。若以手指轻轻加压，可使疱壁扩展、水疱变大，或稍用力推擦或搔刮外观正常的皮肤，亦可使表皮细胞松解而致搓处发生水疱，这种现象称为尼氏征。疱壁破后呈潮红糜烂面，渗出浆液，渐渐凝成污秽痂壳，引起疼痛。若有继发感染，则有脓疱及脓痂。糜烂面常向周围扩大，在其边缘可见如领圈状分离的表皮。病变常见于易受摩擦及受压处，如背、腋、臀、下肢及外阴等处。

4．患者可有发热、畏寒、厌食、乏力等全身症状。

5．由于损害糜烂广泛、体液及蛋白质丧失加重，加以口腔损害疼痛妨碍进食，使患者的体质日渐衰弱，如不及时诊治可导致继发感染而死亡。

6．以中年人居多，性别无显著差异。

7．病理特点是棘层松解，上皮内疱形成。疱内可见天疱疮细胞，圆形，核大而圆，胞浆少，核周围有一圈窄晕，称为 Tzanck 细胞。

8．直接免疫荧光检查，可见天疱疮损害处表皮棘细胞间有 IgG 及补体沉积。间接法免疫荧光检查，用病人的血清也可在上皮棘细胞间隙显示荧光。

（二）鉴别诊断

1．良性粘膜类天疱疮　疱壁较厚，牙龈好发，组织病理为上皮下疱。

2．大疱性表皮松解症　为表皮先天性缺陷，进食时软腭易发生大疱，破后形成溃疡，可愈合。手、足、膝可因摩擦发生大疱。多有家族史，从幼年即可发作。

【治疗原则】

（一）皮质激素治疗　首选药物是泼尼松（强的松），轻、中、重患者首剂量每天应分别为 40mg、60mg、80mg。如果用药 3～7 天内仍不断有新疱出现，可在首剂量的基础上再增加 50%直至病情得到控制。病损消退 2 周后开始缓慢有规律地减量，起初 2～4 周减一次，以后 4～8 周一次，每次减量 10%～15%。使用激素前必须做全身仔细检查，胸透、体重、血压、血糖、血钾、钠、氯。详细询问病史，如有无胃溃疡及结核病史。在大量使用激素时应防止感染，间断使用抗生素，激素减量可考虑加免疫抑制剂。为了减少激素的副作用，可同时使用中药配合治疗，如六味地黄丸等。

（二）支持治疗　要注意病人营养，给高蛋白、高热量饮食，并定期补充钙、钾和各种维生素。

（三）局部治疗　消炎止痛，防止继发感染。特别要注意防止真菌感染。

二、良性粘膜类天疱疮

本病是一种皮肤和粘膜的慢性疱性病变。多见于老年人，但可见于 20 多岁的青年人。所有病人都有口腔的病变，而仅 50%患者有皮损。由于愈合后形成瘢痕粘连，又叫做瘢痕性类天疱疮。

【诊断标准】

1．病人多数有口腔的病变，而且口腔病变经常是最早出现之处。疱可发生在任何粘膜上，疱壁较厚，疱液有时清亮，有时是血性的，破溃后形成溃疡。

2．牙龈为好发部位，表现为剥脱性龈炎样损害，无周缘扩展现象。

3．皮肤疱多在红斑基础上发生。揭疱壁试验呈阴性，尼氏征阴性。

4．疱破形成溃疡面，两周左右愈合，愈合后常发生瘢痕粘连。

5．眼结膜损害表现为非特异性炎症。易发生睑球粘连，睑缘粘连。

6．组织病理主要是形成上皮下疱，基底细胞随着上皮与下方结缔组织分离，裂隙中充满液体，由于液体增多，压迫上方，致上皮变薄。结缔组织有炎症细胞浸润，以淋巴细胞为主。

7．直接免疫荧光法检查，基底膜处可见荧光带。

【治疗原则】

1．由于病程长，除重症外，应尽量减少或避免全身使用皮质激素。

2．局部治疗，可选用激素类药物外用或局部注射。

3．消炎、止痛，保持口腔卫生和减少继发感染。

三、大疱性类天疱疮

本病是一种多发于老年人的自身免疫性皮肤粘膜病。

【诊断标准】

1．25%有口腔的病变，可发生在任何粘膜上。好发于颊粘膜，疱壁较厚，疱液有时充满血性液体，破溃后形成溃疡。发生在牙龈表现为剥脱性龈炎样损害。

2．在皮肤上则好发于躯干、腋窝、腹股沟及四肢屈侧。疱多在红斑基础或正常皮肤上发生，揭疱壁试验阴性，无周缘扩展现象，尼氏征阴性。

3．疱破后较易结痂愈合，遗留色素沉着斑。

4．组织病理显示形成上皮下大疱，疱内及基底结缔组织有嗜酸性粒细胞为主的炎症细胞浸润。

5．用直接免疫荧光法检查，基底膜处可见线状荧光带。

【治疗原则】

（一）皮质激素治疗　首选药物是泼尼松，轻、中、重患者首剂量每天应分别为20mg、40mg、60mg。病损消退后减量，方法同天疱疮。如果治疗及时，用药规律，预后较好，治愈所需服药时间平均为2～3年。

（二）支持治疗　本病多见于老年人。要特别注意病人营养，给高蛋白、高热量饮食，并定期补充钙、钾和各种维生素。

（三）局部治疗　消炎止痛，防止继发感染。

第六节　唇　疾　病

一、慢性唇炎

慢性唇炎是唇部慢性、非特异性、炎症性病变。

【诊断标准】

（一）诊断

1．上下唇均可发病，更好发于下唇，可有舔唇、撕皮等不良习惯。

2．反复发作，时轻时重，干燥季节加重，持续不愈。

3．表现为唇红部干燥、脱屑、破裂。严重的表现为唇肿胀、糜烂，有炎性渗出物，形成血痂或脓痂，疼痛明显。

（二）鉴别诊断

1．过敏性唇炎　有药物过敏史及用药史。

2．唇扁平苔藓　糜烂时，需控制感染后诊断。扁平苔藓病损可见白色花纹。

【治疗原则】

1．避免一切外界刺激，纠正不良习惯。

2．结痂时用0.1%依沙吖啶（利凡诺）湿敷，上溃疡软膏。

3．轻度脱屑患者，又无自觉症状者，可涂少量护唇膏。

二、肉芽肿性唇炎

【诊断标准】

（一）诊断

1．好发于20~40岁的人，患者也可是儿童和老人。

2．多见于上唇，也可上下唇同时发病。

3．唇反复性持续性弥漫性肿胀，无可凹性水肿，时轻时重，但不会恢复正常。唇红可有干燥、脱屑，肿胀明显时可有纵沟形成，常常出现皲裂。

4．周围皮肤可无改变，有部分患者皮肤呈紫红色，有肿胀感。

5．肉芽肿性唇炎合并面瘫、舌裂称为梅－罗综合征。

6．组织病理可见典型的肉芽肿性结节，结节中有上皮样细胞、淋巴细胞、多核巨细胞，周围可见结缔组织包绕。

（二）鉴别诊断

1．牙源性感染引起的唇肿　有明显的病灶牙及感染炎症。

2．克罗恩（Crohn）病　上唇肿胀组织学上也表现为肉芽肿性结节，一般有复发性口腔溃疡史，还可出现腹泻、腹痛等症状，可进一步作直肠镜检查及活检。

3．唇血管神经性水肿，也是突然发生，消退后唇能恢复正常外形，一般伴有荨麻疹或其他部位的水肿，常有家族史。

【治疗原则】

1．去除可能引起发病的诱因或病灶，特别要注意治疗患牙。

2．病损区内注射皮质激素药物。

3．已肿胀数年或病情已基本稳定的病人，如果唇肿影响美观，可考虑外科手术。

三、腺性唇炎

腺性唇炎为主要侵犯下唇腺体的慢性炎症。

【诊断标准】

（一）诊断

1．多见于下唇。

2．唇部增厚，外翻，唇活动性受限，唇腺肥大，可触及小结节状唇腺，唇腺导管开口较大，由于导管口的炎症反应，唇内侧粘膜可看到许多小的红色丘疹样凸起。扩张的导管口处有粘稠的分泌物排出，有时用手指挤压也可见粘液样物质从导管口排出，如有继发感染，可发展成化脓性的病变。

3．病理表现为上皮棘层肥厚，粘膜下腺体增生，腺导管扩张可通到上皮表面，扩张的腺组织有时形成腺囊肿，并有慢性炎症细胞浸润，主要为淋巴细胞及浆细胞。

（二）鉴别诊断

1．肉芽肿性唇炎。

2. 淋巴管瘤 多为先天性，粘膜表面不平，常呈结节状，为黄白色有光泽的颗粒小球状突起，可形成巨唇，病理检查可确诊。

【治疗原则】

1. 除去诱因及不良刺激。

2. 局部注射激素类药物可使炎症消退。

3. 对唇肿明显外翻，疑有癌变者，应及时切除送病理检查。

四、口角炎

口角炎是上下唇联合处口角区发生的各种炎症的总称。

【诊断标准】

1. 多为双侧发病，也可单侧。

2. 上下唇联合处皮肤湿白、皲裂，继发感染时皲裂加深，局部可形成结痂，口唇活动时易裂出血。

3. 病程长的口角炎，局部形成肉芽肿样增生，口角炎处易继发念珠菌及球菌感染。

【治疗原则】

1. 除去局部因素 如修改义齿加高垂直距离。

2. 治疗全身疾病。

3. 局部用抗霉软膏或与抗菌软膏交替使用，复方康纳乐霜剂有此双重药性，每日局部涂用2~3次。

第七节 舌 疾 病

一、游走性舌炎

游走性舌炎是舌背游走性环形病变，是一种浅层的区域性剥脱性皮炎，因其形状似地图，故又称地图舌。

【诊断标准】

1. 男女老幼均可发病，但以儿童和青少年多见。

2. 游走性舌炎损害多发生于舌尖、舌背前部与舌侧缘，也可出现在口腔粘膜的其他部位，如腭、颊、唇等处粘膜。病损特征为丝状乳头萎缩，留下圆形或椭圆形红色光滑的剥脱区，病损的外围黄白色稍微隆起的弧形边缘，形似地图。

3. 损害可突然出现，持续多日或几周，也可在一昼夜间改变其原来的形态和位置，而原病损区又完全恢复正常，因而常常呈现恢复、消失和新生、萎缩的交替状态。

4. 一般无明显自觉症状。有的患者有时有轻度的麻刺感和烧灼感。

【治疗原则】

1. 一般不需特殊治疗，进行定期观察。

2. 消除不良刺激因素及口腔病灶。

3. 保持口腔卫生。

4. 病损的发作规律与药物、食物、消化不良有关，可以在医师的指导下作相应的治疗。

5. 有麻刺感和烧灼感的患者，可以用一些弱碱性含漱剂，如2%的碳酸氢钠，2%硼酸钠含漱剂。也可用0.1%依沙吖啶（利凡诺），0.05%氯己定（洗必泰）含漱剂，还可用溃疡膏、溃疡散等局部治疗。

二、沟纹舌

沟纹舌是较常见的舌疾病，舌背上呈纵横交叉的裂沟，又名裂舌，常常与游走性舌炎伴发。

【诊断标准】

1．舌背出现大小、数目、形态及深度不一的裂隙。

2．裂隙内上皮完整，有舌乳头存在，舌的软硬度及生理功能均正常。

3．根据沟纹分布的形态分为两种类型：叶脉型和脑纹型。

(1) 叶脉型　中央有一条前后较深的纵形沟，其两旁多数有排列比较规则的副沟。

(2) 脑纹型　沟裂迂回于舌背，状似大脑的沟回。

4．在先天性舌裂的基础上，若患上慢性增生性念珠菌病，由于长时间的感染，可引起舌体增大，形态改变，沟裂加深，口干，烧灼感。

【治疗原则】

1．保持口腔卫生，清除滞留于沟内的食物残渣，可用清水或含漱液漱口。

2．炎症时可局部应用消炎及抗感染药物。念珠菌感染用抗真菌治疗。

三、正中菱形舌炎

【诊断标准】

1．成年男性多见。

2．多无自觉症状，不影响舌功能。

3．位于舌背正中人字沟前方，色泽暗红，界限清楚。根据外形分光滑型和结节型。

(1) 光滑型　位于舌背正中人字沟前方，界限清楚、红色光滑的乳头萎缩区。

(2) 结节型　病损表面有结节状突起，有些为粟粒大小红色突起。

【治疗原则】

1．无症状者不需治疗，解释即可。

2．合并白色念珠菌感染应进行抗真菌治疗。

3．结节型如基底出现硬结，应做活检以明确诊断。

四、黑毛舌

【诊断标准】

1．舌背的中部，可见丝状乳头伸长呈毛发状，并染成黑色，愈近正中黑色愈浓。过度伸长的丝状乳头，可至任何一边而不回复。

2．由于经常刺激软腭，常引起恶心，口臭明显。

【治疗原则】

1．改善口腔卫生，暂停或更换局部应用药物和停止吃着色性食物。

2．可用牙刷轻刷毛舌区。

3．有真菌感染的用制霉菌素甘油局部涂抹。

五、舌乳头炎

舌由肌肉及特殊上皮组成，承担着咀嚼功能，舌的活动性强，极易受到外伤，尤其是菌状乳头和叶状乳头。轮廓乳头很少有炎症，但偶有患者感到局部不适或者误认为肿瘤。

（一）菌状乳头炎

【诊断标准】

菌状乳头水肿，充血。菌状乳头主要分布于舌尖部，极易受伤，它的主要的功能是疼痛的感受器，因此患者会有明显的不适感觉。

【治疗原则】

1．除去局部刺激，过锐牙尖调磨后用橡皮轮磨光。

2．疼痛明显者，可用2%普鲁卡因含漱。

3．0.05%氯已定（洗必泰）含漱，上溃疡膏。

（二）叶状乳头炎

【诊断标准】

叶状乳头充血水肿。

【治疗原则】

1．除去局部刺激如调磨过锐牙尖，防止过度伸舌。

2．0.05%氯已定（洗必泰）含漱。

3．咽部有炎症时，可服用一些抗炎中成药，例如板蓝根、金莲花等。

第九章 口腔颌面部感染

第一节 牙槽脓肿

根尖部急性化脓性炎症向外方扩散时，通常是穿破牙槽骨的唇颊侧骨板，向骨膜下和粘膜下引流，造成面颊部肿胀，称为牙槽脓肿。

【诊断标准】

1. 肿胀前先有牙痛，自发性跳痛，持续数日。
2. 可查到病灶牙、死髓、叩痛。
3. 患牙根尖部龈肿胀。唇颊沟变浅，压痛。
4. 发展到粘膜下脓肿时，波动明显。
5. 区域淋巴结肿大、压痛。
6. 可有轻度发热、食欲差、便秘等全身不适。

【治疗原则】

1. 抗菌药物控制感染。
2. 脓肿及时切开引流，在波动明显处作与前庭沟平行的切口，长1.0~1.5cm；骨膜下脓肿则将刀尖指向骨面，切开骨膜、切口要够大，使之充分引流。
3. 脓液粘稠或较大脓腔用1%~3%双氧水及生理盐水冲洗，然后放入橡皮引流条。
4. 次日或隔日取出引流条，清洗创口，一般不需再放引流。
5. 病源牙处理则根据牙冠破坏程度，松动度以及X线牙片显示根尖骨质破坏情况，决定能否进行保存治疗，保存治疗包括根管治疗、根尖切除和牙冠修复等。无法保留的患牙应在急性炎症消退后予以拔除，以求根治。

第二节 牙周脓肿

牙周脓肿是在牙周炎的基础上，发生于牙周袋壁的急性化脓性炎症。

【诊断标准】

1. 患牙松动加重，咬合痛，唇颊侧或舌侧龈肿痛、隆起、压痛。
2. 多为单发，亦可多个牙同时发病。
3. 患牙有深牙周袋，叩痛。
4. 多数牙同时发病者常伴有全身症状。

经过认真检查，本病诊断并不困难，不应与牙槽脓肿混淆，鉴别诊断见表2-9-1。

表2-9-1　牙周脓肿与牙槽脓肿鉴别要点

	牙周脓肿	牙槽脓肿
感染源	牙周炎	根尖病
肿胀部位	附着龈	接近龈颊沟底
面部肿胀	轻	明显
肿痛关系	同时发生	牙剧痛二、三日后肿胀
牙髓	活髓	死髓
叩痛	较轻	重
患牙	深牙周袋	龋、残冠、冠劈裂、根管治疗后
X线片	牙槽骨吸收	根尖骨质破坏

【治疗原则】

1．应用抗菌药与镇痛剂控制感染、减轻痛苦。

2．3%双氧水清洗局部，漱口之后，牙周袋内置入浓台氏液或抗菌药物线条。

3．脓肿形成首先试行牙周袋引流，如果不成功，则切开引流。脓肿较小且浅表，一次即可排净不需放引流条，但要勤漱口。

第三节　冠　周　炎

牙齿萌出过程中，由于萌出不全而引发的牙冠周围软组织的化脓性炎症，以下颌第三磨牙萌出期最为常见，称为智齿冠周炎。

【诊断标准】

1．多见于18～25岁，可有全身诱发因素或反复发作病史。

2．早期患者自觉下颌磨牙后区肿痛、不能咀嚼，吞咽疼痛。

3．检查时可见牙冠萌出不全，有时仅见单个牙尖外露，或从第二磨牙远中才能探查到阻生的智齿，牙冠被覆的龈组织红肿、压痛。

4．炎症向周围扩展后，可波及舌腭方、磨牙后方和颊侧龈颊沟。

5．随着感染范围扩大，出现疼痛加剧、开口障碍、面部肿胀、颌下淋巴结肿大、体温升高。

6．脓肿常位于牙冠之远中颊侧或见于第一、二磨牙之颊侧，称为“流注脓肿”。

【治疗原则】

1．1%～3%双氧水及生理盐水冲洗，以清除龈片下、盲袋内的食物残渣和脓性分泌物，擦干后盲袋内涂碘甘油或浓台氏液。

2．探针探查冠周是否形成脓肿，如果引流不畅，可切开龈瓣，进行冲洗。

3．一般病情可口服抗菌药物，严重者应采用静脉输入。

4．牙位正常，仅有龈片覆盖部分牙冠，并有对𬌗牙者，炎症消退后可施行龈片切除术。

5．颊位错位或倾斜的阻生智齿应当在炎症消退后拔除。

第四节 干 槽 症

干槽症为拔牙窗骨创面的急性感染，属于手术并发症。

【诊断标准】

1. 拔牙3~4天后，出现手术区持续性剧烈疼痛，并向耳颞部放散。

2. 牙槽窝内血凝块分解脱落，骨壁有污秽假膜覆盖，有恶臭。

3. 创周软组织肿胀与手术时切开、翻瓣与剥离有关，开口障碍为颞肌、翼内肌受激惹之结果，与干槽症无关。

【治疗原则】

1. 局麻下用3%双氧水棉球擦洗牙槽窝骨壁，彻底清除腐败物，然后以外用盐水冲洗。

2. 拭干创口，填入碘仿纱条，用棉球轻轻加压，适当填紧。

3. 6~7天换药，如创口内清洁，只需简单冲洗，再次放入碘仿纱条，但不必填紧。

4. 4~5天取出纱条，此时牙槽窝内骨面已被新生肉芽组织覆盖，可不再填放药物。

5. 配合局部处理，全身应用镇痛、抗菌药物，如果一般止痛药无效，可改用止痛作用较强的药物，如强痛定、曲马多等。

第五节 面颈部淋巴结炎

面颈部淋巴结炎多与口腔及牙源性感染有关，以颌下、颏下、颈上部常见，尤其小儿更为多见。

【诊断标准】

1. 口腔及牙源性感染引起的区域淋巴结肿大，1~2个，活动、压痛，症状可轻可重。

2. 部分病例类型加重，波及淋巴结被膜及周围组织，触诊不活动，可与其他淋巴结或颌骨骨膜粘连。

3. 慢性淋巴结炎可单个，亦可多个，大小不一，一般不超过直径1cm，活动、无痛，有时可发生大小变化。

4. 颌下腺淋巴结肿大到一定程度者需与颌下腺炎相鉴别（表2-9-2）。

表2-9-2 颌下淋巴结炎与颌下腺炎的鉴别

	颌下淋巴结炎	颌下腺炎
病因	可查到口腔感染灶	触诊或摄X线片检查导管结石
触诊	颌下触诊	口内外双合诊
活动度	可活动	不活动
饮食	无关	进食时增大
导管口	正常	按摩颌下，有脓性物排出

5．通过表内检查方法仍不能确定时，可借助 B 超或颌下腺造影帮助诊断。

【治疗原则】

1．急性淋巴结炎以控制感染为主，药物配合理疗可促进消炎。

2．查找病灶，及时清除。

3．化脓性淋巴结炎破溃到包膜外，可形成皮下脓肿，则需切开引流。

4．活动的肿大淋巴结颇为常见，如无不适，一般不需治疗。

第六节　面部疖和痈

疖与痈都是皮肤的毛囊、皮脂腺、汗腺的急性化脓性炎症。单发者为疖，相邻多个毛囊、皮脂腺同时发生急性化脓性炎症称为痈。

【诊断标准】

1．面颈部为疖好发区，而痈则以上唇最多见。

2．糖尿病患者易患皮肤疖，且可复发，甚至反复发作。

3．疖肿初起为红肿小硬结，触痛；1～2 天后硬结中央出现黄白色脓头，跳痛；晚期脓头破溃。疼痛缓解。

4．唇痈浸润范围大，位置也较深，局部呈紫红色浸润块，质地较硬，表面形成多个小脓头，破溃后流淌脓血样物。

5．唇痈一般发生于上唇之一侧，局部皮肤、皮下组织呈硬状，患侧眶下区及颊部肿胀，体温升高、白细胞数增多、全身中毒症状明显。

6．痈比疖更严重，不及时治疗或处理不当，更易于发生严重的并发症，如败血症、脓毒症、海绵窦化脓性栓性静脉炎。出现中枢神经系统症状（头痛、呕吐、烦躁不安或昏睡）抑或眼科体征（眼睑水肿、眼球突出或运动障碍），应及时请有关专科会诊，以免延误病情。

【治疗原则】

1．疖初起时之皮肤硬结可涂碘酊，每天 3～4 次；理疗，如低功率激光（毫瓦级）照射，每天 1～2 次，制止炎症发展。

2．禁忌捏挤、切开、热敷，以免感染扩散。

3．脓头明显局限后，用小镊子取出脓栓。

4．唇痈早期采用持续性湿敷法，以促进炎症限局。脓头成熟后，除去脓栓，继续湿敷，可吸去脓血性分泌物。

5．疖与痈均为金黄色葡萄球菌感染，对一般抗生素大多耐药，可选用耐酶青霉素或抗生素与酶抑制剂的合剂。第三代喹诺酮类，对金葡菌均有良好抗菌作用，可根据需要选用，因其影响骨骺发育，16 岁以下不用。如果未能控制炎症，应考虑 MRSA 菌株（耐甲氧西林金葡菌），此种高度多重耐药菌目前可选用的有效药物只有泰能和万古霉素。

6．全身中毒症状明显者，静脉输液中加用肾上腺皮质激素，氢化可的松 100mg 或地塞米松 5mg，每天一次。

7．对高热、饮食困难患者，注意补液与维持电解质平衡。

8．尽早采集标本送检，作细菌培养及药物敏感试验，以便选择用药。

第七节 口腔颌面部蜂窝织炎与脓肿

在皮肤、筋膜、肌肉、颌骨之间充满疏松结缔组织，发生急性化脓性感染称为蜂窝织炎，例如眶下蜂窝织炎、口底蜂窝织炎。炎症局限后，形成脓肿时亦可称为脓肿，例如颌下脓肿、咽旁脓肿。

蜂窝织炎局限于某一区域也称间隙感染，如颊间隙、嚼肌间隙等。但颌面部急性蜂窝织炎常沿疏松组织迅速蔓延，并无固定边界，因而通常并不局限于一个间隙。

【诊断标准】

1．引发颌面部蜂窝织炎最多见的原因是根尖炎的冠周炎，其次是化脓性淋巴结炎。腺源性多见于小儿，牙源性则多见于成人。详细询问病史和口腔检查可确定感染来源。

2．蜂窝织炎起病急、进展快，可使面部变形，有发热、全身不适、开口障碍、吞咽困难、呼吸道阻塞等明显体征。

3．炎症区红、肿、热、痛，皮肤紧而光亮，中心区硬、压痛。

4．识别蜂窝织炎并不困难，尚需根据各种体征确定炎症的中心位置。当炎症波及闭口肌群时，出现不同程度开口障碍，嚼肌、颞肌或翼内肌的感染则造成牙关紧闭；累及咽侧发生吞咽困难；舌下和口底的感染使舌上抬，如果舌根后退会影响吞咽和呼吸，病情严重的小儿可能发生窒息。

5．浅表脓肿可扪到波动，深部脓肿则需要根据病程（发病 4～5 天）、病情（体温高、跳痛）、肿胀中心区出现可凹性水肿，推测深部可能已有脓液积聚，穿刺如有脓液应常规作细菌培养及药物敏感试验，要记住脓肿的深度和部位，以便切开时有所遵循。

6．B 超检查可显示脓肿的位置和范围。

7．口底蜂窝织炎是颌面部最严重的感染，可累及颏下、舌下、两侧颌下、颈部，甚至向上胸部发展。可以是一般化脓性，亦可为腐败坏死性，后者病情更重，触诊皮下有捻发音，切开可见肌肉坏死，脓液稀薄、血色、恶臭。

【治疗原则】

（一）全身治疗

1．支持疗法可提高自身抗病能力，包括吸氧、输液、补充营养与维持电解质平衡。病情严重、抵抗力低下的小儿应考虑输入少量新鲜血。

2．蜂窝织炎多为需氧菌和厌氧菌的混合感染，要选用有效的抗菌药物，采用静脉输入，并保证足量。

3．对病情严重的患者，特别是婴幼儿要留心观察败血症、脓毒症、中毒性休克、呼吸道梗阻等并发症的早期征兆。

（二）局部治疗

1．炎症早期采用消炎、止痛的外敷药物方法，可促进炎症局限。

2．一旦确定有脓肿形成，即行切开引流。

3．切口要选择适当部位，眶下脓肿采取口内切口，颌下脓肿在下颌缘下 2cm，平行下颌缘。

4．深部脓肿切开皮肤后，逐层分离至脓腔，引导脓液流出，用1%～3%双氧水、生理盐水冲洗后，放置引流管。

第八节　化脓性中央性颌骨骨髓炎

化脓性中央性颌骨骨髓炎是各种类型骨髓炎中多见的一种，多为牙源性感染在颌骨体内扩散所致，好发于下颌骨。

【诊断标准】

（一）急性期

1．发病前先有牙痛史，感染在颌骨内扩展蔓延时，疼痛、发热等症状加重。

2．继之出现面颌部肿胀或引起蜂窝织炎，常伴有开口障碍。

3．多个牙松动、叩痛。

4．当炎症累及下牙槽神经管时，出现患侧下唇麻木。

5．牙槽脓肿与骨髓炎本质相同，症状相似，仅炎症范围、程度之不同，有时需要鉴别。牙槽脓肿是常见病，上下颌均可发生，只限于单个牙，感染局限于牙槽突，通常是破坏唇颊侧骨板，脓液向口内或面部引流，不会产生下唇麻木。

（二）慢性期

1．口内、面部有瘘管排脓。

2．通过瘘管可探查到粗糙骨面或活动的死骨块。

3．骨质破坏严重或大块死骨形成后，可能发生病理性骨折，造成颌面部畸形。

4．若瘘管发生阻塞，脓液无法排出，可再次急性发生，但症状较轻。

5．骨髓炎急性期，一般在两周内，X线片上尚不能显示出骨质改变，诊断要根据病史和临床表现。慢性期能显示骨膜有炎性增厚反应、骨质破坏、死骨形成和分离，还可见到新骨增生。

【治疗原则】

1．急性期的治疗原则是使用足量的有效抗菌药物，尽快控制感染和全身支持疗法。

2．无法保留的患牙尽早拔除，以利引流。

3．颌周蜂窝织炎形成脓肿要及时切开，以缓解病情。

4．增强机体抵抗力、选用有效药物和通畅的引流是减少骨质破坏的三项重要措施。

5．慢性期之治疗当以手术为主，只要病灶和死骨不清除，当机体抵抗力下降时，又会急性发作。

6．参照X线片提供的信息：骨质破坏的位置、范围、程度、死骨是否分离等，设计手术方案，包括手术入路（口内还是口外）、切口位置、大小以及是否需要采取预防病理骨折措施。选择适当的手术时机，手术目的主要是清除病灶和死骨。

第九节　婴儿颌骨骨髓炎

生后四周之内为新生儿，此时所患颌骨骨髓炎，其临床表现与治疗方法均与成人的不同。

【诊断标准】

1．感染来源多为耐药金黄色葡萄球菌通过血液循环感染。

2．只发生于上颌骨。

3．新生儿或婴儿的急性化脓性上颌骨骨髓炎发病初期表现为拒食、烦躁不安、发热，与感冒症状相似，因而就诊于儿科。

4．一、二日之后，一侧眶下区及下眼睑肿胀，患侧鼻腔可能流出脓性分泌物。

5．检查口腔见到患侧牙槽粘膜红肿，即可确诊。

6．婴儿骨髓炎病情发展快，出现高热、白细胞总数增多，下睑近外眦部破溃、排脓，口腔内也出现瘘管，小死骨片可随脓涕排出。此时，全身症状得以缓解。

【治疗原则】

1．全身支持疗法对幼小的婴儿十分重要，一般抗菌药对耐药金葡菌无效，故需认真选择用药。全身中毒症状明显者在给予抗菌药的同时，还应加入皮质激素。

2．病情严重的患儿可随时发生肺炎、败血症等并发症，一般均由儿科收住院，口腔科医师配合局部检查和治疗。

3．用电动吸引器随时清除鼻腔、下睑和口腔瘘管内的脓性分泌物。发现有死骨片或坏死牙堵塞瘘管口则应随即取出。

4．新生儿与婴儿之上颌骨结构疏松，感染后，脓液很容易向内侧的鼻腔、上方的下眼睑和下方的口腔破溃引流。死骨片和坏死牙胚被排送到瘘管口时，取出即可，不宜进行搔刮手术。

5．婴儿骨质钙化程度低，颌骨内又含有许多牙胚，牙胚内的牙冠钙化时期不同，在X线片上分辨不清骨质变化，对诊断和治疗均无帮助。

第十节　颌骨放射性骨坏死与骨髓炎

头颈部恶性肿瘤施行大剂量（60Gy以上）放疗，骨细胞和血运遭到射线损伤，致颌骨失去活力，称为放射性骨坏死。在此基础上，拔牙、手术、外伤以及根尖炎、牙周炎均可造成坏死颌骨的感染，称为放射性骨髓炎。

【诊断标准】

1．放射性骨坏死如不继发感染可以长期无症状，到医院就诊常因发生感染。首先要向患者或家属了解头颈部肿瘤的诊断、部位，照射野的位置、剂量，有否防护措施等。

2．恶性肿瘤加上放疗后反应，使患者处于衰竭状态，消瘦、贫血，全身和局部免疫功能低下。

3．坏死的颌骨一旦感染，颌面部肿胀、持续性剧痛、开口困难、发热。

4．牙槽粘膜、面颌部皮肤破溃排脓，软组织坏死，骨外露。

5．X线照片示骨质密度减低，死骨与正常骨界限不清。

【治疗原则】

1．抗感染与支持疗法可参照蜂窝织炎和化脓性骨髓炎的治疗。

2．口内、外冲洗，保持引流通畅。

3．死骨分离需等待很久，死骨又无明显边界，因而只能在健康组织内切除坏死颌骨，即切除一整段颌骨。病变区软组织变薄、变硬或瘢痕给修复造成困难。此种骨段与软组织缺损尽可能进行一期血管化肌骨皮复合组织瓣修复。

4．高压氧治疗可以提高组织的抗感染和修复能力，对保守治疗与手术治疗均有帮助。

5．对于骨坏死，不论过多少年，拔牙均有诱发骨髓炎的危险，3年之内，危险性最大，应列为禁忌。

6．放射性骨髓炎顽固难治，故预防最重要。

（1）放疗前　进行仔细的口腔检查，拔除无法治疗的残根、残冠、牙周炎和有反复感染史的阻生智齿；拆除不能咀嚼的金属固定修复体；采用非金属材料充填龋洞或修复牙体缺损；全口洁牙，治疗龈炎、牙周炎。

（2）放疗后　照射野内的涎腺遭到射线损伤，其损伤程度与放射量有关。6～10Gy照射可致唾液分泌减少；20Gy照射分泌停止，但可以恢复；剂量超过40Gy使腺体破坏、变性、纤维化，造成不可逆的功能丧失。放疗后口干使口腔内失去自洁作用，牙周炎、龋病增多，故应注重口腔卫生，建立合理的饮食习惯，定期口腔检查。

第十章 口腔颌面部损伤

第一节 概 述

口腔颌面部损伤的原因多为交通事故、工伤、意外损伤及战伤等原因引起。近年来因交通事故造成的口腔颌面部损伤所占比例逐年增加。正确认识口腔颌面部损伤的特点，对于合理治疗口腔颌面部损伤极为重要。口腔颌面部损伤有以下特点：口腔颌面部血运丰富，组织抗感染能力强，创口易于愈合；口腔颌面部腔、窦多，创口易于和这些腔、窦相通而引起感染；因颌面部损伤致口腔失去部分功能时，可发生进食及语言功能障碍；唇、颊、鼻及眼睑等部位损伤时，若处理不当，术后可导致相邻组织和器官的移位和变形；颌面部有涎腺、三叉神经和面神经等重要组织，若损伤腮腺可能发生涎瘘，三叉神经损伤可致相应部位出现麻木，面神经损伤可致面瘫；口腔颌面部损伤时可发生牙折，折断的牙齿可作为二次弹片增加组织损伤；口腔颌面部损伤同时伴有颅脑及内脏损伤时，应迅速判断病情，根据病情轻重，决定抢救的先后顺序，分别给予妥善治疗。

第二节 口腔颌面部损伤伤员的急救

(一) 防止窒息

1. 窒息的原因 口腔颌面部损伤性窒息是指患者由于颌面部损伤所致呼吸障碍，窒息常见原因可分为阻塞性窒息和吸入性窒息两种。阻塞性窒息发生的原因为异物阻塞咽喉部、上下颌骨骨折所致组织移位和损伤所致口底舌根及咽侧所致肿胀引起。吸入性窒息发生的原因主要见于昏迷病员将血液、唾液和呕吐物或其他异物吸入气管所致。

2. 窒息的临床表现 窒息发生时的症状依次为烦躁不安、出汗、口唇发绀、鼻翼扇动，吸气时间大于呼气时间，有时伴有喉鸣音；病情加重时可出现在吸气时出现“三凹”症状（锁骨上窝、剑突下及肋间隙明显凹陷），呼吸急促而浅表，随后即可出现脉搏细弱，血压下降及瞳孔散大等症状，此时应进行急救。

3. 窒息的急救处理 治疗窒息的关键在于早期发现和及时正确处理，一旦发现，应立即抢救，窒息的抢救应根据发生原因采取相应措施。

(1) 阻塞性窒息的急救

1) 迅速用手指或器械掏出或用吸引器吸出堵塞物（如异物、血凝块、碎骨片及碎牙片等），同时改变体位为侧卧或俯卧，以利于咽喉部的引流，并继续清除堵塞物，使呼吸道畅通从而解除窒息。

2) 对舌后坠引起窒息的患者，首先用开口器打开口腔，用舌钳把舌体牵出外，可在舌尖后约 2cm 处用圆针粗线穿过全层，将舌牵引至口腔外，并将牵引线加以固定，以解除舌后坠所致窒息。

3）上颌骨骨折下坠所致窒息可采用筷子、压舌板或类似器材横放于双侧双尖牙部位，将上颌骨向上提吊，并将两端固定于头部绷带上，使骨折的上颌骨恢复解剖位置，以解除窒息和止血。

4）喉水肿时可立即给地塞米松 5～10mg 静脉滴注。

5）对咽部肿胀压迫呼吸道的患者，可用喉镜经口腔或鼻腔插入通气导管，以解除窒息。紧急情况下，也可用粗针头（1～3 根）由环甲筋膜刺入气管内，随后行气管切开术。对呼吸已停止者，可行紧急环甲筋膜切开术进行抢救，随后再改行常规气管切开术。

(2) 吸入性窒息的抢救　应立即实行气管切开术。通过气管导管，充分吸出血液、分泌物及其他异物，解除窒息。吸入性窒息的病员特别注意防止肺部并发症。

(二) 环甲膜切开术　环甲膜切开术是在环状软骨和甲状软骨之间横行切开环甲膜以紧急解除窒息。本方法仅适用于紧急抢救时的临时举措，不能长期替代气管切开术，否则可损伤环状软骨导致喉狭窄。待气管切开术后给予缝合环甲膜创口。

手术方法：患者头后仰位，先确认环状软骨和甲状软骨之间环甲膜的位置，一手固定该部气管，另一只手用尖刀沿环状软骨上缘横行切开皮肤、皮下组织和环甲膜，立即撑开切口以解除呼吸困难。随后插入气管套管或软硬橡皮管并固定之，保持呼吸通畅。

(三) 气管切开术　气管切开术是从颈下部正中切开气管前壁插入气管套管以解除窒息的一种手术方法。

手术方法：患者取仰卧位，垫肩，头向后仰，使气管尽量前突接近皮肤并保持气管正中位；用 1%奴夫卡因行局部浸润麻醉；沿颈正中线切开皮肤、皮下、颈阔肌和颈正中白线，用血管钳钝性分开带状肌群，甲状腺峡部向上牵开，止血并暴露气管前壁；确认气管前壁后，在第 3 及 4 气管环处用尖刀半圆型切开前壁，蒂在下部并用 4 号缝线向外下牵引切开前壁，随后放入气管套管拔除内管；气管套管固定最好采用套管两旁线带缝合切口两侧皮肤固定；缝合切口处放入油纱布垫于套管托和皮肤之间。

气管切开术后处理：保持气管套管的清洁、畅通。外套管下垫油纱布与纱布经常更换；内套管每日要定时取出清洗、煮沸消毒；气管套管口盖湿纱布，增加吸入空气的湿度；及时呼出呼吸道内分泌物；用含糜蛋白酶和抗生素的雾化剂吸入，每天 3～4 次，使痰液稀释，易于吸出；保持适当室温（25～27℃）及湿度（65%～75%之间）。经常检查套管上系带固定于颈后可使套管向上外牵拉，有时发生套管松脱和移位。气管切开术后可把套管用中线直接牢固固定于皮肤上，这样不会发生套管松脱和移位，最为安全；上呼吸道梗阻症状完全消失后，即可考虑拔管。拔管前，堵塞套管外口，先半堵后全堵，全堵 24 小时观察无呼吸困难后，即可拔管；如有困难，可采用先堵一半（也可将大号气管套管换成小号气管套管），以后再完全堵管的过度办法，直至经过 24h 观察无呼吸困难后，再行拔管。取出套管后，创口盖以油纱布及纱布，用蝶行胶布牵拉创口以利切口愈合，一般 5～7d 后可自行愈合。

第三节　止　血

口腔颌面部血供丰富，一旦损伤，往往出血较多或易形成血肿。若伤及较大血管，还可危及患者生命。对于外伤性出血应首先明确损伤的部位、出血的来源和性质（动脉性或静脉性），根据现场条件采取相应的止血方法处理。

（一）压迫止血

1．包扎止血法　对颌面部的毛细血管、小动脉、小静脉的出血，可先将软组织复位，然后在损伤部覆盖多层纱布敷料，再用绷带加压包扎。注意包扎的压力要适合，勿加重骨折块移位和影响呼吸道畅通。

2．填塞止血法　对开放性及洞穿性创口，可将纱布块填塞于创口内，外面用绷带加压包扎。在颈部或口底创伤口内填塞纱布时，应注意保持呼吸道畅通，防止发生窒息。

3．指压止血法　根据血管的解剖位置，用手指压迫出血部位供应动脉的近心端，如颞浅动脉、颌外动脉、颈总动脉等均可用示指压迫于相应的骨表面。适用于出血较多的紧急情况，作为暂时止血，然后再改用其他方法做进一步止血。示指、拇指压迫颧弓附近的耳屏部前，可暂时阻断颞浅动脉末梢支的供血；压在下颌骨下缘与嚼肌前缘交界部位，可将颌外动脉压至下颌骨骨面，以减少唇颊部的出血；在口腔、咽及颈部严重出血时，可用拇指在胸锁乳突肌前缘扪及搏动的颈总动脉，在环状软骨水平可将其压迫至第六颈椎横突上。注意此法不到紧急情况下不宜采用，因可发生颈动脉窦反射，导致心律失常、血压下降，甚至心搏骤停。

（二）结扎止血　是常用而可靠的止血方法。对于创口内出血的血管断端，应用血管钳夹住做结扎止血。口腔颌面部较严重的出血局部处理无效时，可结扎颈外动脉。

（三）药物止血　适用于组织渗血、小静脉和小动脉出血。局部使用的止血药有各种中药止血粉、止血纱布及止血海绵等。使用时可将药物直接置于出血处，然后外加干纱布加压包扎。全身使用的止血药如立止血、安络血和止血敏等作为辅助用药。对急性大出血患者，除局部急性处理外，还应同时注意全身情况。包括：立即补充血容量，补血、补液以及其他对症处理。

第四节　伴发颅脑损伤的急救

严重口腔颌面部损伤患者伴发颅脑损伤的比例较大，这是由于口腔颌面部和颅脑邻近的缘故。颅脑损伤包括脑震荡、脑挫伤、颅骨骨折和脑脊液漏等。颅脑损伤患者有昏迷史，对颅脑损伤患者应及时请神经外科医师及时会诊。患者应卧床休息，密切注意患者神志、呼吸、脉搏、血压等生命体征及瞳孔的变化。对昏迷患者，尤其注意呼吸道通畅，以防误吸和窒息的发生。对烦躁不安的患者，可给适量镇静剂，但禁用吗啡，以免抑制呼吸，影响瞳孔变化，引起呕吐，增加颅内压。患者如发生脑脊液鼻漏或耳漏时禁止作耳道或鼻腔冲洗和填塞，避免引起颅内感染。患者有脑水肿或颅内压增高时，给予脱水治疗，常用20%甘露醇快速静滴，6小时1次。长时间应用脱水药，注意补钾。特别注意有硬脑膜外血肿的患者，其临床表现为患者昏迷一段时间后清醒，以后头痛加剧烦躁；随后又出现嗜睡，再次出现昏迷状态；伤侧瞳孔散大，对光反射消失，呼吸脉搏变慢，血压上升。此时应立即请神经外科医师会诊，确诊后行开颅减压术。

第五节　口腔颌面部软组织损伤

（一）损伤类型

口腔颌面部软组织损伤可以单独发生，也可以与颌面骨骨折同时发生。根据伤因和伤情不同可分为擦伤、挫伤、切割伤、刺伤、挫裂伤、咬伤及火器伤等。

1．擦伤　擦伤的特点是皮肤表皮层及真皮浅层破损，少量出血，创面常附着泥沙或其他异物。擦伤的治疗为冲洗创面，防止感染。

2．挫伤　挫伤是由于钝器打击或由撞击皮下及深部组织所致损伤而无开放伤口，因伤处小血管和淋巴管破裂，可致组织内溢血，表现为局部皮肤变色、肿胀和疼痛。挫伤的治疗原则为止血，止痛和预防感染。

3．刺、割伤　刺、割伤的创缘整齐，伤及大血管时可大量出血；切断面神经时则发生相应区域的面瘫。刺、割伤的治疗原则为早期行清创术。

4．撕裂或撕脱伤　撕裂或撕脱伤出血多，疼痛剧烈，易发生休克和感染，创缘多不整齐，皮下组织及肌肉均有挫伤，常有肌肉、神经、血管和骨面裸露。撕裂伤应及时清创，复位缝合。撕脱伤的处理为尽量行血管吻合组织再植术。若无血管供吻合，在伤后 6 小时内，把游离皮肤清创后，行全厚或中厚皮片再植术；若伤后超过 6 小时组织已不能利用，则取其他部位皮片行游离移植，以消灭创面。

（二）口腔颌面部损伤清创术

口腔颌面部损伤伤员只要全身情况允许，或经过急救好转，条件具备，即应尽早对局部创口进行早期清创术。

1．冲洗创口　用消毒纱布盖住创口，用肥皂水、外用盐水清洗创口四周的皮肤；有油垢可用汽油或洗洁剂擦净。然后在麻醉下用大量生理盐水和 1% ~ 3% 过氧化氢溶液交替冲洗创口，同时用纱布团或软毛刷反复擦洗，细菌在进入创口 6 ~ 12 小时以内，多停留在损伤组织表面，且尚未大量繁殖，可通过清洗予以清除。尽可能清除窗口内的细菌、泥沙、组织碎片或其他异物。

2．清理创口　冲洗创口后，行创周皮肤消毒、铺巾进行清除处理。尽可能保留颌面部组织、唇、舌、鼻、耳及眼睑等处的撕裂伤，在无感染和坏死的情况下，应尽量保留，争取缝回原处。进一步去除异物如有金属异物，表浅者可借助于磁铁吸出；深部者可通过插针 X 线定位后取出。但有急性炎症、异物位于大血管旁、定位不准确、术前准备不充分或异物与伤情无关者，可暂不摘除。

3．缝合　伤后 24 小时或 48 小时之内，均可清创后行严密缝合，甚至超过 48 小时，只要创口无明显化脓感染或组织坏死，在充分清创后，仍可行严密缝合。有可能发生感染者，应在创口内放置引流物，已有明显感染的伤口可采用局部湿敷，待感染控制后再处理；缝合、关闭与口、鼻腔和上颌窦等腔窦相通的创口。裸露的骨面应争取用软组织覆盖。创口较深者要分层缝合，消灭死腔。面部伤口缝合应用小针细线细针缝合；组织缺损、移位或因水肿、感染，清创后可先做定向拉拢缝合常用纽扣褥式减张缝合或金属丝、铅丸定向缝合法。组织缺损面积较大时，可考虑用邻位皮瓣、胸大肌皮瓣及前臂皮瓣的带血管游离移植，以覆盖创面和修复颌面部皮肤缺损；有面神经损伤时应在清创后立即给予神经吻合或神经移植。有腮腺导管断裂在清创后也应给予吻合并在两端放置细导管，导管一端有腮腺导管口引出并固定在口腔内，10～14天抽除。

第六节　牙和牙槽骨损伤

（一）牙损伤

牙损伤可分为牙挫伤、牙脱位和牙折三类。

1．牙挫伤　多有牙的创伤病史，牙周膜和牙髓受损伤，致使牙齿松动、叩痛及咬合痛，常伴有牙龈撕裂及出血。牙挫伤治疗较为简单，轻度牙挫伤可不做特殊治疗，暂不用患牙咀嚼食物使之得到休息，亦可调磨对颌牙而使患牙不接触，可望很快恢复。若牙齿松动明显，可采用结扎固定，以利患牙康复。或用黏结法，并适当磨改对颌牙以减少其与患牙的接触。

2．牙脱位　可分为牙部分脱位和牙完全脱位。部分脱位者常有牙松动、移位和疼痛，并妨碍咬合；向深部嵌入者牙冠外露部分变短，其位置低于咬合平面；完全脱位者牙已脱离牙槽窝，或仅有软组织相连，甚或完全离体，牙脱位时局部牙龈可能有撕裂和红肿，或伴发牙槽骨折。牙脱位的治疗以尽力保存牙为原则。牙移位、半脱位或嵌入深部等部分脱位者，均应先将牙充分复位，然后固定2～3周。如牙已完全脱落，但离体时间不长，可将脱位的牙行再植术。牙脱位的固定方法常用牙弓板固定法、金属丝结扎黏结法等，也有用光固化材料作为牙脱落复位后暂时固位效果极佳，达到目的后再去除光固化材料。

3．牙折　常由于外力直接撞击而发生，上中切牙牙折最多见，牙冠折断者可有牙体缺损，髓腔暴露，或有折裂线存在；牙根折断则有牙松动、叩痛，借助X线片可明确诊断。牙折在龈缘以上者，尽量保存患牙，可行根管治疗后在以桩冠修复。牙折在根尖部者，可将牙体结扎固定任其自行愈合；定期检查牙髓情况，如牙髓坏死应行根管治疗。根中折断，且不能保存者通常拔除患牙。

（二）牙槽突骨折　牙槽突骨折是因外力直接作用于局部牙槽突而引起，多见于上颌前牙部分，常伴有唇和牙龈的肿胀和撕裂处，摇动损伤区某一牙时，可见邻近数牙随之移动；骨折牙可移位，引起咬合错乱；牙槽骨骨折时常有牙折或牙脱位。牙片、咬合片或上、下颌骨全景片常可明确诊断。牙槽突骨折首先在局麻下将牙槽突复位到正常解剖位置，根据不同情况选择不同的固定方法。一般情况下，复位后常选用金属丝牙弓夹板结扎固定，选用两侧邻牙做固位体。复位不良者，亦可采用牵引复位固定。

第七节　颌骨骨折

颌骨骨折有一般骨折的共性，例如疼痛、肿胀、出血、移位、感觉异常及功能障碍等。由于颌骨解剖及生理特征的原因，其临床表现和诊治方法有其特殊性。

一、下颌骨骨折

下颌骨骨折较上颌骨骨折常见，这是由于下颌骨的位置占据面下1/3部分，其面积大、位置突出、所以骨折发生率高。下颌骨发生骨折的部位常与解剖结构有关，如正中联合部、颏孔区、下颌角区及髁状突颈部等为骨折好发部位。骨折块受咀嚼肌牵引常发生移位，导致咬合错乱。下颌骨骨折由于其解剖特点发生骨折的频度为髁状突颈、下颌体、下颌骨、颏部、下颌升支和牙槽突。

【诊断标准】

详细询问创伤的部位，外力的大小及方向，常见骨折段移位。下颌骨骨折首先应了解患者受伤的原因、过程及临床表现，同时注意全身情况。骨折处可见到面部创口、肿胀及皮下淤斑。下颌骨可出现张口受限和运动异常，检查患者牙列可见牙齿咬合错乱及牙弓形态异常等情况。摄取下颌骨后前位与侧位片，有条件可摄取下颌曲面断层 X 线片，必要时行 CT 摄片一般可确诊，并明确骨折部分、类型、骨折段移位情况及牙与骨折线的关系。

（一）颏部骨折　单发的正中骨折可无明显移位；双发骨折可由于颏舌肌和颏舌骨肌的牵引向后退缩；粉碎性骨折或有骨质缺损，可使牙弓变窄。后两种骨折都可使舌后坠，有引起呼吸困难，甚至窒息的危险。

（二）颏孔区骨折　一侧颏孔区骨折时，前骨折段可向下方移位且稍偏向内侧；双侧颏孔区骨折时，两侧后骨折段由于咀嚼牵引而向上前方移位，前骨折段向下后方移位，致颏部后缩及舌后坠。临床上骨折的移位方向有时还要考虑骨折线的方向，也能影响骨段的移位。

（三）下颌角部骨折　骨折线如位于下颌角时骨折段移位通常不明显，这是因为下颌角部两侧均有嚼肌和翼内肌附丽，骨折段不易发生移位。如骨折线在嚼肌和翼内肌附丽位置之前则前骨折段向下移位，后骨折段向上移位。

（四）髁状突骨折　单侧髁状突颈部骨折患侧耳前区可有压痛，张口时可加重，检查患侧髁状突的动度减弱或消失。髁状突颈部骨折移位时由于翼外肌牵引可向前内方向，颞颌关节区 CT 可明确诊断。不能向对侧做侧方运动，有患侧后牙早接触，前牙及侧牙可出现开𬌗。双侧髁状突颈部骨折时，下颌不能做前伸运动，下颌升支向后上移位，后牙早接触，前牙开𬌗更明显。局部肿痛及功能障碍程度较单侧髁状突颈部骨折者为重，还可能并发不同程度的脑震荡及脑脊液耳漏。

（五）咬合错乱　根据不同部位的骨折而发生牙早接触、反𬌗或开𬌗等。

（六）骨折段活动异常　下颌骨骨折时运动不是整体活动，而出现分段的活动。下颌骨骨折伴有下牙槽神经损伤时，会出现下唇麻木。

【治疗原则】

1．应在无全身并发症或全身情况稳定后，及时进行局部治疗。

2．合并软组织损伤时，应与骨组织损伤同时处理，其治疗要点见口腔颌面软组织损伤。骨组织损伤引起的骨质缺损根据具体情况采用肋骨、肩胛骨、髂骨或腓骨修复，最好采用带血管蒂的骨移植，此方法术后植骨块吸收少，愈合快，有利于下颌骨形态和功能的恢复，获得满意的手术效果。

3．骨折线上的牙因固位所需应尽量保存，如牙已松动、折断、龋坏、牙根裸露过多或有炎症者应拔除，以免影响骨折的愈合。

4．骨折段的正确复位和可靠的固定，以恢复患者原有的咬合关系为治愈标准。

5．复位可在局麻或全麻下进行。

（1）手法复位　适合于骨折早期、较简单骨折、移位不大或骨折片较活动者。

（2）牵引复位　适用于手法复位失败者，多发性骨折或骨折断端已有纤维性愈合者。常用以各种夹板为支点的口内弹性牵引法。

（3）手术复位　适用于复杂型骨折需做骨间固定者，或开放性骨折，或手法与牵引均失败的已错位愈合的陈旧性骨折。

6．固定必须可靠

（1）单颌结扎固定　适用于无明显移位的简单骨折，用钢丝“∞”定型结扎、平行结扎、眼孔结扎、金属夹板结扎等。

（2）颌间结扎固定　为下颌骨骨折中最常用，在骨折复位的基础上，将上、下颌的夹板予以固定。

（3）骨间结扎固定　适用于开放性骨折、错位的陈旧性骨折，在骨折断端两侧各钻孔行钢丝或钛板固定。

（4）颌周结扎固定　适用于无牙颌患者。可利用其原有的托牙做夹板或临床制作一个夹板，再以不锈钢使其与颌骨一起行环绕颌周的结扎固定。

（5）颅颌弹性绷带固定　为骨折无移位的固定，或为其他方法的辅助固定方法。

7．髁状突颈部骨折可在磨牙区置2～3mm厚的橡皮垫，行颌间弹性牵引，外用颅颌弹性绷带固定；也可手术复位固定，一般不轻易行髁状突摘除。髁状突骨折移位如果影响开口，应做手术复位、固定或切除。

二、上颌骨骨折

上颌骨骨折根据部位可分为上颌骨单侧、双侧、部分及全上颌骨骨折。由于上颌骨与鼻骨、颧骨和其他颅面骨相连，骨折线易发生在骨缝和薄弱的骨壁处，常见横断骨折。并发颅脑损伤常见。典型的上颌骨骨折有 Le Fort Ⅰ、Ⅱ、Ⅲ三种类型，但临床上常可见到不规则型的骨折。

【诊断标准】

应充分了解外力的性质，打击力的方向，特别要了解伤后意识变化等。上颌骨骨折常并发颅脑损伤，故应注意患者有无昏迷、喷射性呕吐、头痛、脑脊液鼻漏等症状的存在。摇动上前牙，上颌骨如随之移动则有骨折。在骨折处可能见到创口、肿胀或皮下淤斑等症状。X线片（鼻颏位、头颅正侧位等）可明确诊断，必要时行CT检查可更清晰显示上颌骨骨折及颅脑损伤情况。

1．典型的上颌骨骨折的三种类型

（1）Le FortⅠ型骨折　又称上颌骨低位骨折或水平骨折。骨折线从梨状孔下方、牙槽突上方向两侧水平延伸至上颌翼突缝。

（2）Le FortⅡ型骨折　又称上颌骨中位骨折或锥形骨折。骨折线自鼻额缝向两侧横过鼻梁、眶内侧壁、眶底、颧上颌缝，在沿上颌骨侧壁至翼突。有时可波及筛窦达颅前凹，出现脑脊液鼻漏。

（3）Le FortⅢ型骨折　又称上颌骨高位骨折或颧弓上骨折。骨折线自鼻额缝向两侧横过鼻梁、眶部，经颧额缝向后达翼突，形成颅面分离，使面中部凹陷、变长。此型骨折多伴有颅底骨折或颅脑损伤，出现耳、鼻出血或脑脊液鼻漏。

2．骨折可发生在单侧或两侧，骨折线也可不在同一平面等不规则的骨折。

3．骨折段位移及咬合关系错乱。

4．Le FortⅡ、Ⅲ型骨折常有眶周皮下淤血（眼睛症状），睑、球结膜下出血，水肿，眼球移位而出现复视等。

【治疗原则】

1．有颅脑损伤者，应首先处理颅脑损伤。

2．全身情况稳定后，及早进行局部治疗。

3．上颌骨血运丰富，愈合能力强，应争取尽早（一般在2周内）复位与固定。否则骨折处很易形成纤维性错位愈合，给手术带来困难。

4．以手法复位为主，也可行口内或外科（石膏帽）牵引复位。

5．上颌骨骨折均须做颅颌固定

（1）石膏帽悬吊　较简单的上颌骨骨折可直接将上颌骨做单颌结扎后固定在石膏帽上；骨折段移位明显，咬合关系严重错乱者先做颌间结扎后，再根据牵引方向的要求，从侧方或前方，悬吊于石膏帽上。

（2）骨间固定与悬吊　适用于不能用石膏帽悬吊或复位不准确者，根据骨折位置切开、复位采用钛板固定或钢丝结扎。行悬吊时，可通过针管引导不锈钢丝将上颌通过夹板悬吊在额骨颧突或颧骨，眶下缘上。

6．同时伴发下颌骨骨折时，先将下颌骨复位固定，再依据正常咬合关系固定上颌骨；并在颌间固定的基础上加颅颌固定。上颌骨骨折一般固定3周左右即可。

第八节　颧骨与颧弓骨折

颧骨与颧弓是面部比较突出的部分，易受撞击而发生骨折。颧骨与上颌骨、额骨、蝶骨和颞骨相连接，其中与上颌骨的连接面最大，故颧骨骨折常伴发上颌骨骨折。颧骨的颞突与颞骨的颧突连接构成颧弓，较细窄，更易发生骨折。触诊骨折局部可有压痛、塌陷移位，颧额缝、颧上颌骨连接处以及眶下缘均可能有台阶形成或骨连接性中断。自口内沿前庭沟向后方触诊，检查颧有与上颌骨、喙突之间的空隙变窄。X线片（鼻颏位与颧弓切线位）可明确骨折线与移位情况。必要时CT片明确颧骨、颧弓骨折与上颌骨、颅底损伤关系等情况。

【诊断标准】

1．颧面部塌陷于受伤早期可见颧面凹陷，随后往往由于软组织肿胀反而塌陷不太明显。

2．颧骨或颧弓骨折向内移位，压迫颞肌或喙突，可使张口受限和张口疼痛。

3．颧骨骨折移位后，可因眼球移位、外展肌渗血和局部水肿以及撕裂的眼下斜肌嵌入骨折线中、限制眼球运动等原因而发生复视。

4．颧骨眶壁骨折　眶周皮下、眼睑和结膜下可有出血性淤斑。

5．颧骨上颌突部骨折可能损伤眶下神经或颧面、颧颞神经而出现面部麻木感。同时损伤面神经颧支，可呈现眼睑闭合不全。

【治疗原则】

颧骨、颧弓骨折如仅有轻度移位、畸形不明显、无张口受限与复视等功能障碍者，可不行手术治疗。对畸形严重者即使无功能障碍，也应复位以恢复。

（一）颧弓骨折复位　复位标准应是张口活动无障碍，外形大致对称。可采用以下手术复位方法之一。

1．巾钳牵引复位法。

2．颧弓部单齿钩切开复位法。

3．口内切复位法

4．前庭沟切口法。

5．下颌升支前缘切口法。

6．颞部切开复位法。

（二）颧骨骨折复位

1．上颌窦填塞法　适用于粉碎性颧骨及上颌骨骨折。

2．头皮冠状切口复位固定法　该切口可显露眶缘、眶壁、颧骨、颧弓、额骨、鼻骨及上颌骨前壁。在骨折复位后采用微型钢板或钛板行坚固固定，也可用不锈钢丝结扎固定。颧骨骨折复位不理想时，可考虑术后二期植骨整复。颧骨骨折复位后可采用外固定，即在骨上下方穿一钢丝引出皮肤外，悬吊于石膏帽上或特制的夹板上保持2周左右，期间注意局部清洁，防止挤压患处。上颌窦内碘仿纱布填塞由下鼻道引出沙条2周后在自鼻腔内分次抽出。口内缝线可不拆或10天后拆。冠状切开骨折复位缝线于7～10天拆线。期间应保持创口缝线的清洁。

第九节　儿童颌面部骨折

儿童颌面部骨折较少见。儿童处于生长发育期，骨质柔软而富有弹性，即使骨折，也是绿枝样骨折，即使有骨折移位，一般也不大。常见原因是由于颌部外伤引起的双侧髁状突损伤及上下颌前乳牙区的骨折。因为儿童期生长愈合快，儿童颌面部骨折一般较少采用切开复位法。

【诊断标准】

详细询问创伤的部位、外力的大小及方向。下颌骨骨折与上颌骨骨折类似成人，但临床症状往往较成人轻（见颌骨骨折节）骨折段移位常不明显。

【治疗原则】

儿童期正值恒乳牙交替，在恒牙萌出后，其咬合关系还要自行调整，因此对复位，特别是对咬合关系恢复的要求不如成年人高。在乳牙期的儿童，由于牙冠较短，牙根吸收，不甚牢固，很难做牙间或颌间结扎固定，故对儿童期的颌骨骨折应保守治疗为主，多采用颅颌弹性绷带及自凝塑胶夹板的黏结固定法。对严重开放性创伤或骨折片移位大者也可采用手术复位，但应尽量避免损伤恒牙胚。对髁状突损伤骨折者，发育后可能引起的颌面部畸形可行正颌正畸治疗。

第十节　口腔颌面部火器伤与烧伤

火器伤是烧伤在口腔颌面部相对少见，对严重患者的处理有时较为棘手。对此类损伤应视具体情况给予合理处置。

一、口腔颌面部火器伤

【诊断标准】

火器伤是由火药为动力发射或引爆的投射物所致的损伤，是枪弹伤和爆破伤的总称。火器伤对口腔颌面部软硬组织的损伤的临床表现明显不同。例如子弹穿入软组织时为贯通伤，入口和出口处损伤一致。若子弹穿入骨组织时，出口处骨组织为粉碎性骨折，软组织出口处也炸成很大。碎骨片及碎牙片穿入组织内，伤情较为严重；造成枪弹伤或爆炸的弹头或弹片在击中颌面骨骼后即行爆炸，被炸的骨片或牙片又相当于继发弹片，进一步损伤周围组织，常造成严重的、多发性软组织和骨组织的破坏和缺损。其贯通伤较多，组织内多有异物存留，创口内都有细菌污染。

【治疗原则】

注意保持呼吸道畅通、止血和抗休克等。摄正、侧位X线片，必要时摄定位片及CT摄片。清创术是颌面部火器伤治疗的重要措施。彻底清除坏死软硬组织并湿敷引流，定向缝合，广谱抗生素应用，注意营养，常规注射破伤风抗毒素1500U。遗留缺损畸形待后期整复。

二、颌面部烧伤

【诊断标准】

它指各种火焰烧伤、过热物体灼伤、过热液体烫伤或一些化学物质烧伤。根据烧伤的严重程度分为：Ⅰ度 皮肤潮红，组织红肿，有轻微疼痛；Ⅱ度 皮肤起水疱，内含透明或浑浊渗出物，疼痛剧烈；Ⅲ度 皮肤早期变硬，逐渐坏死，由于皮肤神经末梢破坏患者无痛感；Ⅳ度皮肤及皮下组织全部坏死。颌面部有丰富的神经分布，灼伤后疼痛剧烈，烧伤后出现的反应既快又重，12小时内即可出现明显肿胀，48小时达到最高峰。鼻、眼、颧、耳及唇等处的伤情常较重，常引起组织移位和功能障碍，口鼻部严重灼伤后常影响呼吸，出现呼吸困难。疼痛剧烈、易发生高热、感染及休克。后期常引起口腔颌面部的继发畸形。

【治疗原则】

用冷水清洗创面，行暴露疗法，清洁创面及抗生素应用，保持呼吸道畅通。深Ⅱ度以上烧伤创面10天内剥除焦痂，或削去一层行皮片移植（有感染时先湿敷再植皮）。遗留继发畸形以后Ⅱ期整复。大面积严重烧伤患者通常有三关，即休克关，感染关和功能恢复关。口腔颌面部火器伤所引起的骨质缺损根据具体情况采用肋骨、肩胛骨、髂骨或腓骨修复，最好采用带血管蒂的骨移植，此方法术后植骨块吸收少，愈合快，有利于颌骨形态和功能的正常修复。

第十一章 涎腺疾病

第一节 急性化脓性腮腺炎

本病以往多见于腹部大手术以后，称之为“手术后腮腺炎”，现在已很少见，临床上遇到的多为慢性腮腺炎基础上的急性发作。

【诊断标准】

1．多为单侧，亦可双侧发病。

2．全身衰弱的卧床病人机体反应能力差，不一定出现高热和白细胞总数增多。

3．肿胀区域以耳垂为中心，红、肿、稍硬、压痛，局部有持续性跳痛。

4．腮腺导管口乳头红、肿，轻柔地按摩腺体，有脓性分泌物排出。

5．由于炎症浸润，部分病人出现面瘫，炎症消退后可以恢复。

6．慢性化脓性腮腺炎急性发作者症状较轻、有反复发作史，患者可以是身体健康者。

【治疗原则】

1．选用有效的抗生素，尽早从导管口取标本作脓培养及药敏试验，供选药参考。

2．局部热敷、理疗或药物外敷。

3．腺体内化脓灶分散，如导管口有脓排出，可常用温热水漱口，少量多次酸性饮料，口服1%毛果芸香碱等，促进唾液分泌，有利于排脓。

4．化脓灶相对集中，形成脓肿也不一定能扪到波动，当局部跳痛，触诊有明显的可凹性水肿时，可考虑切开引流。以后每天冲洗、换药。

5．由于患者体质差、脓肿分散，故切开后切口愈合很慢，术前要全面考虑，慎重决定。

第二节 慢性化脓性腮腺炎

慢性化脓性腮腺炎包括慢性复发性腮腺炎和慢性阻塞性腮腺两种，后者较多见。

一、慢性复发性腮腺炎

【诊断标准】

1．绝大多数为10岁以内儿童。

2．青春期后能自行痊愈，少数患者延续至成年以后逐渐消失。

3．慢性期时，腮腺稍肿，不痛，有时口中有咸味。多为一侧，亦可两侧。

4．急性发作时，腮腺肿胀加重、胀痛、轻度压痛，按摩腺体有脓性物自管口排出。

5．腮腺造影片显示主导管与分支导管正常，末梢导管呈点状或球状扩张。

6．随着年龄增长，发作次数减少，一般15岁以内自愈。

【治疗原则】

1．本病可自愈，故只采取保守治疗。

2．慢性期注意增强抵抗力、避免感冒和消化不良等常见病。

3．由导管口注入碘油有疏通导管和杀菌消炎作用，治疗效果良好，可以每1~2个月注射一次。

4．急性发作期口服抗菌药，每天按摩腮腺，由后向前，促进唾液和脓性分泌物的引流。用温热盐水勤漱口，一日多次。

二、慢性阻塞性腮腺炎

【诊断标准】

1．多见于中年人，单侧较多，亦可双侧。

2．约半数患者能查到阻塞原因：阳性或阴性结石、导管狭窄、导管异物、腺外瘢痕牵引、肿瘤压迫导管等等。

3．起病隐匿，说不清何时发病。

4．慢性期腮腺稍肿大，亦可外观正常，触诊检查可扪到炎症浸润块、不痛。患者自觉口内有时会有咸味。

5．急性发作时，腮腺肿胀加重，胀痛，部分患者与进食有关，全身症状不明显，由后向前按摩腮腺有脓性分泌液自导管口排出。

6．急性发作为单侧，可两侧交替发作，同时急性发作者罕见。

7．慢性期用碘酊作腮腺造影可见主导管、分支导管呈腊肠样改变，末梢导管呈点、球状扩张，破坏严重者腺体可不显影。

【治疗原则】

1．有脓性分泌物时可用抗菌药液灌洗，用细尼龙管一端插入腮腺导管，另一端接肌肉注射针头，注射器内盛生理盐水或药液进行灌洗。

2．由导管口注入碘酊1~1.5ml，有良好的治疗作用。

3．长期保守治疗无效者可考虑下列方法：①1%龙胆紫注入导管，破坏腺体；②导管结扎法，迫使腺体萎缩；③保留面神经的腮腺切除术。上述治疗均应在慢性期，无脓性分泌物的情况下进行。

第三节　涎　石　病

涎石病是指涎腺导管或腺体内有结石生成，造成阻塞和感染。

【诊断标准】

1．涎石可发生于所有涎腺，以颌下腺最为常见，腮腺次之，舌下腺、小涎腺罕见。

2．涎石病可见于任何年龄，多见于青壮年。

3．结石有大有小，可多可少，典型的颌下腺导管结石为长圆形，呈枣核状。小者如小米粒大小，可被排送到舌下肉阜的导管口，大者可使导管增粗。

4．颌下腺导管结石采取口内外双合诊可触及硬、压痛的硬物。

5．较大的结石影响唾液排出，进食时颌下腺迅速增大，饭后逐渐消退。

6．涎石阻塞可引发腺体继发感染，颌下区肿、痛。反复发作后，炎性细胞取代腺泡、纤维组织增生，最终使腺体丧失唾液分泌功能。

7．颌下腺导管结石可用下颌横断咬合片，导管后段与腺体结石拍摄颌下腺侧位片，可显示结石的位置、大小和数量。

【治疗原则】

1．腺体发生急性感染时，首先进行抗感染治疗，根据病情采取内服抗菌药、止痛药、输液理疗等措施。

2．颌下腺导管结石可在口内切开取石。

3．腮腺导管结石只有在接近导管口，在口内可扪及者才能在口内取石。

4．颌下腺内及导管后段结石继发慢性颌下腺炎，腺体已丧失功能可施行颌下腺摘除术。

第四节　流行性腮腺炎

流行性腮腺炎是腮腺炎病毒引起的急性传染病，由密切接触或飞沫经呼吸道传染，潜伏期 8～30 天。

【诊断标准】

1．好发于冬春季节，多见于 5～10 岁儿童。

2．有接触史。

3．少数病人有前驱症状，感觉全身不适，发热、头痛、咽炎等。1～2 天后出现腮腺肿胀。

4．多数病人以腮腺肿胀为最早征象，多数为双侧，先后或同步肿大。

5．颌下腺、舌下腺均可受累，双侧比单侧多见。

6．自始至终只有颌下腺肿胀，称为流行性腮腺炎颌下腺型，好发于青年人，多为单侧，全身症状较轻，并发症也较少发生。

7．腮腺与颌下腺肿胀的特征是弥漫性肿胀、边界不清、质地较软、轻度压痛、皮肤紧张发亮、热而不红，导管口红肿，唾液清亮。

8．实验室检查　白细胞总数正常或稍低，淋巴细胞相对较多。血清及尿淀粉酶轻度或中度增高。

9．青春期后男性可并发睾丸炎、女性并发卵巢炎，并发症还有脑膜炎、胰腺炎、心肌炎、肾炎等。发现可疑征象，及时请有关专科医师会诊。

10．已知单纯疱疹病毒、巨细胞病毒、A 组柯萨奇病毒、副流感病毒、呼吸道合胞病毒、乙脑病毒等均可引起急性腮腺炎，症状与流行性腮腺炎相同。流行性腮腺炎病后，机体保持长久免疫力，但仅限于流行性腮腺炎病毒，对其他病毒无效。因此，仍可感染第二次或第三次急性病毒性腮腺炎。

【治疗原则】

1．无特效治疗，主要为对症处理。

2．卧床休息、流食及软食、补充维生素、注意口腔清洁。

3．抗病毒药物仅对缩短病程、减轻症状有一定效果。

4．发现症状即开始隔离，直至肿胀完全消退，约为两周。

第五节 腮腺瘘

腮腺位于面侧部，位置表浅，易于遭受外伤。腮腺部分切除术后，腮腺区脓肿切开或肿物切除术均可伤及腺体，导致腺瘘的发生。

【诊断标准】

1．有腮腺区外伤史或手术史。

2．腮腺区皮肤瘘孔，时有清亮液体流出，进食时，流出量大增。

3．耳前或耳后可有先天性瘘孔，是第一腮裂瘘，可有液体排出，量极少，与进食无关，易于鉴别。

【治疗原则】

1．切除瘘管、炎性肉芽组织及卷入的上皮，在筋膜层严密缝扎，皮下、皮肤分层缝合。

2．局部垫敷料后，适当加压包扎。

3．五天内避免酸性食物及饮料，不吃费力咀嚼的食物，以减少唾液分泌。

第六节 舍格伦（Sjögren）综合征

舍格伦（Sjögren）综合征是侵犯外分泌腺的慢性炎症性自身免疫病。消化道、呼吸道、阴道等处腺体以及汗腺均可遭到破坏，但以泪腺、涎腺受累最早，症状最明显，导致口腔粘膜、结膜干燥，故又称干燥综合征。

【诊断标准】

1．好发于中老年女性。

2．起病隐匿，说不清发病时间。

3．1/3 患者有单侧或双侧腮腺肿大，颌下腺、舌下腺、小涎腺以及泪腺亦可肿大，但比较少见。

4．发生于腮腺、颌下腺、腭部的硬结有时被当作肿瘤切除，术后病理报告“送检标本为炎性组织，未见肿瘤细胞”。在此种情况下应想到本病。

5．部分患者腮腺可发生继发性感染，反复肿胀。有肿胀史的患者亦可外观正常，触诊时可扪到腺体内有浸润块。

6．双眼干涩、异物感，眼科检查项目有：泪液流量检测（Schirmer 试验）、角膜染色后裂隙灯显微镜下检查角膜损伤、泪膜破裂时间测定。

7．患者主诉口干、咽干、吃干性食物需汤水送咽、总义齿固位不良。口腔检查可见粘膜干红、唾液少、口腔自洁作用差、牙周炎及龋齿增多，早期舌苔黄厚，晚期舌背光、红、有裂沟。口腔科检查项目：唾液流率测定、腮腺造影、唇腺或颊腺活检。腮腺造影影像改变有主导管边缘不整齐，呈棉卷或羽毛状，分支导管减少，区域缺损，末梢导管呈点、球状扩张，腺体缩小。与慢性化脓性腮腺炎有相似之处，需认真鉴别。

8．患者血清中能检出多种自身抗体，如抗核抗体、抗线粒体抗体、抗腮腺导管上皮细胞抗体、SSA 和 SSB 抗体等。这些抗体均无特异性。

9．本病常合并发生其他自身免疫病，如类风湿性关节炎、系统性红斑狼疮、原发性胆汁性肝硬化、桥本甲状腺炎等，称为重叠综合征，约占 40%，其中类风湿性关节炎占半数。还可合并吞咽困难、雷诺征、胰腺炎、间质性肾炎、肾小管酸中毒等。

舍格伦综合征是内科病，病情较复杂，需进行全面检查、综合分析，然后作出诊断。

【治疗原则】

1．如同其他自身免疫病一样，无有效疗法，只能对症处理。眼干用人工泪液，口干用人工唾液。

2．口腔自洁作用差，注意维护口腔卫生，以减少龋齿和牙周炎，避免腮腺的逆行性感染。

3．并发腮腺急性感染时，给予抗菌药物。

第七节　粘液腺囊肿

本病是导管口阻塞，分泌液潴留或导管破损，分泌液外漏而形成的囊肿。

【诊断标准】

1．最常发生于下唇，舌尖腹面次之，偶见颊部和口底粘膜。

2．多见于儿童和青少年。

3．半球形隆起的粘膜囊泡，呈半透明状，大小不等，最大直径不超过 1cm。

4．囊肿易被咬伤而破溃，流出蛋清样液体，伤口很快愈合，再次形成囊肿。

【治疗原则】

（一）囊内药物注射法　在囊肿边缘正常粘膜处进针，抽出囊液后，注入 2%碘酊或 5%鱼肝油酸钠，使腺体失去功能。此法较易复发。

（二）手术治疗　囊肿与粘膜无粘连者可完整摘除，与囊肿相连的腺体一并摘除，以防复发。若局部瘢痕与囊壁粘连，作纵行的梭形切口，将粘膜瘢痕与囊肿一起切除，注意勿损伤周围腺体。

第八节　舌下腺囊肿

舌下腺囊肿是导管堵塞，涎液潴留使导管扩张形成囊肿；更多见的是由于导管破损，涎液外渗到组织间隙内成为囊肿。

【诊断标准】

1．好发于儿童和青少年。

2．囊肿位于一侧口底粘膜下，囊壁很薄，呈现淡紫蓝色，触之柔软、无痛。增大后可越过舌下中线，扩展到对侧。此种称为口内型。

3．涎液可通过下颌舌骨肌之发育缺陷处，漏到颏下或颌下，亦可由下颌舌骨肌后缘流注至颌下，在颌下区形成囊肿，称为口外型。临床上常被误诊为颌下腺囊肿。

4．舌下和颌下均可见到囊肿的哑铃型称为口内外型。

5．口内型与口内外型容易诊断，口外型可通过穿刺、B超帮助诊断。

【治疗原则】

1．口内行舌下腺摘除术是根治舌下腺囊肿的最佳方法。手术时不必摘取颌下之囊壁，吸净囊液，生理盐水冲洗颌下区加压包扎即可。

2．全身情况不能耐受舌下腺手术者，可作袋形手术，切除囊肿口底隆起部分的囊壁和外层粘膜，使囊肿完全开放，周边缝合几针即可。此手术简单易行，但术后容易复发。

第十二章 颞下颌关节疾病

第一节 颞下颌关节紊乱病

颞下颌关节紊乱病是指累及颞下颌关节和/或咀嚼肌群，具有相关临床问题的一组疾病的总称，包括咀嚼肌疾病，关节盘移位，滑囊炎和骨关节病四大类，原称为颞下颌关节紊乱综合征。发病因素复杂，咬合障碍、关节内微小创伤和精神心理因素为本病的主要致病因素，也与免疫学因素、解剖学因素、偏侧咀嚼习惯、夜磨牙、紧咬牙及其他口腔不良习惯有关。本病临床主要症状包括开闭口运动及咀嚼时关节区及（或）关节周围肌群疼痛、关节运动障碍、关节内弹响或杂音，可伴有不同程度的头痛等其他症状。

一、翼外肌功能亢进

【诊断标准】

1. 开口度过大及最大开口位关节弹响，可伴有开口偏斜。
2. 一般无关节区及相关肌肉的疼痛症状及触压痛。

【治疗原则】

主要为调整翼外肌功能。

可用0.5%或1%普鲁卡因5ml做翼外肌封闭，每日或隔日一次，5～7次为一疗程。可根据开口度减小的程度及关节弹响的变化情况调整每次封闭的药量及间隔时间。

二、滑膜炎

【诊断标准】

1. 关节区开口及咀嚼痛，患侧咬合时，关节疼痛加重。
2. 开口受限，开口型偏向患侧。
3. 关节外侧或髁状突后方有明显压痛。

【治疗原则】

（一）理疗　局部冷敷及（或）辅以中药热敷。

（二）药物治疗　可口服抗炎镇痛药如消炎痛、扶他林、芬必得等。

（三）局部封闭　如经上述治疗无效，可用强的松龙0.5ml～0.8ml加入2%普鲁卡因0.5～1ml，关节腔封闭，一般封闭一次即可，3个月内不宜重复使用。

三、可复性关节盘前移位

【诊断标准】

1. 关节弹响　弹响常发生于开口初期及闭口末期，随着关节盘移位程度的加重，弹响也可见于开口中期及末期。
2. 开口型异常。
3. 一般无疼痛　但当伴发咀嚼肌痉挛及滑膜炎时，则可兼有咀嚼肌痉挛及滑膜炎的相应临床表现和体征。

4．关节造影或磁共振（MRI）检查可见关节盘前移位，开口时恢复正常盘－突位置关系。

【治疗原则】

1．调位𬌗垫　适用于弹响发生于开口初及闭口末期的病例，下颌前伸2mm以内弹响可消失者疗效较好。对于开闭口中期弹响，则疗效较差。

2．关节盘复位术　对少数关节盘明显前移位病例，影响患者生活质量，而无法进行𬌗垫治疗的，可经关节镜进行关节盘复位。

3．合并咀嚼肌痉挛及滑膜炎者，应进行相应的治疗，以缓解疼痛症状。

四、不可复性关节盘前移位

【诊断标准】

1．患者一般曾有典型的关节弹响史，继而有间断性关节绞锁史，进一步发展则弹响消失，开口受限。

2．开口或前伸时下颌偏向患侧。

3．可有关节区开口或咀嚼疼痛。

4．关节造影或MRI检查可见关节盘前移位，开口时髁状突运动受限，不能恢复正常的盘－突位置关系。

【治疗原则】

1．发生不可复关节盘前移位时间较短者，可在局麻下试行手法复位。

2．关节腔冲洗术，使用生理盐水进行关节腔冲洗，使不可复性关节盘前移位变为可复性关节盘前移位。冲洗完成后，可根据患者情况，于关节腔内注射强的松龙或透明质酸钠。

3．上述治疗无效者，或病程较长、症状严重者，可在关节镜下行关节松解、关节盘复位术或作开放性关节盘复位手术治疗。

五、关节盘穿孔

【诊断标准】

1．开闭口、前伸、侧方运动时，关节内有多声破碎音或摩擦音。

2．开口型偏斜，常伴有关节绞锁及开口受限。

3．关节区及关节周围区疼痛。

4．平片多数患者有髁状突退行性改变，关节造影片示关节上下腔交通。

【治疗原则】

减轻疼痛，最大限度地恢复关节功能。

1．以保守治疗为主，如理疗、中药外敷、口服药物、关节腔内药物注射等。同时应纠正夜磨牙、紧咬牙、偏侧咀嚼等不良习惯、修复缺失牙，必要时可使用𬌗板治疗。

2．经保守治疗无效者，可行关节镜或开放手术治疗。

六、骨关节病

骨关节病分为原发性骨关节病和继发性骨关节病两种，其X线、病理改变无法区别，临床治疗原则亦基本一致。

【诊断标准】

1．临床症状多为单侧。晨起症状最轻，以后随着关节运动增加，症状逐渐加重。

2．颌面部肌肉疼痛或僵硬，下颌运动受限和偏斜，摩擦音较常见。

3．X线表现为关节间隙狭窄；关节结节、关节窝硬化并变得浅平宽大；髁状突骨质硬化、破坏、囊样变及骨赘等；关节造影可见关节盘移位、穿孔等。

【治疗原则】

1．对症治疗　可服用抗炎止痛药如消炎痛、扶他林等；红外线照射或中药局部热敷。

2．关节腔药物注射　关节腔内单次注射强的松龙0.5～1ml，对减轻疼痛、恢复正常关节功能的近期及远期效果均较好。也可选用透明质酸钠进行关节腔内注射。

3．对少数症状严重、病程迁延者，可在关节镜下行关节灌洗、松解及清扫术；或行开放外科手术治疗。

第二节　类风湿性关节炎

【诊断标准】

1．多发生于20～30岁患者，女性多见，且常有其他关节类风湿性关节炎病史。

2．颞下颌关节症状　可表现为关节晨起僵硬，关节局部疼痛，开口受限及关节杂音，有时可见局部肿胀。严重者可因双侧髁状突骨质破坏导致渐进性前牙开殆。

3．X线检查　可有明显的骨质破坏和广泛的骨质稀疏。髁状突和关节窝均可受累，很少有成骨征象。

【治疗原则】

类风湿关节炎的治疗首先应针对全身情况进行治疗，并控制局部疼痛及炎症。

1．全身应用抗类风湿性药物是主要治疗方法。

2．对颞下颌关节局部症状，可采用红外线照射、水杨酸钠离子导入及蜡疗等。

3．关节腔药物注射　可采用强的松龙0.5～1ml关节腔内注射，如确需重复注射，间隔时间应不少于12周。

4．上述治疗无效者，可进行关节镜手术。已发生关节强直的病例，在病变静止期可行假关节成形术。

第三节　化脓性关节炎

【诊断标准】

1．发病突然，关节区红、肿、热、痛，并伴有严重的开口受限。常伴发热、全身不适，白细胞数增高。

2．关节腔有积液时，下颌偏向健侧，患者不敢咬合。关节腔穿刺可抽吸出脓液。

3．X线检查　有关节腔内渗液积聚时可见关节间隙增宽。随病变进展，关节窝、髁状突、关节结节可有不同程度的骨破坏。

【治疗原则】

1．全身应用足量、有效的抗生素。有条件时应做关节积液的细菌培养及药物敏感试验，并根据结果选择最敏感的抗生素。

2．关节腔内直接注入有效的抗生素。根据情况可以隔日或3~4日作关节腔穿刺注射。

3．在上述治疗后，化脓性炎症仍不能控制、全身中毒症状严重时，则应做切开引流术。

第四节　颞下颌关节肿瘤

（一）髁突骨瘤及骨软骨瘤　颞下颌关节骨瘤及骨软骨瘤常无明显自觉关节症状，部分病例可有关节疼痛、关节内杂音等。但随肿瘤逐渐长大，常有下颌向健侧偏斜，殆关系紊乱等表现。X线检查常显示髁突上有与之相连的明确的骨性新生物。

（二）滑膜软骨瘤病　滑膜软骨瘤病多见于中青年男性，常表现为患侧关节疼痛、酸胀、下颌运动受限、关节内杂音等，少数病例可见耳前区肿胀。许勒位片、关节侧位体层片或CT片常显示关节间隙明显增宽。在关节内存在骨化较好的游离体时，则可见关节腔内有数个大小不同的类圆形致密影像。

（三）恶性肿瘤　颞下颌关节恶性肿瘤早期临床症状及体征可与颞下颌关节紊乱病类似。X线检查在早期亦可无明显阳性征象，或仅有关节间隙增宽，在中、晚期则可出现广泛的骨质破坏。

对于关节肿瘤的治疗应根据肿瘤性质、侵犯范围而选用手术治疗或综合治疗方法。

第五节　颞下颌关节强直

器质性病变导致长期开口困难或完全不能开口者，称为颞下颌关节强直。临床上分为两类：第一类是由于一侧或两侧关节内病变，导致关节内纤维性或骨性粘连，称为关节内强直，也称为真性关节强直；第二类病变是由于软组织或肌肉损伤产生的瘢痕限制了下颌运动，也称为颌间挛缩或假性关节强直。关节内强直常见的原因是创伤和化脓性炎症。关节外强直常见病因为软组织或肌肉损伤所产生的瘢痕，患者常有严重创伤史、感染史、放疗史或不正确的外科手术史。

一、关节内强直

【诊断标准】

1．开口困难　表现为进行性开口困难或完全不能开口，病史一般较长。

2．面下部发育障碍畸形　多发生在儿童。严重者可致阻塞性睡眠呼吸暂停综合征。

3．殆关系错乱　多见于儿童期发生强直者。

4．髁状突活动减弱或消失。

5．X线检查见关节间隙模糊或关节间隙消失、髁状突和关节窝融合成很大的致密团块，呈骨球状。

【治疗原则】

关节内强直的治疗需外科手术。手术方法有适用于纤维性强直的髁状切除术及适用于骨性强直的颞下颌关节成形术。

二、关节外强直

【诊断标准】

1. 不同程度的开口困难。

2. 口腔颌面部瘢痕挛缩或缺损畸形。

3. 髁状突活动减弱或消失。

4. 许勒位片上，关节骨性结构及关节间隙无重要异常征象。

【治疗原则】

关节外强直需手术治疗。手术的基本方法为切断、切除颌间挛缩的瘢痕；凿开颌间粘连的骨质，恢复开口度，用皮片或皮瓣消灭创面。

第六节　颞下颌关节脱位

颞下颌关节脱位指髁状突脱出关节窝之外而不能自行复位。关节脱位按部位可分为单侧脱位和双侧脱位；按性质可分为急性脱位、复发性脱位和陈旧性脱位；按髁突脱出的方向、位置又可分为前方、后方、上方及侧方脱位。临床上以急性前脱位最为常见。外伤导致的髁状突向上、向后及侧方移位常合并下颌骨骨折及颅脑损伤。

【诊断标准】

1. 下颌运动失常，患者呈开口状，不能闭合。

2. 下颌前伸，两颊变平，颏部前突。双侧关节脱位则前牙明显开殆，后牙通常无接触。

3. 耳屏前空虚，颧弓下可触及脱位的髁突。

4. 单侧关节脱位者，上述症状仅见于患侧，颏点及牙齿中线偏向健侧。

5. 许勒位片显示病变侧关节窝空虚，髁状突位于关节结节前上方。

【治疗原则】

1. 下颌关节急性脱位后应及时复位。复位后应限制下颌运动2～3周，最大开口度不宜超过1cm，可采用颅颌绷带或颌间橡皮圈牵引。

2. 对于复发性脱位，为防止再脱位的发生，可进行硬化剂注射或采用手术治疗。

(1) 硬化剂注射　关节囊注射50%葡萄糖1～1.5ml，可做重复性注射。注射后应限制下颌运动1～2个月。如无效，可选用无水酒精0.25～0.5ml或鱼肝油酸钠0.25～0.5ml作关节上腔注射，因硬化剂可造成关节组织损害，使用时应十分慎重。

(2) 手术治疗　对顽固性复发性脱位或用上述方法治疗失败者，则应采取手术治疗。

第十三章　口腔颌面部神经疾病

第一节　三叉神经痛

三叉神经痛分为原发性和继发性两种，病因不明者称原发性，牙、上颌窦、颌骨等疾病引起者称继发性或症状性。通常所说的三叉神经痛，一般是指原发性。

【诊断标准】

1．多见于中老年人。

2．单侧发病，双侧者罕见。

3．疼痛特点是阵发针刺样剧痛，发作一次持续数秒，至多二、三分钟。

4．口腔内或面部有疼痛激发区，触及时即诱发剧痛，称为扳击点。扳击点通常为一处或多处。

5．疼痛发作次数不定，间歇期无痛。

6．少数患者疼痛发作时伴有患侧面肌抽搐、面部潮红、流泪或流涎。

7．患者多以牙痛就诊，三叉神经痛与牙源性疼痛极易混淆，必须仔细检查，除外牙病，方可确诊。

8．初步确定诊断后，还要判断患支。一支或两支同时发病，三支者极少见。判别患支的方法：

(1) 问诊　依据患者描述的疼痛部位，例如舌缘痛为第三支，舌尖触及上腭时痛为第二支，擤鼻涕痛亦为第二支。

(2) 查找扳击点　轻触三叉神经支配区，可诱发疼痛处为扳击点区，再依据疼痛区域确定分支。

(3) 传导麻醉　在颏孔、眶下管、翼腭管、下颌孔等部位注射局麻剂，观察能否制止发作。此法只适用于发作较频繁的患者。

9．对于疼痛不典型、年轻、双侧发病、同时伴有其他颅神经症状者，要提高警惕，怀疑颅内病变，转神经科会诊。

【治疗原则】

治疗方法甚多，诸如药物、封闭、手术、针灸、射频热凝等，但疗效均不理想。

1．治疗药物中效果最明显的是酰胺咪嗪，商品名卡马西平、痛惊宁、痛可定、得理多等。开始用量要小，以后逐渐加大，服用后均可减轻症状，但不能治愈。不典型病例可试服此药，观察效果，如疼痛减轻、发作次数减少则可确诊。此药不良反应发生率较高，部分患者不能耐受，可换用苯妥英钠。

2．注射疗法是将神经营养药物和局麻药注射于神经干，常用的有维生素 B_{12}，每次 500 ~ 1000μg，各种浓度的乙醇，从 50% ~ 98%。维生素 B_{12} 作用平和，无不良反应，一般注射 5

~10次。乙醇使神经纤维变性，起破坏作用，注射后局部产生炎症反应，一般注射一次。神经干注射疗法门诊采用方便，患者易于接受，但效果不持久，可复发。三叉神经半月节注射法难度较大，直接破坏节内神经细胞，效果持久。

3．选择局麻药应以麻醉作用强，持续时间长为主要条件，由于用量仅数毫升，故毒性并不重要。普鲁卡因作用时间短、效力差，不如利多卡因，0.5%布比卡因麻醉作用和维持时间比利多卡因强4倍，止痛效果最佳。

4．神经周围支撕脱术止痛效果确切，1~2年后可以复发。手术前必须通过神经阻滞方法确定患支后，方可施行。

5．通过卵圆孔穿刺破坏三叉神经半月节及感觉根的射频温控热凝治疗效果肯定、复发率较低，比开颅手术简单，易被患者接受，但需要专门设备和精确掌握颅底三叉神经出颅各神经孔的定位的有关知识和技术。

第二节　舌咽神经痛

舌咽神经痛是指原因不明的原发性舌咽神经支配区疼痛。

【诊断标准】

1．疼痛特点与三叉神经痛相似，仅发生部位不同，主要在咽部、舌根、扁桃体。

2．说话、吞咽、咀嚼、咳嗽可诱发疼痛发作。

3．向咽部喷涂表面麻醉剂可暂时止痛，有助于诊断。

4．服用酰胺咪嗪有效，还有诊断意义。

【治疗原则】

治疗原则同三叉神经痛。

第三节　面肌抽搐

面肌抽搐又称面肌痉挛，表现为一侧面神经支配的部分或全部表情肌不自主的阵发性抽搐或痉挛。病因不明，无特效治疗方法。

【诊断标准】

1．多见于中、老年，女性较多。

2．抽搐可发生于眼角或口角，两者同时发作者更多见。

3．每次发作抽搐时间由几秒到几分钟。发作频率和抽搐强度各有不同。

4．病程数年乃至数十年。

5．本病诊断容易，病史短者应除外颅内肿瘤等引发的继发性面肌抽搐。

【治疗原则】

1．本病有多种疗法，但效果均不理想。抗癫痫或镇静药物只适合于早期病例，并且仅能减轻症状。

2．肉毒素A能阻断肌肉接点的传导，可多处注射于抽搐面肌，一般3~5个月复发，可再次注射。

3．在面神经干出茎乳孔部位注射维生素 B_{12}、酒精等药物。酒精注射后产生轻度面瘫，否则无效。可能复发。

4．在茎乳孔处射频热凝面神经干与酒精注射同属破坏性治疗，不能根治。

第四节　周围性面神经麻痹

面神经麻痹俗称面瘫，根据损害部位不同分为中枢性和周围性两种，本节简述周围性面神经麻痹，又称贝尔麻痹。病因不明。

【诊断标准】

1．发病急，多在晨起后洗漱时发现。

2．一侧面部表情肌发生不同程度瘫痪，额纹变浅或消失，眼睑不能闭合，鼻唇沟变浅，口角下垂、鼓腮漏气。

3．除面瘫外，还伴有一侧味觉、听觉、泪液分泌、涎腺分泌功能障碍，这表示面神经损害部位在面神经管内。

4．仅有面瘫者则损害在茎乳孔以外。如果发生不全面瘫，表现为面部下 2/3 表情肌瘫痪，而额纹正常、皱眉功能也正常则属核上性，即中枢性面神经麻痹，系颅内病变所致。

【治疗原则】

1．药物治疗应为首选，且应尽早开始，以缓解面神经管内的水肿（用皮质激素）和扩张血管（如地巴唑）药物为主。

2．红外线或超短波等物理疗法，急性期慎用刺激性治疗。

3．中药治疗。

4．采用上述保守疗法，大多数患者可在 1～3 个月内恢复正常，如果无效可采取面神经管开放减压术。

5．未能恢复正常的面瘫，一年后可考虑作整形手术。

第十四章 牙槽外科手术

第一节 牙拔除术

牙拔除术是口腔外科最常用的手术，是治疗某些牙病和治疗、预防由牙齿引起的局部或全身一些疾病的手段。

【适应证】

1．牙体破坏过大或残根，采用现有技术无法修复者。

2．牙根尖周围病变广泛、牙松动，用根管治疗或根尖切除等方法不能治愈者。

3．重度牙周病，牙槽骨明显吸收，牙齿松动而不能治疗者。

4．阻生牙反复引起冠周炎或引起邻牙病变者。

5．有碍咀嚼功能、美观，或引起食物嵌塞及创伤，或邻牙病损，妨碍义齿修复的移位牙或错位牙。

6．牙因创伤折裂至龈下或根折，不能治疗保存者。

7．形状异常，影响美观，位置不正或妨碍功能的多生牙。

8．正畸治疗需要进行减数的牙；义齿修复需要拔除的牙；恶性肿瘤放射治疗前，位于照射区的、不宜通过治疗而保留的牙。

9．乳牙滞留，妨碍恒牙正常萌出者。

10．引起邻近组织疾病的病源牙（如引起颌骨骨髓炎，蜂窝织炎等）或引起其他系统疾病的病灶牙（如引起风湿病、肾炎，心肌炎，虹膜睫状体炎）。

【禁忌证】

1．血压高于24/13.3kPa（180/100mmHg）一般不宜拔牙，应先进行降压治疗。有条件者可在心电图血压监护下施行拔牙术。

2．心脏病患者有不稳定的或近期开始的心绞痛、6个月内发生过心肌梗死、充血性心力衰竭、未控制的心律不齐、严重的风湿性心脏病活动期等及心功能Ⅲ级或以上者，应严禁拔牙。患风湿性心脏病、先天性心脏病可以拔牙者，手术前、后应使用抗生素。

3．患有造血系统疾病者，如血友病、白血病、再生障碍性贫血，血小板减少性紫癜等，应在内科医师的配合下，全身症状、体征得到缓解控制后方可拔牙。

4．未控制的糖尿病患者禁忌拔牙。血糖控制在9mmol/L（160mg/dl）以内，无酸中毒症状时可以拔牙。因病人抗感染能力差，应在拔牙术前、后给予常规剂量的抗生素。

5．重症甲亢患者严禁拔牙（因拔牙可导致甲状腺危象发生）。经治疗后，若基础代谢率控制在+20%以下，T_3 80～200μg/dl，T_4 5～12μg/dl，心率在100次/分以下可予拔牙。但麻药中忌用肾上腺素，手术前后应采取抗感染措施。

6．急性肝炎慢性肝炎活动期、肝功能损害严重者，应暂缓拔牙。

7．急性肾炎和有严重肾功能损害者不宜拔牙。

8．月经期应延期拔牙。怀孕3个月以内和产前3个月内一般不宜拔牙。有习惯性流产史或早产史者应缓拔，其妊娠期内禁忌拔牙。

9．急性炎症伴有尚未得到控制的蜂窝织炎时，一般不宜拔除引起感染的牙。急性炎症控制后应予拔除。

10．恶性肿瘤区域内，禁忌单独拔牙；颌面部曾放射治疗的区域，拔牙要十分慎重；必须拔牙时，拔牙前、后应给予大量抗生素。

【基本步骤】

（一）术前准备

1．术前仔细询问病史及检查，正确掌握适应证和禁忌证。

2．术者应核对拟拔牙位，向患者说明拔除患牙的必要性，对术中可能发生的问题应给予充分解释，必要时应签手术同意书。

（二）麻醉的选择和应用　麻醉是保证拔牙术顺利完成的重要环节。局部麻醉是拔牙术主要采用的麻醉方法之一，临床上常用的麻醉药为含1∶100 000肾上腺素的2%普鲁卡因和2%利多卡因溶液常用的方法为局部浸润或神经干阻滞麻醉。有关各牙位的神经分布和所采用的麻醉方法见表2-14-1。

表2-14-1　各牙位神经分布和麻醉方法

	神经分布		麻醉方法	
	唇颊侧	舌腭侧	唇颊侧	舌腭侧
21|12	上牙槽前神经	鼻腭神经、	局部浸润	局部浸润或鼻腭神经阻滞麻醉
3|3	上牙槽前神经	鼻腭神经、腭前神经末梢	局部浸润	局部浸润
54|45	上牙槽中神经	腭前神经	局部浸润	局部浸润或腭前神经阻滞麻醉
6|6	上牙槽中、后神经	腭前神经	上牙槽后神经阻滞麻醉加局部浸润	局部浸润或腭前神经阻滞麻醉
87|78	上牙槽后神经	腭前神经	上牙槽后神经阻滞麻醉	局部浸润或腭前神经阻滞麻醉
21|12	下牙槽神经	舌神经	局部浸润	局部浸润
43|34	下牙槽神经	舌神经		下牙槽、舌神经阻滞
8765|5678	下牙槽神经、颊神经	舌神经		下牙槽、舌、颊神经阻滞

（三）手术方法

1．待麻醉显效后方可开始拔牙。

2．用1%碘酊棉球消毒患牙及牙周组织，彻底分离牙龈附着；特别是残冠、残根，以减少牙龈撕裂。

3．使用牙挺时 ①应以牙槽嵴作为支点，勿以邻牙为支点；②挺喙大小适宜；右手要有支点，以防牙挺滑脱，伤及邻近组织；③用左手指挟压邻牙，以防挺伤；④应使用楔力，轮轴，杠杆的组合力，不能使用暴力。

4．上牙钳时 ①应再次核对患牙；②钳喙尖应插入牙龈与牙体之间的间隙；③钳喙长轴应与牙长轴一致，以防伤及邻牙或断根；④牙齿脱位时应防止对颌牙的损伤。

5．拔牙后 ①应仔细检查牙是否完整；②尽量彻底刮除根尖病变，残余肉芽组织异物、残片；③牙槽骨压迫复位；④如有牙龈撕裂，要予以缝合；⑤修整过高牙槽中隔与骨尖；⑥创伤大时可放入预防干槽症的药物。

（四）术后处理

1．咬紧纱卷半小时至1小时，进行压迫止血。

2．拔牙当天不漱口和刷牙，勿进热硬食物，不用手触摸或用舌舐创口，以防止出血。

3．拔牙当天不宜做剧烈运动，应适当注意休息。

4．对一次拔牙数目较多，创伤大，或年老体弱者，可适量选用抗生素。

5．有明显出血、疼痛、肿胀等术后并发症患者应及时复诊。

（五）并发症及处理

1．血肿 因注射针刺破局部血管或拔牙创出血所致。

处理方法 即刻冷敷或加压包扎防止继续出血。48小时后如出血控制，改为热敷或理疗，促进血肿吸收。为防止继发感染应根据血肿的范围及患者的身体状况选用肌注或口服抗生素。

2．术后出血

（1）全身因素所致出血 较少见，主要为出血性疾病。临床上应以预防为主，术前详细询问病史及检查，一旦发生，应针对原因进行专科治疗，必要时可少量多次输入新鲜血及成分输血助凝药物，同时必须进行局部止血处理。

（2）局部因素所致出血 较多见，多因创伤大、软组织撕裂、牙槽骨或颌骨骨折、牙槽窝内炎性肉芽组织未彻底刮净及残留牙根，剧烈运动，过热饮食、饮酒、吸烟、吮吸拔牙创和过分漱口等所致。查明原因后，临床上以对症处理为主。

3．术后感染 主要是手术创伤较大、急性炎症期拔牙等原因所致。临床上以预防为主，处理可参照口腔颌面间隙感染。

4．干槽症 多见于下颌阻生智齿拔除后，主要是由于手术创伤大、时间长、拔牙创继发感染、血块溶解脱落所致。也可由患者过早或过多漱口使血块脱落而造成。其处理详见口腔颌面部感染章节中的干槽症。

5．下牙槽神经损伤 下颌磨牙，尤其是低位阻生的第三磨牙，根尖距下颌管很近，拔牙过程中极易损伤下牙槽神经。或者是将牙根推入下颌管内造成下唇麻木。

对低位阻生牙，术前应仔细观察X线片，了解牙根与下颌骨的关系，尽量避免术中损伤，一旦牙根进入下颌管，应及时翻瓣扩大牙槽窝后取出。如神经损伤，术后应给予预防水肿、扩血管及神经营养药。

（1）泼尼松 5～10mg，每日3次，口服1周。

（2）地巴唑 10mg，每日3次，口服2周。

(3) 丙硫硫胺（新维生素 B_1）　25mg，每日 3 次，口服 1 个月。

(4) 理疗。

6．牙根进入上颌窦　上颌窦腔过大和窦底距牙根较近是牙根进入上颌窦主要原因。一旦进入，原则应予取出。一般采用翻瓣去骨法或冲洗法。具体操作方法见断根取出术。

第二节　断根取出术

【适应证】

1．根尖周组织有明显病变，应尽可能取出。

2．断根有影响正畸治疗的可能，应取出。

3．断根较小无病变，取根可能创伤大，甚至有可能伤及下牙槽神经或上颌窦时，可以不取断根。

【基本步骤】

（一）术前准备

1．拔牙断根时，应仔细检查断根的数目、折断的部位、断面的斜行方向等。

2．准备好照明及器械，体位适当。

3．断根情况不明，应摄 X 线片协助诊断。要注意下牙槽神经管及上颌窦的位置。

4．去除牙槽窝内的碎屑，出血较多时，可用纱布或肾上腺素棉球压迫数分钟，以使术野清晰。不能盲目挺凿。

（二）手术方法

1．牙挺取根法

(1) 此法适用于牙颈部以下折断，根钳无法夹住时，应使用牙挺，将其取出。

(2) 牙根折断在牙槽窝平面或稍下方时，用偏薄的牙挺插入牙根与牙槽壁之间，折断面如为一斜面，根挺应从斜面高的一侧插入。必要时可进入牙槽骨，切忌不能将刃顶在牙根断面上。

(3) 根尖部折断时，应选用直或弯根尖挺，插入斜面的高点侧与牙槽壁之间，以楔力和转动力，将断根挤出。

(4) 多根牙中有一根折断者，应选用三角挺插入已无牙根的牙槽窝底部，向断根方向旋转撬动，将牙槽中隔连带断根一并挺出。

(5) 多根牙在分叉以上折断时，选用双斜面小骨凿，按牙根数目分开，再用牙挺插入分裂线内并转动，将各根挺松后再取出。

2．翻瓣取根法

(1) 如出血多、断根深，使用其他方法取根困难者，或可能将断根推入邻近器官（如上颌窦、下牙槽神经管、组织间隙）等，均可使用翻瓣取根法。此法术野大，直视下操作，侧方去骨取根，比较安全。

(2) 手术切口有“L”形和梯形两种，用骨凿或钻去除骨板显露断根，插入根尖挺将断根挺出。

(3) 按常规处理牙槽窝，缝合创口。

3．上颌窦内取根法

（1）翻瓣去骨法　适用于断根进入上颌窦，但仍位于粘膜下的情况。手术自颊侧做梯形瓣进入，去除颊侧骨板及牙槽中隔，使牙槽窝底扩大，在直视下取出牙根。然后将龈瓣向腭侧滑行，严密缝合。

（2）冲洗法　适用于断根完全进入上颌窦内的情况。翻瓣方法同上，去除窦底骨板，打开上颌窦，调整体位至上牙殆与地面平行，用生理盐水加压冲洗上颌窦上壁，断根会随水流经扩大的穿孔处流入口腔。断根取出后穿孔的封闭方法见上颌窦瘘修补术。

（三）术后处理

1．一般处理原则同牙拔除术。

2．上颌窦内取根术后，应嘱患者2周内勿用力擤鼻及鼓腮，并用抗生素及麻黄素药水滴鼻。

第三节　阻生牙拔除术

【适应证】

1．阻生牙反复引起冠周炎症，应予拔除。

2．阻生智齿本身有龋坏或引起第二磨牙龋坏，引起食物嵌塞，或引起第二磨牙远中骨质吸收者，均应拔除。

3．因正畸需要时，可拔除。

4．可疑为颞下颌关节紊乱病诱因的阻生智齿，应予拔除。

5．完全骨阻生而被疑为某些原因不明的神经痛病者，或可疑为病灶牙者，也应拔除。

【基本步骤】

（一）术前准备

1．详细检查阻生牙的萌出情况与邻牙的关系及周围组织情况；邻牙是否有龋、松动度或叩痛等，牙龈粘膜是否有充血、炎症颞下颌关节运动等情况。

2．术前摄X线片检查阻生牙的位置、类型、牙根数目、分叉等情况，与邻牙的关系和进行阻力分析。

3．了解阻生牙及邻牙周围骨质情况，在骨内的深度，与上颌窦和下颌神经管的关系。

4．应向患者交待阻生齿拔除的困难性、复杂性及术后可能出现的并发症。

（二）手术方法

1．下颌阻生第三磨牙拔除术

（1）切口　切口由远中切口和颊侧切口组成。从第二磨牙远中面约1.5cm处开始，向前切开抵第二磨牙远中。然后沿第二磨牙颈部龈缘切开达第二磨牙近中处。再成45°向前下，切至颊前庭沟上缘处，勿超过颊前庭沟，要切透骨膜，做粘膜瓣全层切开。

（2）翻瓣　自远中和颊侧切口交界处插入骨膜分离器，向后面颊侧掀起组织瓣。

（3）使用去骨劈开拔牙可先用骨凿凿去部分覆盖阻生牙的骨板，以暴露牙冠最宽径及近中颊沟为原则。使用骨凿时，应保持良好支点，忌有暴力。

（4）劈牙　劈牙采用双斜面骨凿，放置近中颊发育沟，与牙呈点状接触。一定在劈开前、后检查，确认骨凿放在拔除牙上而不是放在牙槽骨上。常用的劈开方向有正中劈开和近中冠劈开。

(5) 挺出阻生牙　正中劈开后，选用薄挺，插入劈裂线，先挺出远中冠及根，再挺出近中冠及根。牙挺使用要点，同一般拔牙术。

(6) 拔牙创处理　先用刮匙清除牙槽窝中骨及牙的碎屑、牙囊、肉芽。舌侧骨板如有折裂，应压迫复位，如已与骨膜分离，应去除之。然后缝合创口，用棉卷加压止血。

2．上颌阻生第三磨牙拔除术　拔除上颌阻生第三磨牙的一般方法与下颌阻生第三磨牙相似，其不同点如下：

(1) 上颌后部骨质疏松，解除阻力以凿除部分骨质为主，一般不宜采用劈牙法。

(2) 去骨要适量，以暴露牙冠最大径为原则。

(三) 术后处理　术后处理同牙拔除术。但由于拔除阻生牙创伤大，组织肿胀明显，术后可按常规给予抗生素。如有引流条者，术后 24～28 小时取出，术后 1 周拆线。

(四) 注意事项

1．切口设计以暴露手术区为原则，组织瓣应保证足够的血供。

2．拔除下颌阻生第三磨牙时，去除冠部阻力，特别是冠部骨阻力时，可采用去骨法；劈牙法主要用于解除根部阻力及邻牙阻力。有条件时，建议采用适宜的手机及车钻完成去骨及分牙。

(五) 并发症及其处理　并发症及其处理同牙拔除术。

第四节　牙种植术

牙种植术是指应用生物或非生物材料预成的人工牙根，植入牙槽骨内的过程。该植入物称为种植体。种植体分为：骨内种植体、骨膜下种植体、牙内骨内种植体和粘膜下种植体等类型。临床上最常用的是骨内种植体。

【适应证】

身体健康能进行常规牙槽突外科手术，从一个牙缺失到多个牙缺失，以及无牙䝼患者均能进行牙种植修复术。用于下列患者时效果更加显著：

1．因炎症、外伤、手术所致牙槽骨有较大形态改变，造成普通修复体固位不良者。

2．全口或部分牙列缺失，对修复要求高，而一般义齿修复又无法满足者。

3．长期使用全口义齿，牙槽嵴明显萎缩、义齿固位差，特别是下颌固位不良、无法行使咀嚼功能者。

4．某些牙列缺失、末端游离缺失，不能行常规的活动或固定义齿修复者。

5．外伤所致的下颌骨缺损，或因肿瘤截骨后，同期行血管化骨移植修复者。

6．下颌骨缺损游离植骨 6 个月后。

【禁忌证】

(一) 全身禁忌证　主要是指全身脏器的器质性病变，具体参照牙拔除术的禁忌证。

(二) 局部禁忌证

1．口腔颌面部急性炎症期。

2．拟种植区或相邻部位有埋伏牙、残根、异物、颌骨肿物及囊肿等。

3．拟种植区缺少足够的附着龈。

4．颌关系异常与船关系紊乱。

5．拟种植区骨量不足。

6．严重牙周病、口腔粘膜病损不良习惯、口腔卫生差、并无法保持口腔卫生者。

7．单个缺隙异常，特别是重度不足（牙冠萌出不足所致）。

【并发症及其处理】

（一）牙龈炎　清除菌斑和感染源，加强口腔卫生，修整不良修复体。一旦有瘘管形成，应予以彻底刮治。

（二）种植体折断　若发生在种植体的下1/3处，应弃用该种植体，关闭软组织，若周围无感染，则种植体不必取出；若折断在种植体最上端，应设法更换一个基台。

（三）组织损伤　术中钻头进入上颌窦、鼻底、下牙槽神经管时，手中有突破感，应根据具体情况加以处理，必要时停止种植。下颌后牙种植后发生下唇麻木，若1周内无缓解，应取出种植体。

（四）种植体松动　为种植体与周围骨床之间未形成骨性结合，应予以去除，种植窝必须彻底刮治，1年后若有要求可重新种植。

第五节　牙槽骨修整术

【适应证】

1．牙槽嵴骨尖、骨嵴可能因义齿基托压迫出现疼痛者。

2．骨隆突及上颌结节明显肥大影响义齿就位或稳定者。

3．上颌前部牙槽明显前突畸形，影响义齿正常关系的建立及美观者。

4．为配合预成义齿的修复多个牙一次拔除，同时对牙槽嵴进行修整。

5．牙槽骨的修整术通常在拔牙1～2个月后进行。

【禁忌证】

牙槽骨修整术禁忌证参照牙拔除术。

【基本步骤】

（一）手术方法

1．麻醉　局部麻醉方法同拔牙术

2．切口与翻瓣　根据骨嵴范围的大小及部位可选用梯形、“L”形、或弧形切口。切口与翻瓣范围应比骨尖，骨嵴或骨隆突大。切透骨膜，从唇颊面切口向牙槽嵴顶剥离翻起粘骨膜瓣。

3．去骨　用骨凿或咬骨钳去除骨尖或骨嵴。去骨量应适中，保持牙槽嵴的原有高度和宽度。

4．修整缝合　锉平骨面，清除骨屑，粘骨膜瓣复位缝合。

（二）术后处理

1．压迫止血。手术范围较大者可加压包扎。术后常规应用抗生素和止痛药，保持口腔卫生。

2．流食或软食1周。

3．术后7天拆线。

第六节　系带修整术

【适应证】

1．上唇系带附力过低或肥大，造成中切牙出现间隙者。

2．舌系带过短，伸舌呈“W”形，卷舌困难，以致影响发音者。

3．唇、颊、舌系带因附着位置近牙槽嵴顶或附着宽大，影响义齿稳定和固位者。

【禁忌证】

1．口腔内有明显炎症表现。

2．智力发育障碍所致的发音不清者，不宜行系带修整术。

3．全身禁忌证参照牙拔除术。

【基本步骤】

（一）手术方法

1．唇、颊系带修整术

（1）方法之一　适用于一般唇、颊系带附力过低者。

1）注射麻药于系带两侧。

2）提起上唇或颊部，用一把止血钳夹住系带附力于牙槽突的基部；另一把止血钳夹住唇颊部附力端，两把止血钳尖端相交于唇颊移行沟。

3）沿止血钳外侧切开并切除系带，潜行分离创缘两侧至能拉拢后，间断缝合。

（2）方法之二　适用于儿童唇系带肥大者。

1）麻醉方法同上

2）在两中切牙之间做一楔形切口，直达腭乳头的前方，如腭乳头亦大，则切至其后方，切透骨膜将该组织去除。

3）唇系带处的切口按方法之一缝合。切牙之间及腭乳头的创口以碘仿纱条或丁香油氧化锌糊剂填于创口内，4~5天后去除。

（3）方法之三　适用手系带过短而且附力较低者。

1）绷紧系带做“Z”形切口，“Z”形的纵切口应在系带上。

2）剥离“Z”形组织瓣后，两角相互交叉缝合。

2．舌系带修整术

（1）舌系带两侧行浸润麻醉。

（2）用一把止血钳在舌腹部下夹住舌系带，提起止血钳使系带绷紧，用小剪刀在止血钳下方，平行于口底，由前向后剪开系带，长度剪至伸舌时其“W”形态消失，或舌尖前伸与上抬无障碍时为止。

（3）剪开后的菱形创面，采用纵形缝合。

（二）术后处理

1．保持口腔清洁，经常漱口。

2．术后1周拆线，小儿如不合作可不必拆线。

3．舌系带术后应进行功能训练。

第七节 唇颊沟加深术

【适应证】

1．牙槽嵴过度萎缩，下颌颏肌或颊肌附力过低；或上颌唇颊部肌肉附力过低，影响义齿固位者。

2．下颌骨切除植骨后所致牙槽嵴缺损，义齿固位困难者。

3．颌面部外伤所致牙槽嵴 部分缺损及前庭沟瘢痕形成，而使唇颊沟变浅，无法行义齿修复者。

【禁忌证】

1．牙槽嵴完全缺损，颌骨骨量明显不足者。

2．下颌颏神经、颊肌附着的位置明显上移；上颌前鼻棘、鼻软骨、颧牙槽突基底等的明显下移者。

3．全身禁忌证参照牙拔除术。

【基本步骤】

（一）术前准备

1．术前检查牙槽嵴的高度，颌骨体的高度，唇颊沟的深度和肌肉附力点的位置，以确定手术的方式和范围。注意下颌骨的高度，颏孔的位置，以确定可能加深的深度。

2．备好固定用的橡皮管，或做好预成基托。

3．需要植皮者，应做好游离植皮术前准备。

（二）手术方法

1．粘膜下前庭成形术　以下颌为例。适用于牙槽嵴明显萎缩，覆盖粘膜健康者。

（1）手术在局部浸润麻醉或阻滞麻醉下进行。

（2）在唇颊沟外侧的粘膜上或在唇颊沟的牙槽侧做半圆形切口，其深度只能切透粘膜下组织，不应切破骨膜，其长度为需加深的范围。

（3）在骨膜表面剥离粘膜瓣，将附力于骨面的肌肉充分推向下方，注意勿将骨膜剥穿。

（4）将已剥离的粘膜瓣缝于沟底部的骨膜上；将消毒的橡皮管置于新形成的唇颊沟底部，再用丝线绕过橡皮管，穿过软组织固定于颏部及颌下皮肤上，或用预成基托加压固定。

（5）暴露创面用碘仿纱布覆盖保护，任其自行愈合。

2．皮片移植前庭成形术　适用于粘膜量不足、瘢痕形成而不能行粘膜下前庭成形术者。

（1）手术在局部浸润麻醉或阻滞麻醉下进行。

（2）在唇颊沟皱褶处横行切开粘膜或切除粘膜瘢痕；在骨膜表面将肌肉附着推向深面，直达所需深度，应注意保护骨膜。

（3）按创面大小，切取适宜的中厚皮片缝合于骨膜上，用碘仿纱条打包缝合固定；亦可用内衬凡士林纱布的义齿基托加压固定。

（三）术后处理

1．术后常规应用抗生素，保持口腔卫生，清洁创口。

2．术后3～5天流质饮食。注意预防口底血肿和水肿。

3．粘膜下前庭成形术后1周拆线；植皮者10天后拆除固定物。两者均应立即戴入预成义齿。

4．创面愈合后应早日更换永久义齿。

第八节　口腔上颌窦瘘修补术

【适应证】

口腔上颌窦瘘较大不能自愈，且无上颌窦炎者。

【禁忌证】

1．口腔内急性炎症期。

2．上颌窦慢性化脓性感染未控制者。

3．全身禁忌证参照牙拔除术。

【基本步骤】

（一）术前准备

1．临床检查瘘道的大小位置，有无分泌物。X线摄片检查上颌窦有否炎症和瘘道周围骨质情况。

2．有上颌窦慢性化脓性炎症存在时，应同时行上颌窦根治术；术前数日应反复冲洗，至无明显分泌物为止。

3．根据瘘口的大小及部位设计手术方案。

（二）手术方法

1．颊瓣滑行法　适用于瘘口较小，位于牙槽嵴顶部或偏颊侧者。

（1）手术在局部浸润麻醉下进行。

（2）将整个组织瓣覆盖区域的上皮切除，形成新鲜创面。

（3）由颊侧向颊沟做梯形切口，切透骨膜形成蒂在颊沟的粘骨膜瓣，剥离范围要越过前庭沟翻起此瓣后在基底部骨膜表面横行切开（注意只切开骨膜）充分减小张力，然后将瓣牵向腭侧保证无强力下，行褥式加间断缝合。

2．腭瓣旋转法　适用于瘘口较大，位于牙槽嵴顶部或偏腭侧者。

（1）麻醉及先切开瘘口边缘粘膜并向内翻转，修去龈边缘，相对缝合。

（2）在腭侧设计一个蒂在后、瓣内包括腭降动脉的粘骨膜瓣，其长宽以能旋转覆盖瘘口为宜。

（3）按设计切透骨膜，沿骨面翻起此瓣，旋转并覆盖穿孔后，采用褥式加间断缝合。

（4）腭侧裸露骨面，用碘仿纱条覆盖填塞。

（三）术后处理

1．术后1周内常规应用抗生素，滴鼻剂。保持口腔卫生，清洁创口。

2．术后1～2周进流食或软食。

3. 术后 2 周内避免擤鼻涕、鼓腮，以防负压影响创口愈合。

4. 腭部填塞纱条 8 ~ 10 天内抽去；10 天拆线。

（四）并发症及其处理

术后再度穿孔。

1. 上颌窦炎症未控制　术前应仔细检查上颌窦炎症情况，脓性分泌物应反复冲洗。一旦术后穿孔发生，上颌窦瘘再次修补术应与上颌窦根治术同时进行。

2. 组织瓣过小或张力大　在瘘口修补术中组织瓣设计过紧，术后组织收缩而产生小穿孔，6 ~ 12 月后再行修补术。

3. 术后护理不当　有擤鼻涕、鼓腮不良习惯者，术后易再次造成穿孔。应加强术后宣教，一旦发生 6 ~ 12 月后再行修补术。

第十五章　口腔颌面部先天性、发育性畸形

第一节　唇　裂

胚胎在发育过程中，某种因素影响而使胚突的正常发育及相互连接融合的过程受到阻挠，可造成相应畸形。唇裂是口腔颌面部最常见的先天性畸形，可分为综合征型和非综合征型两类。

【诊断标准】

根据裂隙的程度可分为三度。皮肤与粘膜完整，肌肉部分或全部连接不全者称为隐裂。Ⅰ度唇裂：只限于红唇部裂。Ⅱ度唇裂：上唇部分裂，但未裂至鼻底。Ⅲ度唇裂：上唇、鼻底完全裂开。有单侧裂，双侧裂之分。双侧唇裂两侧裂隙可不一致。

【治疗原则】

（一）术前准备

1．手术年龄　视患儿体重，营养状况，有无慢性病和上呼吸道感染而定，一般单侧唇裂3～6个月以上，双侧唇裂6～8个月以上，术前须改变喂养方法，由吸吮改为勺喂。

2．检查　摄胸片，检查有无先天性心脏病、胸腺肥大；白细胞、血红蛋白、出凝血时间、肝肾功能都应在正常范围。

3．麻醉　全麻或基础麻醉加局部麻醉。

（二）整复方法

1．单侧唇裂整复术　根据裂隙情况及个人技巧常选择以下整复方法之一。

（1）下三角瓣手术法。

（2）旋转推进手术法。

2．双侧唇裂整复术　现多主张采用保留前唇原长的整复手术，即原长法。

术后5～7天拆线，口内缝线可晚拆或不拆。

唇裂术后继发鼻唇畸形应在12岁以后再进行Ⅱ期修复。

第二节　腭　裂

腭裂可单独发生也可与唇裂伴发。腭裂病人的吸吮、进食、语言及听力等生理功能皆受到障碍。又因颌骨发音不良而常导致面中部塌陷、咬合错乱；鼻腔失去对尘土、冷空气过滤和加温作用，易患上呼吸道感染及中耳疾患。

【诊断标准】

根据硬腭和软腭部的骨质、粘膜、肌层的裂开程度和部位，可分为三度。Ⅰ度腭裂：仅为腭垂裂。Ⅱ度腭裂：部分腭裂，未裂开到切牙孔；又分为浅Ⅱ度裂，仅限于软腭；深Ⅱ度

裂，包括部分硬腭裂开。Ⅰ、Ⅱ度腭裂也称不完全腭裂。Ⅲ度腭裂：也称完全腭裂，裂隙由腭垂至切牙区，包括牙槽突裂。少数为非典型性病例，如粘膜下裂（隐裂），硬腭部分裂孔两侧等。Ⅲ度亦分单双侧。双侧腭裂两侧裂开程度可不一致。

【治疗原则】

（一）术前准备

1．手术年龄　应考虑患儿的全身情况，手术的安全性、手术方法、语音效果和上颌骨的发育等诸因素，更要视医院的设备条件、麻醉、手术的技术力量和患儿家属的要求而定。手术年龄应选择在1～2岁之间。

2．检查　除同唇裂外，口腔颌面部也应进行细致检查，如面部、口周及耳鼻咽喉部有炎症疾患存在，须先予以治疗，扁桃体过大可能影响术后呼吸者，应先期或手术同期摘除；要保持口腔和鼻腔清洁，术前先清除口腔病灶。做好术后应用抗生素的药物过敏试验，如需要，预先还要制备腭护板。

3．麻醉　经鼻腔或口腔气管内插管全身麻醉。

（二）整复方法

1．腭成形术　常用以下方法

（1）单瓣术　亦称后推或半后推术，适用于软腭裂。

（2）两瓣术　适用于各种类型的腭裂。

（3）提肌重建手术。

（4）软腭反向双“Z”形瓣成形术。

2．咽成形术　常用以下方法

（1）咽后壁组织瓣转移术。

（2）腭咽肌瓣转移术。

（三）腭裂整复术后护理与语音训练

1．术后护理　腭裂术后须待患儿完全清醒，方可拔除气管内插管，回病室使其侧卧、头低位并转向一侧，以便口内血液和涎液流出，并应备有吸引器和氧气。

2．完全清醒后　4小时进流质，持续2～3周，后改为半流质，1个月后可进普食。保持创面清洁，术后用抗生素3～5天；松弛切口内填塞碘仿纱条可在7～8天抽除，缝线可在2周后拆除或不拆待自行脱落。2个月后可行语音训练。

（四）腭裂整复术后并发症

1．咽喉部水肿　应用适量激素，严重者应行气管切开。

2．出血　局部填塞和压迫止血，必要时缝扎止血及应用相应的止血剂。

3．创口裂开或穿孔　须行二期（6～12个月后）整复手术。

第三节　牙槽突裂

牙槽突裂的发生是在胚胎发育期由于球状突与上颌突融合障碍所致，故牙槽突裂亦称前腭裂。多与完全性腭裂并发，也可与唇裂并发。

【诊断标准】

根据裂的程度可分为完全性裂：从鼻腔到前腭骨的牙槽突完全裂开，口鼻腔贯通，食物易从鼻腔流出及患侧鼻翼基底塌陷等；不完全性裂：鼻底及前庭部位牙槽突有缺损凹陷，粘膜完整，口鼻腔不相通；隐裂：借助X线牙片、上颌骨全景片或华氏位片可见到牙槽部有骨质缺损，阴影降低区。

【治疗原则】

（一）术前准备

1．手术年龄 9～11岁之间为最佳时间，即裂隙侧尖牙未萌出，但牙根形成在1/3～2/3时。

2．检查 同腭裂外，应摄取X线牙片、咬合片及上颌骨全景片，了解上颌牙及牙根形成情况，明确牙槽突裂裂隙范围。

3．麻醉 常采用经口内气管插管全麻，局部加用含肾上腺素麻醉药以减少出血。

（二）整复方法 手术可分两组同时进行：一组自供骨区切取松质骨。供骨区多选择髂骨，下颌颏部也可作为供区。取骨量视受区要求而有不同。一组行植骨术。形成完善的植骨床，严密缝合植骨床上壁、后壁及下壁的粘骨膜。充分暴露植骨床骨面，及患侧梨状孔周缘。除牙槽突裂隙处外，尤应注意对梨状孔周缘处缺损骨量的补充。在患侧口腔前庭形成蒂在上方的宽大组织瓣，并充分游离松解，使之向裂隙侧转移，在原张力情况下关闭伤口。大龄（16岁以上）病人，若裂隙已合拢且无正畸、正颌治疗需要，可考虑应用骨代用品作为供体。

（三）术后处理

1．清醒后4小时进流质，维持软食1～2周；适量抗生素3～5天，预防感染；必要时可给予止血剂。

2．术后髂骨取骨区加压包扎，7天拆线。植骨区每日清洁伤口，10～14天拆线。

3．定期（三月、半年、一年）复查，摄X线牙片、咬合片、上颌骨全景片，以便了解移植骨愈合情况及进行正畸治疗。

4．术后如创口裂开，部分移植骨暴露排出，应在加大抗生素剂量同时，及时去除已露出的移植骨，可置碘仿纱条于创口，隔绝外界刺激，待创口肉芽生长愈合后，二期修复。

第四节 颌骨发育畸形

颌骨发育畸形系指因颌骨发育异常而引起的颌骨畸形和其伴发的咬合关系以及颌面形态异常。常见的颌骨发育畸形包括颌骨在三维方向上的发育过度与发育不足，可单独或同时发生在上、下颌骨。

【诊断标准】

全面收集病史，检查牙𬌗、牙周及颞下颌关节、上颌与下颌骨、颌骨与颅基底的侧向（前后）、横向（左右）、垂直向（上下）的大小、比例关系；以及颜面左右对称性；进行三维形态的美学评估，初步勾画出患者颅面畸形的轮廓印象。

牙𬌗模型、X线摄片 全口曲面断层片、用于X线头影测量的定位头颅正侧位片；必要时摄取手腕骨X线片。

根据临床表现及X线头影测量资料，将所得数据与各项相应正常值进行比较、分析，以明确牙、颌、面是否存在异常及其性质、部位和程度。同时确定是骨性或牙源性牙颌面畸形的诊断。

【治疗原则】

（一）制定方案　由正颌外科医师与正畸科医师共同讨论，制定治疗方案。

（1）术前正畸治疗。

（2）确认手术计划。

（3）完成术前准备。

（4）正确施术。

（5）术后正畸治疗。

（6）追踪观察。

（二）术前设计

1．VTO技术

（1）X线头影测量。

（2）颌骨模板移动模拟手术。

（3）面形预测。

（4）计算机辅助设计与预测。

2．模型外科

（1）模型制取。

（2）面弓转移，上𬌗架。

（3）确定参考线。

（4）模拟截骨手术确定咬合关系。

（5）制备咬合导板。

（三）常用手术方法

1．根尖下截骨术

（1）上颌前部截骨术　主要适用于矫正上颌前部的牙及牙槽前突畸形，亦可配合下颌前部根尖下截骨术矫治双颌前突畸形。

（2）下颌前部根尖下截骨术　主要适用于矫治下颌前部的牙及牙槽骨前突，矫治过陡的Spee曲线，关闭某些类型的前牙开𬌗，矫正下牙的不对称畸形，以及与其他手术配合矫治双颌前突畸形。

2．上颌骨水平截骨术（Le Fort Ⅰ型截骨术）　适用于矫正上颌骨前后向发育不足，矫正上颌骨垂直向发育不足，矫正上颌骨垂直向发育过度；与其他手术配合，矫正复杂的累及上下颌骨的牙颌面畸形。

3．口内入路下颌升支斜行截骨术或垂直截骨术　适用于矫正下颌前突畸形；配合应用于矫治较为复杂的伴有下颌前突的牙颌面畸形。

4．下颌升支矢状骨劈开截骨术　适用于矫治下颌骨发育不足所致的小下颌畸形；矫治下颌前突；与其他手术协同，矫治含有各类下颌畸形的复杂病例。

5．颏成形术　适用于矫正过大、过小的颏部；矫正垂直向颏部过长、左右径不足、偏斜；与其他手术配合，矫正同时存在的颏部异常。

（四）术后处理　术后注意保持呼吸道通畅，及时吸除口内分泌物，术后完全清醒后6～8h给予流质饮食。术后静脉内滴注抗生素，维持7～10天，预防感染，术后2～3天给予止血剂与糖皮质激素减轻术后肿胀，术后需要行颌间结扎者可在术后2天后进行。如使用颌骨坚固内固定技术，术后使用颌间牵引7～10天，根据咬合情况，可参考减少颌间牵引，病人可恢复进半流食。根据咬合导板密切注意上、下颌咬合情况，术后正畸一般在1～3个月后进行。

（五）术后并发症　术前准备充分，术中严格按设计要求仔细操作；术后常规正确护理。以下并发症偶有发生。

1．出血。

2．下唇麻木。

3．骨折。

4．呼吸困难。

5．截骨处延期愈合或骨不连。

6．畸形复发。

7．感染。

第十六章 口腔颌面部缺损畸形

第一节 舌缺损的修复

舌是一个运动性器官，血供丰富，活动灵活，参与语言、咀嚼、吞咽、感受味觉等多种重要的生理功能。舌因外伤或肿瘤切除缺损后，可导致不同程度的语言、进食功能障碍。舌缺损修复术的目的是最大限度恢复舌的功能和形态。

【适应证】

舌体各类大型缺损，如舌体一半、舌大部、舌横断缺损或全舌缺损等。

【治疗原则】

（一）整复原则 因肿瘤切除术后及损伤引起的舌缺损应根据大小及部位决定应用皮瓣或肌皮瓣。舌体缺损一半者，一般采用皮瓣修复即可满意恢复舌的外形和体积，目前多采用前臂肩胛游离皮瓣和全额皮瓣。舌体缺损2/3以上者应选择组织量较大的厚肌皮瓣，如胸大肌皮瓣和背阔肌皮瓣。舌根部缺损者以薄肌皮瓣为首选。全舌缺损应以胸大肌或背阔肌皮瓣为最佳的供瓣。

（二）术前准备 根据缺损的范围、大小及深度，制定完整的手术方案，确定合适供区，尽可能恢复舌的外形与功能。

1．全身体检、常规肝、肾功能及血液检验，做好输血准备及全麻准备。

2．术前洁牙，清洁口腔，术区备皮。

3．采用吻合血管的游离皮瓣或肌皮瓣行舌缺损再造，必须掌握显微外科技术并配备相应仪器设备。

（三）手术方法 常规受区与供区分组同时进行

1．受区准备 如为肿瘤，常规行肿瘤切除，由口底到颈部形成隧道，在颈部解剖出受区动脉与静脉（带蒂组织瓣需形成蒂部经过的创面通道）。

2．供区准备

（1）有条件者采用超声Doppler检测供区血管行径，根据缺损区范围设计皮瓣大小、形态。

（2）按要求制备完成皮瓣或肌皮瓣。受区手术完成后，再行断蒂移植。

（3）血管吻合必须严格按显微外科操作进行。

（四）术后处理

1．手术区适当制动，室温保持25℃以上，常规应用抗生素7～10天及右旋糖酐500～1000ml静脉滴注。

2．严密观察再造舌体的皮瓣颜色、肿胀程度及毛细血管充盈速度。如有血管危象应立即手术探查，去除动、静脉受阻障碍因素，血管吻合口栓塞者必须重新吻合。

3．48小时抽去引流条。有负压引流球者，引流量少于30ml/d可拔除。10～14天拆线。

4．术后7天内鼻饲流食，第8天开始进流食；每天用呋喃西林液含漱。

5．术后使用抗生素预防感染。

（五）并发症及其处理

1．组织瓣坏死　无论带蒂还是吻合血管的皮瓣或肌皮瓣行舌缺损再造，由于患者的凝血机制、术后的配合及医师的显微外科操作技术、术后的护理等原因均可能会失败，此时修除坏死组织，使创面延期愈合，待Ⅱ期修复。

2．伤口感染与裂开　加强口腔护理、抗生素的应用及全身适当的营养，控制感染后可将裂开部分重新缝合。

第二节　腭缺损的修复

腭由硬腭和软腭两部分构成，是行使语言、吞咽和咀嚼功能的口腔重要器官之一。外伤或肿瘤切除后常致畸形和非常显著的功能障碍。腭修复的主要目的是消灭创面、恢复组织缺损的体积、外形及腭部的生理功能。

【诊断标准】

明确缺损的部位（硬腭或软腭缺损），缺损的原因（损伤、炎症还是肿瘤手术），以及缺损的范围、大小。硬腭缺损多见于肿瘤手术后，多数情况下合并有上颌骨缺损，称为腭颌缺损。软腭缺损多见于肿瘤手术后或外伤。因肿瘤手术导致的软腭缺失，常伴有咽侧壁的缺损。

【治疗原则】

（一）修复原则

基本原则是：①消灭创面死腔；②尽可能恢复组织缺损的体积与外形；③修复组织不宜太厚，术后应有一定的活动度，以利恢复正常的腭部生理功能。

（二）治疗方法　单纯硬腭或合并上颌骨部分缺损，多采用修复治疗。硬腭再造术的适应证要严格掌握，肿瘤侵及上颌窦者，无较大把握彻底切除肿瘤者，肿瘤恶性程度较高易复发者均不适合行此手术。硬腭缺损多采用肌皮瓣（主要为带蒂颞肌瓣）修复。本节介绍软腭及部分硬腭缺损的手术修复。

1．术前准备　同唇颊缺损修复。

2．手术方法

（1）小范围缺损可采用邻近组织瓣带蒂转移修复。

（2）硬腭大部或全缺损可采用吻合血管的游离皮瓣修复。

1）一期法　切取游离皮瓣（按缺损大小增加0.5cm）。将两侧鼻粘膜滑行向中线靠近，与蒂在上的咽后壁瓣相缝合为软腭鼻侧衬里；将游离皮瓣修复软腭口腔侧创面，血管蒂由咽侧引伸到颈部，与受区动脉、静脉相吻合。

2）二期法　先根据软腭及部分硬腭缺损大小，设计游离皮瓣（血管蒂不解剖），在皮瓣内侧创面行游离全厚皮片移植，待7～10天皮片成活再行第二期手术。以游离皮瓣为口腔侧、皮瓣移植的皮片为软腭的鼻腔侧面，血管蒂由咽侧引伸到颈部与相应的动脉、静脉吻合。

3．术后护理及并发症　同舌缺损再造。

第三节　下颌骨缺损的修复

下颌骨的缺损多因肿瘤切除术后损伤或炎症引起，部分为发育异常所致。下颌骨缺损导致外貌缺陷外，常引起咀嚼困难、进食不便、语言障碍及部分患者的阻塞性睡眠呼吸暂停综合征。

【诊断标准】

下颌骨缺损应明确缺损原因及范围，缺损区口腔粘膜以及皮肤软组织的情况：有无瘢痕挛缩、软组织血供是否正常等。

【治疗原则】

（一）修复原则

基本原则是：①恢复下颌骨连续性，并尽可能恢复面部外形；②必须有足够的软组织覆盖，创口不能有张力；③应有足够的骨量及良好的血供，以利于修复术后骨组织有足够的支撑力，并为义齿修复打下良好基础。

（二）治疗方法　下颌骨缺损的修复方法较多，包括：①单纯骨游离移植；②带蒂骨移植；③血管化自体骨游离移植；④自体下颌骨植或再植术；⑤骨代用品修复。目前临床上以单纯骨游离移植及血管化自体骨游离移植最常见。

成功的颌骨缺损修复必须具备以下四个条件：①无感染；②受床条件良好；③有充分和密切面骨接触面；④充分制动。

1．术前准备　同唇颊缺损修复。

2．手术方法　常采用全身麻醉。

（1）血管化游离骨移植　主要适用于下颌骨包括升支在内的半侧缺损，放射性颌骨坏死切除术后整复、有慢性感染病灶的受植区，多次手术后的瘢痕受植床及颌骨伴周围软组织缺损的同期修复。

1）以髂骨及腓骨血管化游离移植为常用，手术可分两组同期进行：一组制备受植床，另一组切取供骨瓣。

2）将骨块塑形后固定于下颌骨缺损处，常规行血管吻合。

（2）单纯骨游离移植　主要适用于下颌骨缺损区无炎症、无软组织缺损及瘢痕存在的病例。常用供区有髂骨、肋骨等。

3．术后处理　切取髂骨者一周内不宜下床运动。血管化骨移植与血管吻合的游离组织瓣相同。移植骨区的义齿修复需3个月后进行、种植体修复需半年后进行。

4．术后并发症

（1）无论是血管化骨移植与非血管化骨移植均有发生感染，导致手术失败的危险。

（2）切取髂骨后一段时间内可引起下肢运动障碍及少见有腹疝等。

（3）髂骨瓣移植可能损伤股外侧皮神经损伤。

（4）切取肋骨术中发生胸膜破裂引起气胸。

(5) 术后并发的畸形等Ⅱ期修复。

第四节 唇颊缺损的修复

唇颊缺损多因肿瘤切除、损伤及炎症引起。唇颊缺损除导致外貌缺陷外，常引起功能障碍，如进食不便、语言障碍、咀嚼困难以及涎液外溢等。

【诊断标准】

唇颊缺损应明确缺损的原因：损伤、炎症、肿瘤手术后，是组织部分缺损，还是全层缺损，以及缺损的范围、大小。

【治疗原则】

(一) 修复原则 ①整复外形，同时要考虑功能的恢复；②除静态时对称外，应尽量作到动态平衡；③能用邻组织瓣转移者，尽量不用远处组织瓣。

(二) 术前准备

1．常规肝、肾功能，血常规，出、凝血时间及血小板均应在正常范围，必要时摄 X 线片检查牙及颌骨与缺损关系。

2．手术区无炎症情况，常规术前牙周洁治及漱口。

3．精确测量缺损大小、形状，设计修复方法。

(三) 手术方法 可采用局部麻醉或全身麻醉。

1．唇缺损 不超过全唇 1/3 者，直接或经过松解后拉拢缝合；唇缺损超过 1/2 以上时，采用鼻唇沟组织瓣、唇颊组织瓣或对侧唇组织瓣交叉转移修复；唇组织缺损超过全唇 2/3 以上时，利用剩余唇组织及鼻唇沟组织瓣、再加用对侧唇组织瓣修复。如局部皮瓣组织量不足时，则考虑应用远位皮瓣。对于全唇缺损，多采用远位组织瓣移植。目前常用的组织瓣包括前臂皮瓣、颞蒂前额皮瓣和足背皮瓣等。

2．颊部缺损 颊部组织缺损的部位和程度不一。炎症所致者往往仅表现为粘膜缺损或伴有皮肤缺损；创伤或肿瘤术后，则可造成洞穿性全层组织缺损。因此，颊部缺损应根据具体情况设计手术方案。

(1) 面颊部皮肤缺损 常用邻近组织带蒂皮瓣移植整复。大型皮下组织缺损可采用血管吻合游离皮瓣移植整复。

(2) 小面积颊部粘膜缺损 可采用游离植皮、颊脂垫或舌、腭粘膜带蒂转移修复；大面积缺损可采用游离皮瓣移植修复。

(3) 小型颊部洞穿性缺损 以缺损边缘皮肤翻转形成里，局部邻近瓣转移修复外层；较大型缺损可采用全额折叠裸露皮瓣带蒂转移一次整复，或用游离皮瓣折叠同时修复口内外两层；大面积缺损可采用两个组织瓣同时瓦合式修复。

(4) 面颊部凹陷畸形 可行真皮脂肪（大面积常选用血管吻合血循重建的移植方法）、骨、软骨移植或代用品植入纠正畸形。

(5) 修复中应注意腮腺导管 若未被破坏，可行移位或改道。如已受侵犯，一般多采用结扎或切除。若要保存腮腺功能，则可切取静脉移植，行腮腺导管再造术。

(四) 术后护理

1．在创口未愈合前，避免咀嚼运动，术后7天内鼻饲流食，第8天后进食流食。

2．常规应用抗生素、漱口剂。伤口用3%硼酸、95%乙醇混合液清洁。5～7天拆线。口内缝线应在10天后拆除。

3．创口愈合后张口运动锻炼。

4．选用带蒂或吻合血管的游离组织瓣修复者按显微外科手术术后护理。

5．上下唇交叉瓣转移断蒂或小口开大术应在3周后进行。

6．术后引起的唇颊继发畸形需待半年后Ⅱ期整复。

第五节　口角畸形的修复

口角或颊部严重的灼伤或某些炎症疾病后瘢痕挛缩可导致口角歪斜、小口畸形，引起局部外形改变及饮食、语言、咀嚼等生理功能活动受限。

【诊断标准】

口角歪斜常在局部见到索状瘢痕，应明确畸形的原因：损伤、灼伤、肿瘤手术后或炎症等，以及是否有手术史。是瘢痕挛缩、粘连、歪斜，还是组织的缺损。

【治疗原则】

（一）修复原则

1．恢复外形，尽可能达到双侧对称；2．除静态对称外应尽量做到动态平衡；3．应考虑功能的恢复，包括张口度及咀嚼功能；4．尽量采用邻近组织瓣转移修复，因其色泽近似，手术比较简便。

（二）术前准备

1．血常规，出、凝血时间及血小板应在正常范围。

2．手术区无疖痈等炎症。瘢痕已软化。

（三）手术方法　常规采用局部麻醉或阻滞麻醉。

1．口角歪斜

（1）因索状瘢痕引起口角歪斜的手术方法主要是瘢痕切除，顺着皮纹方向设计“Z”字成形术。

（2）非索状瘢痕，也无严重组织缺少者，也可采用唇部及口角邻近组织做“Z”字成形术。

2．小口畸形

（1）以患者健侧口角或正视前方时瞳孔垂直线与口角水平线连线交点作为拟修复的口角标志。

（2）整复方法　在口角处沿唇红线延伸，向外侧皮肤行三角形切口。切除三角切口内的皮肤、皮下组织，一般保留肌肉；全部保留粘膜。粘膜切开形成口角，常用两种方法：①沿口裂平面将三角形粘膜切开，至三角形顶端止。将此上下粘膜瓣翻转与上下皮肤切口缝合；②三角形粘膜切开至近三角形顶端时，再加弧形切口，形成3个粘膜瓣。分别翻转向外与皮肤切口缝合。

（四）术后处理

1．术后局部用3%硼酸，95%乙醇混合液涂拭。
2．术后经口置管饲流质7～10天，5～7天拆线。
3．限制下颌运动，局部减张。
4．创口愈合后，可逐渐开始锻炼张口。

第十七章 口腔颌面部囊肿

第一节 皮脂腺囊肿

本病是皮脂腺排泄管阻塞，皮脂腺囊状上皮被逐渐增多的内容物膨胀而形成的潴留性囊肿。囊内为白色凝乳状皮脂腺分泌物。

【诊断标准】

可发生于面部任何部位。小者如蚕豆，大者可至小柑桔样。一般病程较长，生长缓慢，顶部常与皮肤粘连，中央可有一小色素点。囊肿内容物有时可因压力而自行逸出。如继发感染可有红肿、疼痛甚至化脓。少数可发生恶变——皮脂腺癌。

【治疗原则】

（一）手术方法　在局麻下手术切除。应该在无继发感染之前手术；如已有继发感染，应在急性炎症控制后切除，或切开排出脓液和豆渣样物质，待炎症减轻后，用石炭酸烧灼囊腔，待囊壁腐蚀脱落后多可愈合。

（二）注意事项　切口注意皮纹走向，应设计梭形切口，一并切除囊肿顶部粘连的皮肤。宜用锐分离。完整摘除囊壁。术后一般不需用药，有明显继发感染者，可酌情给予抗生素，术后5~7天拆线。

第二节 皮样或表皮样囊肿

这是一种先天性发育畸形，但也可以为损伤或手术使上皮细胞植入所致。皮样囊肿囊壁较厚，由皮肤和皮肤附件构成。囊腔内有脱落的上皮细胞、皮脂腺、汗腺和毛发等结构。囊壁中无皮肤附件者，则为表皮样囊肿。

【诊断标准】

好发部位多见口底区。表皮样囊肿还好发于额部、眼睑、眶外缘、耳后等处。触诊质地中等硬度，有面团样感觉，如无继发感染，一般与皮肤及粘膜无粘连。皮样囊肿或表皮样囊肿一般无自觉症状，但位于口底正中、下颌舌骨肌、颏舌骨肌或颏舌肌以上的囊肿，则多向口内发展，囊肿体积增大时可以将舌推向后上方，使舌体抬高，影响语言，甚至发生吞咽和呼吸功能障碍；位于下颌舌骨肌或颏舌骨肌以下者，则主要向颏部发展。穿刺时可抽出白色干酪样物质，显微镜下可见有脱落的上皮细胞、毛囊和皮脂腺等成分。以此与其他肿瘤鉴别。为明确诊断，有条件者可行B超检查。

【治疗原则】

（一）术前准备　位于口底、颈中线的皮样囊肿或表皮样囊肿，如诊断不明确时，应借助穿刺以排除甲状舌管囊肿；必要时行^{131}I核素扫描已排除异位甲状腺位于口底区的囊肿应明确在下颌舌骨肌或颏舌骨肌之上或在其下，以确定手术入路。

（二）手术方法　一般采用局部麻醉手术摘除囊肿。手术应以钝分离为主。囊肿向口内突出者，应从口内径路摘除，并注意保护颌下腺导管及其开口；囊肿位于下颌舌骨肌或颏舌骨肌以下者，则应从口外入路摘除；囊肿摘除后死腔较大者，应安置引流条或负压引流球。术后口外 5～7 天拆线，口内 7～10 天拆线。

第三节　甲状舌管囊肿（瘘）

胚胎发育第 6 周时，甲状舌管自行消失，在起始点处仅留一浅凹即舌盲孔。如果甲状舌管不消失，则残存上皮分泌物聚积可形成先天性甲状舌管囊肿。

【诊断标准】

甲状舌管囊肿多见于 1～10 岁儿童，亦可见于成年人。囊肿可发生于颈正中线，自舌盲孔至胸骨切迹间的任何部位，但以舌骨上、下部位为最常见。囊肿生长缓慢，呈圆形，可位于颈正中，或稍偏离中线。触诊质地软，周围界限清楚，与表面皮肤及周围组织无粘连。位于舌骨以下的囊肿，舌骨体与囊肿之间可扪及坚韧的索条与舌骨体粘连，故可随吞咽、伸舌运动上下移动。囊肿可以经过舌盲孔与口腔相通而继发感染。反复感染自行破溃，或因误诊为脓肿行切开引流后，形成甲状舌管瘘。亦可见出生后即存在的原发瘘。

甲状舌管囊肿依据其部位和吞咽移动、穿刺检查可抽出透明、微混浊的黄色稀薄或粘稠性液体多可明确诊断。对甲状舌管瘘还可行碘油造影以明确其瘘管走行。

另外，甲状舌管囊肿应与舌异位甲状腺鉴别。后者常位于舌根部或舌盲孔的咽部，呈瘤状突起，表面紫蓝色，质地柔软，周界清楚。患者常有语言不清，呈典型的“含橄榄”语音；严重者可出现吞咽、呼吸困难。用核素 ^{131}I 扫描时，可见异位甲状腺部位有核素浓聚。

【治疗原则】

手术彻底切除囊肿或瘘管。除儿童用全麻外，成人可选局部麻醉。如系甲状舌管瘘，手术开始时，可自瘘管内注入 1% 亚甲蓝，以帮助识别。瘘管行径较长时，酌情采用“阶梯式”平行切口。剥离囊肿时应注意其底部及后上极，如有管状物切勿遗留，应行带部分肌肉的整块切除。解剖到舌骨时，可将囊肿与舌骨粘连部显露清楚，用骨剪于囊肿附着之两侧剪断舌骨，剪除舌骨约 1cm。此是手术成功的关键，剪断舌骨后，解剖到舌盲孔，连同周围部分组织做柱状切除。缝合时，创腔内放置引流条或负压引流球，5～7 天拆线。甲状舌管瘘或已有继发感染者，术后酌情应用抗生素。

第四节　鳃裂囊肿（瘘）

一般认为这是胚胎鳃裂残余组织所致。囊壁厚薄不均，含有淋巴样组织，通常多覆有复层扁平上皮，少数则被以柱状上皮。常因壁内淋巴结炎产生纤维化，使囊壁增厚。

【诊断标准】

鳃裂囊肿多见于青少年，生长缓慢。可有因上呼吸道感染，囊肿骤然肿大并有疼痛史。

根据鳃裂来源可将一侧面颈区分为上、中、下三部分。发生于下颌角水平以上及腮腺区者，常为第一鳃裂来源；发生于相当肩胛舌骨肌水平以上者多为第二鳃裂来源；发生于颈根区者多为第三、第四鳃裂来源。临床上以第二鳃裂来源最多见，大多在舌骨水平，胸锁乳突肌上 1/3 前缘附近。

囊肿表面光滑，可呈分叶状，质地软，有波动感，无搏动，这可与神经鞘瘤及动脉体瘤相区别。鳃裂囊肿穿破后，可以长期不愈，形成鳃裂瘘；先天未闭合者，称原发性鳃裂瘘。前者常为不完全瘘，即有外口无内口；后者常为完全瘘即有内、外口。第一鳃裂的内口系向外耳道；第二鳃裂内瘘口通向咽侧扁桃体窝；第三、四鳃裂内瘘口则通向梨状隐窝或食管入口处。

鳃裂囊肿可根据病史，临床表现及穿刺检查做出诊断。做穿刺抽吸时，可见有黄色或棕色的、清亮的、含或不含胆固醇的液体。鳃裂瘘可时有粘液样分泌物溢出。行造影检查可以明确瘘管走向，协助诊断。

【治疗原则】

根治的方法为鳃裂囊肿摘除及鳃裂瘘切除术。术前可先注入 1% 亚甲蓝，以助识别瘘道。

第一鳃裂来源者，位于下颌角以上，常采用与下颌升支平行的纵切口或腮腺手术切口；第二鳃裂来源者，位于下颌角以下，常采用颈部横行切口；鳃裂瘘一般在瘘口处做梭性切口，瘘道行径较长者，可做多个平行的横行“阶梯式”切口。

术后创口应放置引流条或负压引流球。如有感染术可酌情应用抗生素；如有神经损伤应服用神经营养药如丙硫硫胺（新维生素 B_1），具体用法：丙硫硫胺（新维生素 B_1）25mg，每日 3 次，口服 7～10d。

第五节　牙源性颌骨囊肿

牙源性囊肿发生于颌骨内而与成牙组织或牙齿有关。根据其来源包括以下 4 种：①根尖囊肿：由于根尖肉芽肿，炎症的刺激，引起牙周膜内上皮残余增生所致；②始基囊肿：发生于成釉器发育的早期阶段，牙釉质和牙本质形成之前，在炎症和损伤刺激后，成釉器的星网状层发生变性，并有液体渗出、蓄积其中而形成囊肿；③含牙囊肿：发生于牙冠或牙根形成之后，在缩余釉上皮与牙冠面之间出现液体渗出而形成含牙囊肿；④角化囊肿：系来源于原始的牙胚或牙板残余，也有人认为即始基囊肿。

【诊断标准】

（一）临床表现　颌骨牙源性囊肿多发生于青壮年。始基囊肿、角化囊肿好发于下颌第三磨牙区及升支部；含牙囊肿除下颌第三磨牙区外，上颌尖牙区也是好发部位。

牙源性颌骨囊肿生长缓慢，初期无自觉症状。囊肿过大时，骨质逐渐向周围膨胀，可引起面部明显畸形。皮质变薄，扪诊时有乒乓球感，上颌骨的囊肿可侵入鼻腔及上颌窦，严重者将眶下缘上推，而使眼球受压，影响视力，甚至产生复视。如牙根周骨质吸收，可使牙移位、松动与倾斜。由于下颌骨颊侧骨板一般较舌侧为薄，故囊肿大多向颊侧膨胀，但角化囊肿可有 1/3 病例向舌侧膨胀，骨质损坏过多时，可能引起病理性骨折。

牙源性颌骨囊肿可伴先天缺牙或多余牙。囊肿穿吸时有草黄色液体，角化囊肿则可见皮脂样物质。

角化囊肿（常为多发性）同时伴发皮肤基底细胞痣（癌）、分叉肋、眶距增宽、颅骨异常、小脑镰钙化等症状时，称为“痣样基底细胞癌综合征”或“多发性基底细胞痣综合征”。如临床上仅为多发性角化囊肿并无基底细胞痣（癌）等症状时，也可称为角化囊肿综合征。

（二）实验室检查　X线检查对颌骨囊肿诊断有很大帮助，应常规拍全景片、华氏位或下颌骨侧位片。囊肿在X线片上显示为一清晰圆形或卵圆形的透明阴影，可为单房，也可多房，边缘整齐，周围常呈现一明显白色骨质反应线。有条件者也可CT检查，以助诊断。

（三）注意事项　临床上牙源性囊肿与成釉细胞瘤，尤其是两者共存的病例，很难区别，需借助病理检查方能最后确诊。

【治疗原则】

全麻或局部麻醉下采用外科手术摘除。

1．切开部位应结合囊肿部位、大小、波及牙数及手术方法一并加以考虑。

2．口内进路摘除囊肿者，无论弧形或梯形切口，均以粘骨膜瓣必须能全部超盖囊腔为原则。

3．下颌骨牙槽部或下颌管上方的小囊肿，也可从口内做切口。

4．位于下颌骨升支或下颌骨的下方和较大的囊肿可在口外下颌骨下缘1.5cm处做切口，也可从口内入路。

5．在骨壁上开窗时，应从骨壁最薄处着手，然后用骨凿或咬骨钳扩大。

6．囊壁应彻底除净，但应注意勿损伤下颌管内的血管神经束。

7．囊腔内的埋伏牙齿应一并除去。暴露在囊腔内的牙根应酌情拔除或根管治疗或行根尖切除术。

8．囊肿范围较大，骨质缺损较多，可能发生骨折者，术中以小夹板固定或术后需做颌间结扎暂时固定。

9．上颌囊肿如范围较广，手术时与上颌窦相通，或上颌窦有炎症，均应同时进行上颌窦根治术，然后再从下鼻道开窗，骨腔内填塞碘仿纱条，由下鼻道引出，严密缝合口内切口，3～5天后逐步抽出纱条。

10．角化囊肿易复发，也可恶变，因此，手术刮除要彻底，在刮除囊壁后用石炭酸或硝酸银烧灼骨腔，乙醇中和，或术中发现囊壁过于肥厚或有突起时，有条件的医院应做冷冻切片检查，如为成釉细胞瘤，应按成釉细胞瘤处理。

第六节　面裂囊肿

它由胚胎发育过程中残存于面突连接处的上皮发展而来，故亦称非牙源性外胚叶上皮囊肿。面裂囊肿包括球上颌囊肿、鼻腭囊肿、正中囊肿和鼻唇囊肿。

【诊断标准】

面裂囊肿多见于青少年。可发生于不同面突融合的部位，主要表现为颌骨骨质的膨胀。

正中囊肿，位于切牙孔之后，腭中缝的任何部位或下颌正中联合处。X线片上见缝间有圆形囊肿阴影。

鼻腭囊肿，位于切牙管内或附近。X线片上见到切牙管扩大的囊肿阴影。

球上颌囊肿，发生于上颌切牙与尖牙之间，牙齿常被挤压而移位。X线片上显示囊肿阴影在牙根之间，而不在根尖部位。

鼻唇囊肿，位于上唇底和鼻前庭内，囊肿在骨质的表面。从口腔前庭外侧可扪出囊肿的存在。X线片上骨质无破坏影像。

面裂囊肿主要凭借特定的部位以及牙片和咬合片检查多可确诊。

【治疗原则】

术前应常规摄X线牙片或咬合片。一旦确诊，应在局麻下及时早期手术治疗，手术方法同牙源性囊肿，一般均从口内进行手术，要注意保护邻牙。

第七节　血外渗性囊肿

血外渗性囊肿又称损伤性骨囊肿、孤立性囊肿、单纯性囊肿等。主要为损伤后引起骨髓内出血、机化、渗出后而形成，与牙组织本身无关，其囊壁为一层纤维组织，无上皮衬里。

【诊断标准】

该囊肿在颌骨囊肿中最为少见，多发生于青少年。可有明显损伤或殆创伤史。早期一般无自觉症状，牙数目正常，无移位现象，后期可见唇颊沟膨隆。好发下颌体部；其次为下前牙区。

由于仅为一层纤维组织，X线片示边缘较牙源性颌骨囊肿模糊，无明显白色骨质反应线。临床应警惕由全身凝血机制障碍引起的颌骨血外渗性囊肿，如血友病、血小板减少性紫癜等，此时应行有关化验检查。

【治疗原则】

临床上血外渗性囊肿多数呈进行性生长，故该囊肿仍宜采用外科手术治疗，其手术方法与牙源性囊肿相同。值得注意的是，应排除凝血机制障碍性疾病，例如血友病引起的外渗性囊肿需给予血友病球蛋白注射等，以防术中、术后出血不止。

第十八章　口腔颌面部良性肿瘤及瘤样病变

第一节　乳头状瘤

本病是发生在皮肤或粘膜的乳头状病损，分为扁平上皮细胞乳头状瘤及基底细胞乳头状瘤，后者包括老年疣等在内。

【诊断标准】

位于皮肤或粘膜，呈乳头状突起，表面高低不平，位于皮肤者可伴有色素沉着。临床分有蒂或无蒂两种，界限清楚，多无粘连。局部可有慢性刺激因素，如不良修复体或残根、残冠等。口腔乳头状瘤可在白斑的基础上发生，此时具有较大的恶变倾向。恶变的征象表现为发展速度增快，出现溃疡、出血、疼痛、基底部向周围浸润。唇、颊、龈以及皮肤多发性乳头状瘤，伴牙发育不良、多指、并指畸形，以及虹膜、脉络膜缺损或斜视时，称为多发性乳头状瘤综合征。

【治疗原则】

首先去除刺激因素。可在局麻或全麻下切除肿瘤。基底部切除应较深、广泛；术中应行冷冻切片检查，如为癌变，应按恶性肿瘤处理。

一般术后5~7日拆线，应用抗生素3~5日。

第二节　色素痣

色素痣来源于表皮基底层能产生黑色素的色素细胞，但多数是在后天才出现。色素痣多发于面颈部皮肤，偶亦见于口腔粘膜。根据组织病理学特点，分为交界痣、皮内痣和复合痣三种。

【诊断标准】

交界痣为淡棕色或深棕色斑疹、丘疹或结节，一般较小，表面光滑、无毛、平坦或稍高于皮表。突起于皮肤者容易受到洗脸、刮须、磨擦等刺激，并因此可能发生恶变，其恶变症状表现为局部痒痛，痣的体积迅速增大，色泽加深，表面出现破溃、出血，或痣周围皮肤出现卫星小点、放射黑线、色素环以及局部的引流区淋巴结肿大等。恶性黑色素瘤多来自交界痣。一般认为毛痣、雀斑样色素痣均为皮内痣或复合痣，这类痣极少恶变。

口腔粘膜内的痣甚少见，而以黑色素斑为多。

【治疗原则】

一般在局麻下外科手术切除。面部较大的痣无恶变者，可多次分期切除，每次均应在病损中心行梭形切除，直至全部切除为止。比较小的痣切除后，可潜行剥离皮肤创缘后直接拉拢缝合。较大者也可采用邻近皮瓣转移或游离皮肤移植。如怀疑有恶变，应采用外科手术一次全部切除活检，手术应在痣以外的正常皮肤上做切口。术后5~7天拆线。

第三节 牙 龈 瘤

牙龈瘤来源于牙周膜及颌骨牙槽突的结缔组织，与机械刺激、慢性炎症刺激和内分泌有关，非真性肿瘤。根据组织病理结构不同，牙龈瘤通常可分为肉芽肿型、纤维型及血管型三类。

【诊断标准】

以女性中青年多见。好发于牙龈乳头部，唇、颊侧较舌、腭侧多，最常见的部位是前磨牙区。肿块较局限，呈圆形或椭圆形，有时呈分叶状。大小不一，直径数毫米至数厘米。有蒂者呈息肉状；无蒂者基底宽广。一般生长较慢，但在女性妊娠期可迅速增大，较大的肿块可遮盖部分牙及牙槽突，表面可见牙齿压痕，易被咬伤而发生溃疡，伴发感染。局部常有刺激因素存在，如残根、牙石与不良修复体。随着肿块的增大，可以破坏牙槽骨壁，牙齿可松动，甚至移位。X线摄片可见骨质吸收，牙周膜间隙增宽的阴影。

【治疗原则】

除妊娠期龈瘤外，其他均应彻底切除，并去除局部刺激因素，包括龈下、龈上洁治，去除不良修复体等。凡牙齿已松动X线摄片示牙周膜间隙增宽或骨质稀疏及复发病例，均应拔除相关患牙，刮除牙周膜。创面用牙周塞治剂保护。

对妊娠期龈瘤只有在分娩后仍不消退时，才行手术切除。术后酌情给予抗生素。

第四节 纤 维 瘤

颜面部和口腔内的纤维瘤可起源于面部皮下、口腔粘膜下或骨膜的纤维结缔组织。纤维瘤的构成主要为纤维组织，其他细胞及血管很少；如为纤维细胞及胶原纤维所组成，且血管丰富，实际上为低度恶性的纤维肉瘤，两者在病理上难以区别。

【诊断标准】

纤维瘤一般生长缓慢。发生在面部皮下的纤维瘤为无痛性肿块，质地较硬、大小不等，表面光滑、边界清楚，一般皆可移动。发生在口腔的纤维瘤较小，呈结节状，可有蒂或无蒂，多发生于牙槽突、颊、腭等部位。如发生于牙槽突，可使牙齿松动移位。继发感染可引起疼痛或功能障碍。

口腔颌面部纤维瘤极易复发；多次复发后又易恶变，其临床生物学行为比身体其他部位的纤维瘤为差。

【治疗原则】

主要采用手术切除。牙槽突的纤维瘤，除需拔除有关牙齿外，还需将肿瘤所累及的骨膜一并切除。临床诊断为纤维瘤，手术时需做冰冻切片，如证实为恶性时，应按恶性肿瘤治疗原则处理。

第五节 脂 肪 瘤

脂肪瘤系起源于脂肪组织的良性肿瘤。

【诊断标准】

好发于多脂肪区，如颈部、面颊部等。病程长，生长慢。边界不清楚，触诊柔软，有时有分叶状及假波动感。位于粘膜下者可显出黄色。穿刺时无物抽出，可行 B 超检查以助诊断。

【治疗原则】

手术摘除。

第六节 血 管 瘤

这是一种先天性血管畸形，起源于残余的胚胎或血管细胞。发生于口腔颌面部的血管瘤约占全身血管瘤的 60%，其中大多数发生于面颈部皮肤、皮下组织及口腔粘膜。深部及颌骨内的血管瘤相对少见。

血管瘤根据其临床表现及组织结构特征，一般可分为毛细血管瘤、海绵状血管瘤及蔓状血管瘤三种。三种类型中有两种以上同时存在者则称为混合型血管瘤。

【诊断标准】

（一）毛细管型血管瘤　多发于颜面部皮肤，口腔粘膜较少，是由大量错杂交织的扩张的毛细血管构成，呈鲜红或紫红色，与皮肤表面平，周界清楚。其外形不规则，大小不一。以手指压迫肿瘤，表面红色退去；解除压力后，血液立即充满肿瘤，恢复原有大小及色泽。以资与血管痣相鉴别。此种类型称为葡萄酒斑状血管瘤。另一类型为突出皮肤、高低不平的杨梅状，称杨梅样血管瘤。

（二）海绵状血管瘤　由衬有内皮细胞的无数血窦所组成，海绵状结构。有时窦内血液凝固而成血栓，继而钙化为静脉石。

此型血管瘤好发于颊、颈、眼睑、唇、舌或口底部。位置深浅不一，表浅者则呈现蓝色或紫色。边界不清楚，扪之柔软，有时可触及静脉石。肿瘤可被压缩，当头低位时，瘤腔充血膨大；正常体位时，恢复原状，体位移动试验阳性。

海绵状血管瘤体积不大时，一般无自觉症状。如继续长大，可引起颜面、唇、舌等严重畸形，导致功能障碍。若继发感染，则可引起疼痛、肿胀、溃疡、且有出血的危险。

（三）蔓状血管瘤　是一种迂回弯曲、极不规则而有搏动性的血管瘤。主要是由血管壁显著扩张的动脉与静脉直接吻合而成。

此型血管瘤多见于成年人，常发生于颞浅动脉和颌外动脉所分布的区域。肿瘤高起呈念珠状，表面温度较正常皮肤为高。触诊有震颤感或动脉搏动感，听诊有吹风样杂音。

上述三型血管瘤，各有其特征，诊断并不困难。位置较深的血管瘤应通过体位移动试验和穿刺而确定。为明确血管瘤的范围及侧支循环情况，对海绵型血管瘤应行瘤腔造影；对蔓状血管瘤应行动脉造影。

【治疗原则】

(一) 药物治疗　对生长迅速的婴幼儿杨梅样及海绵状血管瘤可口服泼尼松，4~5mg/kg体重，隔日一次顿服，4周为一疗程。部分病例能使肿瘤得到明显缩小及停止生长。

(二) 手术治疗　适用于各型可手术切除者，也是蔓状动脉瘤与颌骨中心性血管瘤的主要治疗方法。肿瘤切除后的缺损可用各种整复手段恢复；如肿瘤过大不能全部切除，为改善功能与外形，宜行分期切除。

(三) 硬化剂注射疗法　适用于海绵状血管瘤，临床上多用5%鱼肝油酸钠。瘤腔注射时，宜暂压迫周围组织，阻断血流。1~2周注射1次，一般一次不超过5ml。

(四) 低温冷冻治疗　适用于表浅局限的血管瘤，冷冻剂可采用液氮。

(五) 激光治疗　面部毛细血管瘤可试用氩离子激光治疗，粘膜下海绵状血管瘤可选用激光照射。

(六) 经导管动脉栓塞治疗　适用于蔓状血管瘤。常用的有效而安全的栓塞材料是明胶海绵。栓塞前应常规行数字减影造影（DSA）检查，明确肿瘤血供及交通。本法可能产生严重的中枢神经系统并发症，应严格掌握适应证。

颌骨中心性血管瘤手术时极易出血，为控制出血可采用低温、降压麻醉，也可先经导管动脉栓塞后再手术，以便能有效地控制术中出血。

第七节　淋巴管瘤

淋巴管瘤是淋巴管发育畸形所形成的一种瘤样病变，常见于儿童及青年，好发于舌、唇、颊及颈部。根据临床特征及组织结构，它可分为毛细管型、海绵状型及囊肿型三类。

【诊断标准】

(一) 毛细管型　由衬有内皮细胞的淋巴管扩张形成。在皮肤或粘膜上呈出孤立的或多发性散在小圆形结节状或点状病损，无色、柔软，一般无压缩性，肿瘤边界不清楚。口腔粘膜的淋巴管瘤有时与血管瘤并存，临床检查可见在粘膜表面出现黄、红色的小疱状突起，故称淋巴血管瘤。

(二) 海绵型　由多房性囊腔构成，颇似海绵状。发生在唇、颌下及颊部者，临床表现显著肥大畸形。发生于舌部者常呈巨舌症。

(三) 囊肿型　又称囊性水瘤，好发部位上颈部、颌下区和颈部锁骨之上。表面皮肤色泽正常，触诊柔软，有波动感，穿刺检查可见淡黄色水样液体。透光试验阳性。但体位移动试验阴性，以资与深层血管瘤鉴别。必要时可行囊腔造影，以明确肿瘤范围。

【治疗原则】

(一) 手术治疗　是囊肿型的主要治疗手段。其他类型能全部切除者，宜早期施行手术切除；对巨大不能切除者，可部分切除或分期切除。

(二) 冷冻和激光治疗　适用于舌、唇、颊毛细管型。对巨大的淋巴管瘤可采用上述疗法的综合治疗。

第八节　神经鞘瘤

这是来源于神经鞘膜的良性肿瘤，多见于中年人。头颈部神经鞘瘤主要发生于脑神经，诸如面神经、听神经、舌下神经和迷走神经干等；其次是周围神经，以头部、面部、舌部最为常见；较少发生于交感神经。

【诊断标准】

发生部位以颈动脉三角及舌部为多见。生长缓慢，包膜完整。肿瘤为圆形或卵圆形，触诊质中或偏软。来自感觉神经者常有压痛或放射样疼痛；来自颈交感神经者常使颈动脉向前移位；来自迷走神经者，颈动脉向前、内移位，偶可有声嘶症状；来自面神经者，常误诊为腮腺肿瘤。肿瘤一般只能沿神经干侧向移动，而难以沿神经长轴上下移动。肿瘤长到较大时，中心易发生粘液性变，穿刺可抽出血样液体。穿刺液经久不凝，可与血管瘤鉴别。

值得注意的是发生在颈动脉三角区时需与颈动脉体瘤相鉴别。其检查方法有B超、颈动脉造影、CT以及磁共振（MRI）等。

【治疗原则】

1．手术摘除　若为周围神经鞘瘤，可完整摘除；若为来源于重要神经，切不可贸然为切除肿瘤而将神经干切断而导致术后功能障碍。应将肿瘤上神经干外膜沿长轴切开，小心地剥开神经纤维，将肿瘤摘除。

2．来自迷走神经的神经鞘瘤，手术后可能发生声嘶、呛咳，术后短期内宜鼻饲流质，待患者神经功能恢复后，逐渐经口进食，以防导致吸入性肺炎。来自交感神经鞘者可能出现Horner综合征，一般不予特殊处理。

3．有神经损伤症状者术后可给予神经营养药，如丙硫硫胺（新维生素B_1）25mg，口服每日3次，以促进神经功能及早恢复。

第九节　神经纤维瘤

这是起源于神经纤维组织的良性肿瘤，临床上分单发与多发性两种，后者又称为神经纤维瘤病，口腔颌面部神经纤维瘤常来自第Ⅴ或第Ⅶ对脑神经。

【诊断标准】

1．神经纤维瘤多见于青少年。儿童期即发病，生长缓慢。好发于额、颞、头皮部，发生于口腔内者多见于舌部。该肿瘤的特征主要表现为皮肤呈大小不一的棕色或灰黑色小点状或片状病损。肿瘤松弛呈悬垂状；触之柔软，瘤体内可有多个结节，如来自感觉神经，则出现明显压痛。肿瘤可压迫邻近骨壁，引起畸形。枕部神经纤维瘤可伴先天性枕骨缺损。

2．神经纤维瘤病有遗传倾向，为常染色体显性遗传。就神经纤维瘤病的诊断来说，如果皮肤上的咖啡色或棕色斑块大于1.5cm，有5个以上，可诊为神经纤维瘤病。

【治疗原则】

手术切除。对小而局限的神经纤维瘤可以一次完全切除；但对巨大肿瘤只能做部分切除。如行一次切除，术前应做好充分的备血及选择低温麻醉。手术宜采用锐性切除瘤体周围组织，另外，应用电刀、结扎双侧颈外动脉，或者应用经导管动脉栓塞技术等以减少出血。

第十节 牙 瘤

牙瘤生长于颌骨内，由一个或多个牙胚组织异常发育增生而形成。肿瘤可含不同发育阶段的各种牙胚组织。显微镜下有排列不规则的牙釉质、牙本质及牙骨质。

【诊断标准】

1．牙瘤多见于青年人。生长缓慢，早期无自觉症状。牙瘤发生部位可有骨质膨胀；可因肿瘤压迫神经出现神经疼痛；也可因拔牙或继发感染时才发现牙瘤存在。牙瘤患者常有缺牙现象。

2．X线摄片可见颌骨膨胀，有很多大小形状不一、类似发育不全的牙齿影像，或透射度似牙组织的一团影像，与正常骨组织之间有清晰阴影，此为牙瘤的被膜。牙瘤与囊肿同时存者，则为囊性牙瘤。

【治疗原则】

手术摘除，一般将肿瘤表面骨质凿去后，取出牙瘤并将其被膜刮除，分层关闭创口。

第十一节 牙骨质瘤

牙骨质瘤来源于牙胚的牙囊或牙周膜，肿瘤由成片状的牙骨质或圆形的牙骨质小体所组成，具有明显不规则的、强嗜碱性的生长线。

【诊断标准】

多见于青年人，女性较多。好发部位常在下颌前牙、前磨牙区。肿瘤常紧贴于牙根部，生长缓慢，一般无自觉症状，肿瘤压迫神经可引起疼痛。有时是在拔牙时才发现本病。X线摄片显示根尖周围有不透光阴影。

【治疗原则】

手术摘除。如果肿瘤较小，无症状，一般可不予处理。

第十二节 成釉细胞瘤

成釉细胞瘤为颌骨中心性上皮肿瘤，在牙源性肿瘤的构成比中居首位。其组织来源由釉质器的牙板上皮发生而来；但也有认为系由牙周膜内上皮残余或口腔粘膜基底细胞而来；亦可由始基或含牙囊肿转变而来。

【诊断标准】

1．成釉细胞瘤多发生于青壮年，男性略多于女性。以下颌骨体部、角部及升支部为常见。早期无自觉症状，生长缓慢；肿瘤逐渐发展，可以造成面部畸形，殆关系错乱，牙齿移位松动；肿瘤进一步发展，压迫下牙槽神经时，患侧下唇可能感觉麻木不适。肿瘤可侵入软组织内，甚至发生吞咽、咀嚼和呼吸功能障碍。巨大型肿瘤还可发生病理性骨折。

2．常规摄X线片，有条件者也可行CT检查。

3．应注意与颌骨角化囊肿相鉴别。如果肿瘤已由口内暴露或拔牙创内突出，术前应活检，以排除恶变。疑有恶变者应行病理检查确诊。

【治疗原则】

以外科手术治疗为主。对较小的肿瘤可行下颌骨方块切除，以保存下颌骨的连续性；对较大的肿瘤应将病变的颌骨整块切除，以保证手术后不再复发。因该肿瘤有局部浸润性，故切缘应在正常组织 0.5cm 以上。下颌骨部分切除后，可采用立即植骨；如为感染创口或软组织不够时，可选用血管吻合、血循环重建的组织移植术。

第十三节 牙源性粘液瘤

牙源性粘液瘤可发生于软组织和颌骨，由纤维组织基质的粘液样退行样变或胚胎细胞的残余生长而来，亦可能来源于牙组织。

【诊断标准】

1．牙源性粘液瘤多发生于青年人，下颌骨磨牙及前磨牙区为好发部位；常伴有未萌出牙齿或缺失牙齿。生长缓慢，呈局部浸润性生长。早期无明显症状，直到肿瘤逐渐增大，颌骨呈现畸形。

2．X 线摄片显示骨质膨胀，伴多房小腔状病损，似蜂房状或火焰状，由于呈局部浸润性长生，边缘常不整齐。

【治疗原则】

手术切除。切除缘可扩大至 1cm，骨膜不宜保留。

第十四节 骨源性肿瘤

一、骨化性纤维瘤

骨化性纤维瘤是颌面骨比较常见的良性肿瘤，由大量的、排列成束和漩涡状的纤维组织所构成，其中含有一些大小不等、排列不规则的骨小梁。此瘤多为实质性。

【诊断标准】

1．此瘤常见于青年人，以下颌骨为好发部位。女性多于男性。早期无自觉症状，生长缓慢，肿瘤逐渐增大后，可造成颌骨膨胀，引起面部畸形及牙齿移位。发生于上颌骨者，常波及颧骨，并可能波及眼眶，使眼眶畸形，眼球移位，甚或产生复视。下颌骨骨化性纤维瘤除引起面部畸形外，可导致咬合紊乱，有时可继发感染，伴发骨髓炎。

2．常规拍 X 线片，有条件者可行 CT 检查。依据临床表现、病理和 X 线片或 CT 多可确诊，并以此同骨纤维异样增生症、化牙骨质纤维瘤和纤维骨瘤相鉴别。

【治疗原则】

对于小的或局限性骨化性纤维瘤应早期手术彻底切除。大的弥散性的或多发性的骨纤维异样增生症，一般在青春期后施行手术。若肿瘤发展较快，影响功能，也可提前手术。手术方法主要是将病变部分切除，以改善面部畸形及功能障碍；有时也可全部切除。下颌骨切除后，可以立即行自体骨移植（如已继发骨髓炎者，除采用血管化骨移植外，一般不能立即植骨)。如将上颌骨切除可选用修复体恢复其缺损及功能。

二、骨巨细胞瘤

骨巨细胞瘤又称破骨细胞瘤，主要由多核巨细胞和较小的梭形或圆形的间质细胞所组成。病理学根据巨细胞数量及分化程度分为一级骨巨细胞瘤，属良性；二级属于潜在恶性；三级属于恶性。

【诊断标准】

1．该肿瘤多发生于20～40岁的成年人，男女性别无显著差别。肿瘤发生在颌骨中央者，称为中央性巨细胞瘤；一般生长缓性，如生长较快，则可能有恶性变。在下颌骨，好发于颏部及前磨牙区；在上颌骨，常波及全上颌骨，表现牙齿移位或松动，甚至面部畸形，拔牙时可见创口有易出血的肉芽组织。

2．X线摄片检查　典型者呈肥皂泡沫样或蜂房状囊性阴影，伴骨质膨胀，阴影区无钙化点，肿瘤周界清楚。有条件者可行CT检查。

3．应注意与巨细胞修复性肉芽肿、甲状旁腺功能亢进症区别。巨细胞修复性肉芽肿为局部修复性反应，非真性肿瘤。女性多发，下颌磨牙以前的部位好发。X线摄片示单房囊性阴影，确诊靠病理检查。甲状旁腺功能亢进症为全身性内分泌紊乱的疾病，在生化检查方面，有血钙及血清碱性磷酸酶增高。

【治疗标准】

手术治疗。病理属一级者，可采用彻底刮除加基底部石炭酸烧灼，乙醇中和；属二级者，应做颌骨切除术；属三级者应按恶性肿瘤原则处理。根据具体情况决定是否立即植骨。

第十五节　嗜酸性粒细胞增生性淋巴肉芽肿

嗜酸性粒细胞增生性淋巴肉芽肿在我国较多见，主要为淋巴结肿大，淋巴增生及嗜酸性粒细胞浸润；亦可侵犯淋巴结外的软组织，呈肉芽肿病变。

【诊断标准】

1．多见于成年男性。生长缓慢，病程长，有时大时小病史。好发于腮腺、眶部、颧颊部以及颌下区。肿块界限不清，可触及多个结节，初期为软橡皮样，日久渐韧，当肿块缓解时再度变软。病损区可伴皮肤增厚及色素沉着，患者诉说有痒感。嗜酸性粒细胞分类计数(包括绝对计数）明显增多，可高达0.6～0.7。

2．应注意与骨嗜酸性粒细胞肉芽肿相区别。后者属于组织细胞增生症X之一种。

【治疗原则】

该病对放射治疗敏感，每野总量约10～20Gy，多发者应以化疗及肾上腺皮质激素治疗为主。

第十九章 口腔颌面部恶性肿瘤

第一节 舌 癌

舌癌是最常见的口腔癌，男性多于女性，但近年来有女性增多及发病年龄更年轻化的趋势。大多数为鳞癌，特别是在舌前2/3部位。腺癌比较少见，多位于舌根部；舌根部有时亦可发生淋巴上皮癌或未分化癌。

【诊断标准】

1．好发于舌侧缘中1/3部位。发生于舌根部时，常有明显自发痛及触痛，可反射至耳颞部。肿瘤常波及舌肌，致舌运动受限。波及舌神经及舌下神经，可有舌感觉与运动障碍。晚期可蔓延到口底及颌骨，使全舌固定；向后发展可以侵犯舌腭弓及扁桃体，出现说话、进食及吞咽困难。

2．舌癌常早期发生颈部淋巴结转移，且转移率较高。位于舌前部的癌肿多向颌下及颈深淋巴结上、中群转移；舌尖部癌可以转移至颏下或直接至颈深中群淋巴结；位于舌根部的癌不仅转移到颌下或颈深淋巴结，还可能向茎突后及咽后部的淋巴转移。发生在舌背或越过舌体中线的舌癌可以向对侧颈淋巴结转移。此外，舌癌可发生远外转移，一般多转移至肺部。

3．确诊需病理检查。

【治疗原则】

1．以综合疗法为主。对早期病例为保存舌的功能可选用间质内放射治疗，待原发灶控制后再施行颈淋巴清扫术。如果放射治疗不敏感，应行原发灶切除加颈淋巴清扫术。对舌尖、舌背及舌前2/3边缘部分的小而分化较好的肿瘤，可采取包括部分正常组织在内的局部手术切除或低温治疗。

2．中晚期病例则应首先手术治疗，对波及口底及下颌骨的舌癌，应施行一侧舌、下颌骨及颈淋巴联合清扫术；若对侧有转移时，应做双侧颈淋巴清扫术。

3．舌癌的颈淋巴结转移率较高发生较早，所以临床上触不到肿大的淋巴结，并不等于没有转移，一般主张行选择性、功能性颈淋巴清扫术。

4．舌缺损超过1/2以上应行一期舌再造术。

5．化学药物治疗可作为手术前后的辅助治疗。

第二节 牙 龈 癌

牙龈癌多为高分化的扁平上皮细胞癌，以溃疡型为最多见。

【诊断标准】

下牙龈较上牙龈多发，肿瘤生长较慢，男性多于女性，临床可表现为溃疡或乳头状突起。肿瘤侵犯牙槽突及颌骨，出现牙齿松动、移位，甚至脱落。上颌牙龈癌可侵入上颌窦；下颌牙龈癌可侵及口底及颊部；癌瘤向后侵及磨牙后区及咽部时，可引起张口困难。下颌牙龈癌一般先转移至颌下及颏下淋巴结；上颌牙龈癌则先转移到患侧颌下及颈深淋巴结。确诊需病理检查。

【治疗原则】

1．以外科手术治疗为主。未分化癌可考虑放疗。早期牙龈癌也可用低温治疗。

2．下颌牙龈癌早期仅波及牙槽突时，应将原发灶及颌骨行方块切除。如肿瘤浸润范围较广，则将原发灶及下颌骨部分或区段甚至一侧切除。术后用斜面导板固定，以防下颌骨偏位。估计手术较彻底，也可行一期植骨整复术。下颌牙龈癌淋巴结转移率较高，一般应行龈颌颈联合根治术。

3．上颌牙龈癌应做上颌骨次全切除。波及上颌窦内，可行一侧上颌骨全切除术。其缺损可用修复体整复。可不同期行选择性颈淋巴清扫术，但应严密随访，临床有转移征象时，再行颈淋巴清扫术。

第三节 颊粘膜癌

多为分化高中等的鳞癌，少数为腺癌及恶性混合瘤等。

【诊断标准】

颊癌肿块呈溃疡型或外生型，生长较快，向深层浸润。穿过颊肌及皮肤，发生溃破，向后发展波及软腭和翼颌韧带，引起张口受限。若为鳞癌，其淋巴结转移途径为颌下淋巴结及颈深淋巴结。确诊需病理检查。

【治疗原则】

早期颊粘膜癌可以单纯局部扩大切除或放射治疗。对放射治疗不敏感以及较大的肿瘤，应以手术治疗为主，术前可辅以化疗或放疗。可根据切除范围用游离植皮、游离皮瓣或其他组织瓣转移修复缺损。对侵及颌骨者，并有颈淋巴结转移时，应行颊颌颈联合根治术。中晚期颊癌一般应行颈淋巴清扫术。

第四节 腭　　癌

发生在硬腭部分的腭癌以腺源性的为主；鳞癌多发生于软腭部位。

【诊断标准】

腺癌早期粘膜无破溃，鳞癌则多为菜花状溃疡。发生于硬腭的鳞癌，发展一般比较缓慢，常侵犯腭部骨质，引起腭穿孔。侵犯上颌窦时可出现上颌窦癌症状。软腭癌常可出现耳部症状，如重听、耳鸣等。软腭部鳞癌较硬腭部鳞癌恶性程度高，常侵犯咽部及翼腭凹，引起吞咽疼痛及张口受限，且淋巴结转移较早，主要向颈深上淋巴结转移。术前应行活组织检查以明确肿瘤性质。

【治疗原则】

硬腭鳞癌的细胞分化较好，一般采用手术切除。局部缺损可用修复体整复。软腭的鳞癌可先采用放疗，如放疗不敏感应施行手术切除，并立即行软腭再造术。硬腭鳞癌如颈淋巴结已证实有转移者应同时行颈淋巴清扫术；未证实转移者，严密随访，一旦出现颈淋巴有转移，应行颈淋巴清扫术。软腭鳞癌一般应同期行颈淋巴清扫术或同期同原发灶一起行放疗。

第五节 口 底 癌

口底癌系指原发于口底粘膜的恶性肿瘤。

【诊断标准】

多发生于舌系带两侧，易向邻近组织侵袭。侵犯到舌体，导致舌活动受限；累及颌骨引起骨质破坏并可伴牙齿松动。口底癌常早期发生淋巴结转移，一般转移至颏下、颌下及颈深淋巴结，并常发生双侧颈淋巴结转移。确诊需病理检查。

【治疗原则】

早期浅表的口底鳞癌可用放射治疗或低温治疗。中晚期的病例，如肿瘤侵及下颌骨，并有颈部淋巴结转移时，应施行口底部、下颌骨、颈淋巴联合根治术；如临床未及淋巴结肿大，也应行选择性颈清扫术；对双侧颈淋巴结转移的患者，可同时或分期行颈淋巴清扫术。口底的缺损应同期行整复手术。

第六节 唇 癌

唇癌指唇红粘膜发生的癌。主要为扁平上皮细胞癌。唇内侧粘膜应属颊粘膜癌；发生于唇部皮肤者，归皮肤癌。

【诊断标准】

唇癌常发生于下唇中外 1/3 间的唇红缘部粘膜。早期为疱疹状、结痂的肿块，随后出现溃疡或菜花状肿块。以后肿瘤向周围皮肤及粘膜扩散，同时向深部肌组织浸润；晚期可波及口腔前庭及颌骨。淋巴结转移较晚，下唇癌常向颏下及颌下淋巴结转移；上唇癌则向耳前、颌下及颈深淋巴结转移。对唇部肿块应活组织检查以明确肿瘤性质。

【治疗原则】

早期病例无论采用外科手术、放射治疗、激光治疗或低温治疗，均有良好的疗效，晚期范围较大者应以手术切除为主。临床未见颈淋巴结转移者，可严密观察；如临床已证实转移，则需行一侧颈淋巴清扫术。唇缺损可用邻近组织瓣立即整复。

第七节 皮 肤 癌

颜面部皮肤癌症多发生于鼻部、鼻唇皱褶、眼睑、上下唇皮肤等处。组织病理学上主要有基底细胞癌和扁平上皮细胞癌，以前者较为多见。

织。术后应辅以化学药物治疗。

第十二节　恶性淋巴瘤

系原发于淋巴网状系统的恶性肿瘤，病理上分为霍奇金淋巴瘤与非霍奇金淋巴瘤两大类。

【诊断标准】

1. 可发生于任何年龄，但以青壮年为多。起源于淋巴结内者称结内型，以颈部淋巴结最好发生；起源于淋巴结外者称结外型，可发生于牙龈、腭、颊、口咽、颌骨等部位。结内型早期表现为颈部、腋下、腹股沟等处的淋巴结肿大。质地坚实而具有弹性，无压痛，大小不等，可移动，以后互相融合成团，失去动度。结外型临床表现多样性，有炎症、坏死、肿块等各型。晚期多有全身症状，如发热、肝脾肿大、全身消瘦、贫血等。主要靠活组织检查确诊。

2. 恶性淋巴瘤患者应行全身淋巴系统检查及骨髓穿刺涂片等，以便临床分期、制定治疗方案及判断预后。

【治疗原则】

霍奇金淋巴瘤早期以放疗为主，晚期可采用 MOPP 化疗方案。

非霍奇金淋巴瘤应以化疗为主，放疗为辅。化疗方案为 COP 方案。

第十三节　浆细胞肉瘤

它是起源于骨髓内浆细胞的一种恶性肿瘤，常为多发性，亦称骨髓瘤。

【诊断标准】

浆细胞肉瘤多见于中、老年男性。肿瘤可单发或多发。局部剧烈疼痛为主要症状，初起为间歇性，继为持续性。肿瘤好发于胸骨、肋骨；如发生在颌面部，可见于下颌骨、腭部、口咽等处。X 线摄片可见受累骨中多个大小不一的圆形凿孔状缺损。化验检查有进行性贫血、红细胞减少，白蛋白球蛋白比例倒置、血清钙增多，多发者尿中有凝溶蛋白。骨髓穿刺检查有肿瘤性浆细胞即可确诊。

【治疗原则】

对于单发病变可手术切除，再辅以放疗和化疗。多发性浆细胞肉瘤应以化疗为主的综合性治疗。其化疗方案可应用 VMCBP。

第十四节　恶性肉芽肿

恶性肉芽肿亦称坏死性肉芽肿。其特点是病变沿面中线好发于鼻腔、口腔、腭部、咽部等部位。

【诊断标准】

1. 恶性肉芽肿好发于成年男性，其部位以鼻腔、腭部中线多见。受累部位软组织及硬组织迅速出现溃疡，广泛坏死脱落、造成口、鼻腔穿孔，病变恶臭，伴有发热、贫血消瘦，晚期有淋巴结转移，最后死于全身衰竭。患者常经多次活检方可确诊。血常规示嗜酸性粒细胞增多，血沉加快，可有蛋白尿、血尿。肺部受侵时，X线胸片示非特异性炎性浸润。

2．注意对溃疡进行涂片检查，观察有无梅毒螺旋体，以资与梅毒性溃疡鉴别。

【治疗原则】

1．单发者首选放射治疗，同时配合激素治疗。

2．多发者应以化疗及激素治疗为主。

第十五节　恶性黑素瘤

恶性黑素瘤来源于成黑色素细胞，多发生自交界痣或粘膜黑色素斑。

【诊断标准】

1．痣及色素斑常为前期病灶，一旦出现生长迅速、色素增多、卫星结节、基底浸润、溃疡及疼痛等均应怀疑有恶变。

2．口腔内好发部位为腭部、牙龈及颊粘膜；肿瘤呈蓝黑色，扁平状或稍突起的肿块，迅速向四周扩散，并浸润至粘膜下及骨组织内。约70%早期转移至局部淋巴结。40%可出现远处转移。

3．主要根据色素表现及临床症状确诊，不宜行常规活组织检查。转移性淋巴结亦不做吸取活检。必要时可行病灶冷冻切片活检，并一期完成治疗。

【治疗原则】

1．原发灶可选用冷冻治疗。或行手术治疗，其切除范围应较一般恶性肿瘤更广泛，并同时行选择性或治疗性颈淋巴清扫术。

2．术后配合化疗或/和免疫治疗。

第二十章 涎腺肿瘤

第一节 粘液囊肿

口腔粘膜下的粘液腺可因轻微损伤，如咬唇习惯等，造成粘液外漏而形成囊肿，也可因导管口阻塞、粘液潴留而致。

【诊断标准】

（一）临床表现

1. 多见于青少年，且以下唇为多见。

2. 病史中常可追问到咬唇习惯，或其他轻微外伤史。

3. 囊肿增大后可自行破裂，流出粘液而消退，但不久又可复发。

（二）体检

1. 囊肿通常位于下唇内侧粘膜，或舌系带两侧的口底粘膜，亦可位于舌尖腹面，上唇、颊、腭较少发生。

2. 囊壁薄，囊肿呈半透明状，浅蓝色，内含粘液，且突出于粘膜面，触诊质地软，边界清楚，有囊性感，反复破损病例可表现为较厚白色瘢痕突起。

3. 囊肿大小约0.5～1cm。

4. 如有继发感染，局部粘膜红、微肿且有触痛。

【治疗原则】

（一）手术为主

1. 完整摘除囊肿。

2. 将切口周边的粘液腺一并切除，可减少复发。

（二）其他治疗

1. 囊肿冷冻或激光治疗。

2. 囊腔内注入2%碘酊使之纤维化。

第二节 舌下腺囊肿

大多因舌下腺腺体或导管的损伤，粘液性涎液外漏，并由周围纤维结缔组织包绕形成。也可因结石、炎症等引起导管阻塞、粘液潴留而形成。

【诊断标准】

（一）临床表现

1. 多见于儿童及青少年。

2. 囊肿增大后可自行破裂，流出粘液而消退，但不久又可重新出现，反复发作。

3．囊肿如有继发感染可有口底肿胀，疼痛等炎症表现。严重者可将舌推向后上方，影响进食、说话、甚至呼吸。

（二）体检　临床上可分为三型。

1．单纯型　囊肿多位于舌系带一侧，亦可越过中线在对侧口底同时隆起。

2．哑铃型　囊肿可通过口底肌肉间隙向颌下扩展，并在颌下部位同时出现囊性肿块。

3．潜突型（口外型）　少数可在口底无明显囊肿隆起，而仅表现为颌下区的囊性肿块。

4．囊肿穿刺为蛋清样粘稠液体。

5．临床上应与口底血管瘤、口底皮样表皮囊肿、颌下区囊性淋巴管瘤相鉴别。

【治疗原则】

（一）手术治疗

1．手术摘除舌下腺。

2．如囊肿已伸入颌下者，除摘除舌下腺，应抽尽囊液后做加压包扎。

（二）非手术治疗

1．婴儿囊肿可抽出囊液注入2%碘酊，使之纤维化。

2．全身情况不能耐受手术患者及婴儿，可作简单袋形缝合术，暂时减少囊肿体积以减轻患者不适，待全身情况改善或患儿4～5岁后，再行手术。

第三节　多形性腺瘤

多形性腺瘤是最常见涎腺肿瘤。除肿瘤性腺上皮外，尚有粘液样和软骨样组织，故又称混合瘤并延用至今。

【诊断标准】

（一）临床表现

1．多见于青壮年，多数临床统计显示女性多于男性。

2．最好发于腮腺，其次为腭腺、颌下腺及颊腺，其他部位如唇、舌等口腔粘膜小涎腺较少见。舌下腺多形性腺瘤罕见。

3．肿瘤生长缓慢无自觉症状，可长期无明显变化，也可在短期内生长加快。位于腮腺深叶可出现异物感或吞咽困难。

4．恶变时可出现迅速增大，疼痛，肿块固定，或伴有面瘫，表面皮肤破溃等症状。

（二）体检

1．肿瘤呈圆形，或不规则，或呈结节状，质中或偏硬，边界清楚，无粘连可活动。

2．肿瘤大多在2～5cm直径大小，少数可小至蚕豆大小，偶见有大达患者头颅大小者。

3．腮腺多形性腺瘤大多位于耳屏前及耳垂周围的腮腺浅叶内。位于深叶者仅占10%。

4．发生在颌骨后凹或升支内侧者，可呈哑铃状，活动度差，并可向软腭、咽侧壁隆起。

5．副腮腺多形性腺瘤少见，位于颧骨下方。

6．颌下腺多形性腺瘤位于颌下三角，可通过口底双合诊触及肿瘤位于腺体内。

7．腭部小涎腺多形性腺瘤多位于硬软腭交界处，肿瘤基底活动度差，不易推动，表面粘膜可因食物磨擦出现糜烂或浅溃疡。

8．复发性肿瘤多为多发性，可分布于上次手术野的皮下组织、肌肉及腺体内。肿瘤结节大小不一，小的仅为针头大小，可为数个，数十个，甚至上百个。

9．多形性腺瘤临床上需与高分化、中分化粘液表皮样癌、慢性淋巴结炎、淋巴结核相鉴别。

10．B超，CT，MRI可作为辅助诊断。

11．涎腺多形性腺瘤不做术前切取活体组织检查，必要时应在术中做冷冻切片明确病理诊断，也可术前做细针穿刺细胞学检查。

【治疗原则】

1．腮腺多形性腺瘤手术

（1）行保留面神经的肿瘤与腮腺浅叶切除术。

（2）位于深叶者行保留面神经全腮腺切除术。深叶肿瘤向软腭、咽侧壁隆起者，不应经口内切除，应行保留面神经腮腺切除术（如肿瘤与浅叶腮腺无关，可保留浅叶及腮腺导管），并通过下颌骨升支前移完整切除肿瘤，或暂时切断升支作为进路切除肿瘤，术后将升支重新复位、固定。

2．颌下腺多形性腺瘤行包括颌下腺及肿瘤摘除术。

3．小涎腺多形性腺瘤应在肿瘤外缘0.5cm处连同表面粘膜一并切除发生腭部者应自骨面掀起而不保留骨膜，如骨膜受累应切除邻近骨组织。

4．复发性多形性腺瘤的手术治疗比较复杂，复发灶局限者宜局部切除；复发灶范围较大者，可作较大范围切除，但不应扩大至尚未见复发瘤的“正常”区域。面神经应尽量保留，确实无法保留者，应同期行神经吻合或移植。

第四节　肌上皮瘤

它是完全或几乎完全由肌上皮细胞组成的涎腺肿瘤。WHO将其列为一类独立肿瘤，但有学者认为是多形腺瘤中一种特殊类型。

【诊断标准】

（一）临床表现

1．好发于腮腺，其次为腭腺，颌下腺及其他小涎腺很少发生。

2．无痛性肿块，生长缓慢，常无自觉症状。

（二）体检

1．扪诊肿瘤光滑，质地坚实，周界清楚，可活动。发生于腭部者常有囊性变。

2．一般无面神经麻痹等神经功能障碍。因临床表现与多形性腺瘤相似术前常被诊断为多形性腺瘤。

3．根据肿瘤所处部位及大小决定是否行B超，CT或MRI检查。

【治疗原则】

治疗原则同多形性腺瘤，将肿瘤连同周围正常组织一起切除。发生于腮腺者，应视肿瘤大小、具体部位作肿瘤连同部分或全腮腺切除，应保留面神经。颌下腺肿瘤连同颌下腺一起切除。

第五节　腺淋巴瘤

涎腺腺淋巴瘤又称 Warthin 瘤，或乳头状淋巴囊腺瘤，其发生率仅次于多形性腺瘤，肿瘤可能起源于残存在涎腺邻近，淋巴结内的异位涎腺组织。

【诊断标准】

（一）临床表现

1．多见于中老年男性患者，男与女之比约为 5:1。

2．好发于腮腺，尤见于后下极部位，发生于颌下腺者罕见。

3．病程发展慢，呈进行性增大，但可有时大时小变化，无自觉症状。

4．肿瘤囊性变或伴发炎症时可明显增大。

（二）体检

1．多为 3～4cm 大小，呈圆形或长圆形肿块、表面光滑，很少有结节，质软，可有波动感，有时肿瘤与周围腺体组织边界欠清。

2．B 超检查可见病变内部低回声区被线状强回声分割成“网格状”。肿瘤邻近部位可能有肿大淋巴结。

3．^{99m}Tc 核素扫描为热结节。

4．需与淋巴结核或囊肿鉴别。

【治疗原则】

1．多行连同肿块的腮腺区域性切除术。

2．术中应将腺体内及其附近肿大淋巴结一并摘除。

第六节　粘液表皮样癌

粘液表皮样癌是涎腺最常见的恶性肿瘤，多见于腮腺，其次为颌下腺，小涎腺肿瘤多见于腭腺，其次磨牙后腺，肿瘤来源于导管上皮，由粘液细胞、表皮样细胞，以及中间细胞所组成，根据上述细胞的多少，将其分为高分化、中分化、低分化粘液表样癌三种类型。

【诊断标准】

（一）临床表现

1．高分化、中分化粘液表皮样癌　多见于中年人，好发于腮腺，病史较长，缓慢增大，病程可达 2～5 年，临床表现与多形性腺瘤相似。

2．低分化粘液表皮样癌　少见，多见于腮腺，病史短，发展快，临床表现与其他高度恶性肿瘤一样，可早期出现疼痛、面瘫等；发生于颌下腺者可出现舌肌萎缩、伸舌偏斜等神经受损症状。

（二）体检

1．腮腺高分化与中分化粘液表皮样癌　肿块位于耳前或耳垂周围，或下颌骨后凹部位，质地偏硬，与周围组织可有轻度粘连，活动度较小，增大后可出现囊性感，穿刺可获淡黄色粘稠性液体，很少发生颈部淋巴结转移。

2．颌下腺高分化和中分化粘液表皮样癌　肿块位于颌下三角区，口底双合诊可触及肿块位于腺体内，质偏硬，活动度较差。

3．腭部或磨牙后区小涎腺粘液表皮样癌　肿块位于粘膜下，表面粘膜完整，并可见有扩张毛细血管，粘膜下可呈淡蓝色，极易误诊粘液囊肿或血管瘤。

4．高度恶性粘液表皮样癌　肿块质地偏硬，固定，发生于腮腺者可固定于下颌骨升支和嚼肌。颌下腺者则在颌下三角可触及固定肿块，表面皮肤可发生破溃，并可累及神经出现面神经或舌下神经麻痹。颈部可出现肿大淋巴结。

5．MRI、CT 可作为辅助诊断。

【治疗原则】

（一）高分化与中分化粘液表皮样癌

1．腮腺　行肿瘤及腮腺切除，面神经未受累应予以保留，如有轻度粘连可考虑保留，用液氮冷冻处理面神经，也可术后配合放弃。面神经分支累及者应予切除，并做神经吻合或移植以重建面神经功能。

2．颌下腺　行肿瘤及肿瘤周围组织及颌下腺摘除术。

3．舌下腺和小涎腺　行肿瘤、舌下腺或表面粘膜及周围组织的整块切除。

4．高分化型颈淋巴结转移率很低，不必作选择性颈淋巴清除术，中分化粘液表皮样癌如淋巴结有转移应作根治性颈淋巴清除术。

（二）低分化粘液表皮样癌

1．手术为主，术后配合放疗。

2．手术为根治性手术，行腮腺与肿瘤大块切除，牺牲面神经，然后作面神经吻合或移植术，并行选择性颈淋巴清除术等。

第七节　腺样囊性癌

腺样囊性癌发病率仅次于粘液表皮样癌，也是涎腺常见的恶性肿瘤，过去称为圆柱瘤。腭部小涎腺与腮腺为最常见部位，肿瘤主要来自涎腺闰管，由导管型上皮和肌上皮组成，又可分为筛状型（腺样）型、管状型和实体型；以实体型恶性程度最高。

【诊断标准】

（一）临床表现

1．肿瘤发展较为缓慢，病程可达 2～3 年或更长。

2．可沿神经束扩展，早期出现疼痛、神经受累症状，晚期患者疼痛更为剧烈。疼痛为自发性，也可为触发性。

3．神经功能障碍：发生于腮腺者可出现面瘫，颌下腺肿瘤侵犯舌神经，出现舌麻木等。

（二）体检

1．肿瘤有明显的侵袭性，可累及周围软组织、骨及血管神经束。发生于腮腺者常固定于下颌骨升支和嚼肌。颌下腺肿瘤固定于颌下三角，晚期可与下颌骨、口底粘连形成巨大肿块。发生口腔小涎腺的肿瘤累及粘膜时，可见明显毛细血管扩张。

2．肿块质地中等偏硬。

3．肿块可有压痛，可出现面瘫、舌下神经受累所致的半侧舌肌萎缩，伸舌受限等。

4．除舌、颊肿瘤可见颈淋巴结转移外，颌下腺及舌下腺肿瘤常直接侵犯淋巴结，非瘤栓转移。

5．易发生远处转移，以肺最常见，也可发生在肝与骨。

6．MRI、CT检查有助于诊断。

【治疗原则】

（一）主要治疗　以手术为主。

1．腮腺　全腮腺切除，切除范围要广泛，面神经一般不予保留，且需追踪切除神经束至切端冷冻切片证实肿瘤阴性为止。

2．颌下腺　切除肿瘤、颌下腺以及周围组织。舌神经、舌下神经贴近肿瘤者亦应追踪切除。

3．舌下腺　半侧或全口底广泛根治性切除。可用各种皮瓣修复口底缺损。应追踪切除舌神经至切缘阴性。

4．腭部小涎腺　原发灶扩大切除，包括部分上颌骨。如肿瘤邻近腭大孔，切除范围为应包括翼板及翼腭管，并完整切除腭大神经血管束。

5．腺样囊性癌淋巴结转移率低，不必作选择颈淋巴清除术，但对舌与颊病变较大者，可考虑选择性颈淋巴清除术。

（二）补充治疗　术后可放射治疗。

第八节　癌在多形性腺瘤中

癌在多形性腺瘤中又称恶性混合瘤或混合瘤恶变。按照WHO组织学新分类，可分为四个类型：①非侵袭性癌：恶变部分尚未超过原先存在多形性腺瘤的范围；②侵袭性癌：恶变部分已超越原先存在的多形性腺瘤范围；③癌肉瘤：肿瘤的上皮成分及间质均呈恶性，即有癌的成分，又有肉瘤的成分；④转移性多形性腺瘤：原发的涎腺肿瘤及其转移灶均呈良性多形性腺瘤组织学表现。

【诊断标准】

（一）临床表现

1．主要发生于腮腺，其次为腭部小涎腺和颌下腺。

2．长期存在的多形性腺瘤突然增大加快，活动受限或固定、疼痛、神经受侵等症状。

3．转移性多形性腺瘤从发现原发瘤到出现转移灶之间的间隔时间较长，转移前原发瘤有多次复发，并出现恶性肿瘤表现。转移灶以骨最常见，其他部位为肺、淋巴结及肝。

4．癌肉瘤一开始表现为恶性，病程短，发展快，与其他高度恶性肿瘤临床表现相似。

（二）体检

1．肿块与周围组织粘连，活动度小或固定。

2．表面皮肤可有破溃出现溃疡，并可有继发感染。

3．可出现面瘫、舌肌萎缩、舌运动受限等神经受累症状。

4．可发生颈部淋巴结转移。

5．复发肿瘤的恶变可见肿瘤呈多发结节。

6．MRI、CT 检查有助诊断。

【治疗原则】

1．非侵袭性癌　肿瘤加腮腺切除，尽量保存面神经。

2．侵袭性癌　同涎腺低度恶性肿瘤手术原则。

3．癌肉瘤　同高度恶性肿瘤，需大块根治性切除，一般不保留面神经，可行选择性颈淋巴清除术及术后辅以放疗。

4．转移性多形性腺瘤的原发灶，应积极进行手术，转移灶能手术切除，也应进行手术。

第九节　腺泡细胞癌

腺泡细胞癌是来自浆液性腺泡细胞的涎腺低度恶性肿瘤，瘤细胞为腺泡细胞组成，故称腺泡细胞癌。大多数肿瘤细胞分化好，但呈浸润性生长，局部切除复发率高，有的发展快，可有颈部淋巴结及远处转移。

【诊断标准】

（一）临床表现

1．主要发生在腮腺，偶见于颌下腺及小涎腺。

2．好发于女性，女性与男性比为 2∶1。

3．病程一般较长，可达 2～3 年。

（二）体检

1．多为单侧，少数可为双侧或一侧多发。

2．肿瘤呈圆形或卵圆形，活动或活动受限。

3．肿瘤质地中等偏硬，可部分囊变。

4．少数患者有颈部淋巴结转移，也可有远处转移。

5．MRI、CT 检查可作为辅助诊断

【治疗原则】

（一）主要治疗　以手术为主。

1．腮腺　肿瘤及腮腺切除，面神经分支受累者应予切除，并做神经吻合或移植术，重建面神经功能。颈部有转移者做颈淋巴根治性切除术。临床上无明显肿大淋巴结一般不必作选择性颈淋巴清除术。

2．颌下腺　肿瘤与周围组织及颌下腺摘除术，颈部淋巴结转移者作颈淋巴根治性切除术。

3．小涎腺　粘膜、骨膜及周围组织的整块切除。

（二）补充治疗

1．晚期、复发病例可做术后补充放疗。

2．多次复发肿瘤远处转移率高，术后可辅以化疗。

第二十一章 牙体缺损的修复

龋病、外伤、严重磨耗、楔状缺损、酸蚀症、釉质发育不全等而导致牙体组织有不同程度的破坏、缺损，称牙体缺损。牙体缺损如不及时治疗和修复会引起牙髓病、根尖病、牙周病及颞颌关节功能紊乱综合征，给咀嚼、发音和美观造成一定的影响。

牙体缺损的修复方法有两种：即充填法和修复法。充填法适用于牙体缺损范围较小的患牙。对于牙体缺损严重的患牙，用充填法不能获得满意疗效者，可以采用修复体修复的方法来恢复牙体的形态与功能，目前常用的修复体有嵌体及各类冠，如金属冠、烤烧瓷冠等。

第一节 修复原则

牙体缺损修复治疗设计时修复体的选择、设计、牙体预备及修复体的制作与完成均应符合生物学和机械力学的原则。修复治疗的全过程应严格遵循下列修复原则。

（一）正确的恢复形态与功能

1．轴面形态　牙冠轴面有一定突度，起着维持牙颈部龈组织的张力和正常接触关系，保证食物正常排溢道及食物流对牙龈的生理刺激作用以及利于修复体的自洁等作用。牙冠轴面突度过大或过小都不利于牙周健康和美观。

2．邻接关系　牙冠修复体邻面与邻牙紧密接触，能防止食物嵌塞，维持牙位、牙弓的稳定，并有利于每个牙在咀嚼时保持各自的生理运动。

3．外展隙和邻间隙　外展隙作为食物的溢出道，有利于食物排溢，邻间隙有保护牙槽骨和防止水平性食物嵌塞的作用，二者过大或过小都会引起并发症。

4．𬌗面和咬合关系　正确地恢复𬌗面形态和咬合关系是有效的恢复咀嚼功能的基本条件之一。良好咬合的标准是：𬌗面形态的恢复应与患牙的固位形、抗力形以及与邻牙和对𬌗牙的𬌗面形态相协调；𬌗力方向应接近于牙的长轴；𬌗力大小应与牙周支持组织相适应；具有稳定而协调的咬合关系。修复体应按照上述标准建立。

（二）患牙预备时尽可能保存、保护牙体组织

1．去除病变组织，阻止病变发展。

2．消除轴壁倒凹，获得良好的就位道。

3．开展修复体所占空间，保证修复体一定的强度、厚度和美观。

4．牙体预备成一定形态，提供良好的固位形和抗力形。

5．磨改过长牙或错位患牙，以建立和谐的咬合关系和外观。

6．磨改异常对𬌗牙及邻牙，预防𬌗紊乱、邻接不良和人造冠戴入困难。

7．牙体预备的预防性扩展，有利于自洁和防止继发龋。修复体𬌗面应覆盖牙体的点隙沟裂，邻面应扩展到自洁区。

（三）修复体应保证组织健康

1．修复体的设计与组织健康　修复类型、修复材料的选择、修复体边缘的位置等设计，应根据牙体、牙周、颌位关系和患者的基本条件来决定。

2．牙体预备与牙髓组织健康　尽可能保存牙髓健康，对活髓牙进行预备时要喷水降温，采用间歇、短时、轻压磨切手法，牙体预备应一次完成，避免用强烈刺激的消毒剂和苛性脱水药物，取模后做临时冠用丁香油糊剂粘固。

3．修复体与牙龈组织的健康　修复体的龈边缘位置应根据患牙的形态、固位、美观要求和患者的年龄、牙位、牙周状况及口腔卫生等因素决定；修复体龈边缘与患牙衔接处应形成一个连续、光滑一致的面，避免形成任何微小的肩台；修复体龈边缘的牙体预备形式应根据修复体的种类、材料、牙位和牙髓情况各种因素来综合考虑，刃状、羽状、凹状等形式适合修复材料强度大的金属修复体，全瓷、金属－烤瓷、树脂材料修复体则应采取肩台式或肩台加斜面等形式。

（四）修复应合乎抗力形和固位形的要求

1．建立良好的抗力形　抗力形是指完成修复后要求修复体和患牙能抵抗𬌗力而不致破坏或折裂。

增加患牙抗力的措施包括：修复体类型的选择设计应考虑到患牙组织结构和缺损情况，避免牙体预备后形成薄壁弱尖；牙体预备时去除易折断的薄壁，降低高尖陡坡，修整尖锐的边缘嵴和轴面角；牙体缺损较大者，应采取增加辅助措施，如采取钉、桩加固后充填或采用酸蚀－复合树脂成形，作成桩核结构。

增加修复体抗力的措施包括：保证修复体适当的体积和厚度。合理控制修复体外形，其内外表面应避免尖、薄、锐的结构形式，防止因应力集中而出现折裂。根据患牙条件和设计要求，选择理化性能优良的修复材料。保证修复体制作质量。控制𬌗面形态及𬌗力方向，避免𬌗力集中，金－瓷、金－塑的衔接点应避免直接受力。

2．建立良好的固位形　固位形是指修复体在行使功能时能抵御各种作用力而不发生位移或脱落的能力。固位力的大小主要由静态的机械摩擦力、动态的约束力及化学粘接力所决定的。建立良好的固位形的措施包括：预备体具有一定的𬌗龈高度，各轴壁近乎平行，𬌗（切）向聚合度为不超过2～5°，并尽量增加修复体与预备体之间的接触面积；修复体与预备体之间应非常密合；必要时增加辅助固位形，如设计鸠尾、轴沟、针道和箱型固位；选择性能良好的粘结材料。

第二节　常用修复体修复方法

一、嵌体

嵌体是一种嵌入牙体内部，用以恢复牙体缺损的形态和功能的修复体或冠内固位体。按其所用材料可分为金属嵌体、瓷嵌体和树脂嵌体。与一般的充填材料相比，嵌体具有机械性能良好，边缘密合，并可高度抛光等优点。

【适应证】

1．各种严重的牙体缺损已涉及牙尖、切角、边缘嵴以及𬌗面，需要咬合重建而不能使用一般充填方法修复者。

2．因牙体缺损引起邻面接触不良，食物嵌塞严重，可用嵌体修复邻面接触点。

3．固定桥的基牙已有龋洞或要放置栓体、栓槽附着体者，可以设计嵌体作为基础固位体。

【禁忌证】

1．青少年的恒牙和儿童的乳牙，因其髓角位置高，不宜做嵌体，以免损伤牙髓。

2．殆面缺损范围小而且表浅，前牙邻、唇面缺损未涉及切角者，不宜用嵌体修复。

3．牙体缺损范围大，残留牙体组织抗力形差，固位不良者。

4．对于美观及长期效果要求高的年轻患者或心理素质不理想的患者，前牙缺损慎用嵌体修复。

【方法】

（一）基本要求

1．嵌体洞形不能有倒凹，洞壁可微向殆面外展，2～5°。

2．嵌体洞形边缘要制备洞斜面，去除洞缘薄弱的釉质，增加边缘密合度，殆面的洞斜面应深及釉质的1/2，与洞壁呈45°。

3．邻面可作片切形以恢复缺损及邻接，改善邻面突度。

4．利用辅助固位形，根据需要可加用殆面鸠尾固位形或轴壁上加钉、沟固位形，也可以采取钉、面固位形相结合。

（二）基本步骤

1．牙体预备

（1）去尽龋坏组织；适当扩大洞形，洞外形应呈圆钝曲线；洞深度一般大于2mm，洞底一般预备成平面或深度不同的平面，轴壁相互平行或相外展2～5°，洞缘预备成45°斜面，最后精修出点、线角，完成牙体预备。

（2）邻殆嵌体的预备

1）面洞型的制备　用合适车针制备殆面鸠尾固位型，洞深一般大于2mm，轴壁近乎平行或略外展，鸠尾的峡宽一般不大于殆面的1/2，制备洞斜面，与轴壁成45°角。

2）邻面预备　邻面可以预备成箱（盒）状洞型或片切洞形。

箱（盒）状洞型的制备：用合适车针与牙长轴平行切入邻面，龈端位于接触点以下，接近龈嵴顶，颊、舌边缘扩展到自治区。邻面盒状窝洞的颊舌轴壁与牙长轴近乎平行并略向外扩展2～5°，龈壁清晰而平，髓壁与就位道一致，龈壁与髓壁相互垂直，洞缘作短斜面。

片切洞形：去尽龋坏组织，用单面金刚砂片或金刚砂车针紧贴患牙切割，颊舌侧扩展到自洁区，颈部沿龈缘线预备，片切面的中心可制作箱状洞形、沟固位形等。

2．精修完成修整洞壁及洞斜面，清除牙体组织碎屑。

3．取模精确的印模是修复体成功的关键之一对于固定修复目前可选用如下两种印模方法。

（1）琼脂＋海藻酸盐联合取模　此法操作简单、成本低，能达到固定修复体所要求的精度。

（2）硅橡胶双重取模　此法是先用面团状的硅橡胶取初步印模，经修整后再用流动性大的硅橡胶取终印模，这种印模精确度高，但成本较高。

4．试戴粘固　经技术室制作完成的嵌体放入原先制备的窝洞内，并检查其边缘是否密合，龈缘有无悬突，是否有正确的邻接关系和咬合关系。试戴合适后再做必要的抛光，如不能就位，应检查原因，切忌用暴力。

粘固前先用75%乙醇消毒修复体，数分钟后吹干，并清洗窝洞，再用麝香草酚乙醇溶液消毒、吹干、防湿，调拌稠度适当的粘合剂，均匀涂布于嵌体及窝洞内，嵌体就位后，𬌗间搁放置棉卷，嘱患者咬紧5min，待硬固后，取出棉卷，刮除多余的粘固剂。嘱2小时内暂不吃东西，24小时内不用嵌体咀嚼硬性食物，必要时预约复诊一次。

二、硬质树脂嵌体

硬质树脂嵌体是用硬质树脂材料用热压固化或光固化制作的修复体。

牙体预备　与金属嵌体基本相同，洞底平面以去尽龋坏组织为准，洞壁倒凹可用酸蚀粘接方法消除。

嵌体制作　可采用间接法或直接法，前者多取模后采用热压聚合法完成，后者在口内用光聚合法完成。

嵌体粘固　去除暂时充填物，冲洗、除湿、吹干，常规以牙本质处理剂或酸蚀剂处理洞壁，冲洗、吹干，洞壁涂布粘结剂，嵌体粘结面以单体或粘结剂处理，嵌体就位，除去多余粘结剂，待粘结剂固化后，布轮抛光，完成修复。

三、铸造金属全冠

铸造金属全冠是用合金材料铸造而成的覆盖整个牙冠表面的金属修复体。它与牙体的接触面积大，固位力强，对牙齿的保护作用好，用于牙体缺损的修复及固定桥的固位体。常用的合金有镍铬合金、钴铬合金、银合金及金合金等。

【适应证】

1．后牙牙体严重缺损，固位形抗力形较差者。

2．后牙存在低𬌗、邻接不良、牙冠短小、错位牙改形、牙冠折断或半切术后需要以修复体恢复正常的解剖外形、咬合、邻接及排列关系者。

3．固定义齿的固位体。

4．可摘义齿的基牙的缺损需要保护，改形者。

5．患龋率高或牙本质过敏严重伴牙体缺损，或银汞合金充填后与对𬌗牙、邻牙存在异种金属微电流刺激作用引起症状者。

【方法】

（一）基本要求

1．争取以生物学性能较好的金合金作修复材料。

2．对于𬌗龈距离短、牙体小、轴壁缺损大、对𬌗牙为天然牙、患者𬌗力大、牙周支持组织差者，冠边缘可设计到龈缘下，𬌗面减轻，并注意𬌗力平衡。

3．牙冠长、冠根比例大的患者可将冠边缘设计到龈上，并适当增加轴面突度以及与邻牙的接触面积。

4．对于牙冠短小等有脱位倾向者应增加轴沟、箱形或钉洞固位形。

5．牙冠严重缺损者应考虑作桩核后再作全冠修复。

6．患牙原有水平型、垂直型食物嵌塞者，全冠外形设计应考虑食物流向的控制。

7．铸造全冠固位力差、𬌗力大者，全冠粘固前应进行喷砂等粗化处理或应用活化剂，并选用高强度树脂类粘结剂。

8．根据患牙位置、方向及邻牙情况设计就位道。

（二）基本步骤

1．牙体预备

（1）颊、舌面预备　先从颊舌面外形高点到颈缘处消除倒凹，并保证修复体边缘应有的修复间隙，再从外形高点到𬌗缘顺牙冠外形预备出修复体足够间隙，轴面会聚角一般为2～5°。

（2）邻面预备　先选用桩状金刚砂车针将轴面角预备出足够的间隙，再用一细针状金刚石车针置于邻面接触点以内，用上下锯拉动作沿颊舌方向慢慢通过邻面，磨出足够的间隙，𬌗向会聚角2～5°为宜，并将轴面角修平滑。

（3）𬌗面预备　用裂钻在颊、舌沟磨出深度为0．5～1mm的指示沟，以此为参照，依照解剖外形均匀磨除足够厚度的牙体组织。

（4）颈部肩台预备　铸造全冠颈部肩台通常为0.5～0.8mm宽、呈圆凹形或带斜面的肩台形，边缘应连续一致、平滑而无粗糙面或锐边，预备时应先排龈。

（5）精修完成　精修完成用一细粒度的圆头锥形金刚石针，修整预备体的边缘．并修整各线角使之圆钝。

2．取模　同嵌体取模。

3．试合、粘固　同嵌体。

四、锤造金属全冠

锤造金属全冠是用白合金半成品冠套锤压工艺而制成的修复体，其外形恢复，密合度及固位力均较铸造全冠差，但不需要特殊设备，制作方法简单，如方法正确，基本上能达到修复要求。目前基层医疗机构仍采用此法修复后牙的牙体缺损及做固定桥的固位体。

【适应证】

与铸造全冠相同，但对牙冠缺损过多及邻牙有较大间隙者，宜采用铸造全冠。

【基本要求】

基本要求与全冠相同，但有以下不同点：

1．锤造全冠冠壁薄，可以少磨牙，合面磨除0.3～0.5mm，轴面磨去倒凹并使牙冠的最大周径降至龈缘处。

2．冠壁厚度受限制，牙体如有缺损必须先银汞或树脂等材料修复。

3．经锤压成形，不能设计轴沟、针道等固位形。

4．颈部不能做肩台制备。

5．取模、试合及粘固与铸造全冠相同。

五、烤瓷熔附金属全冠

烤瓷熔附金属（porcelain-fused to matal，PFM）全冠称金属烤瓷全冠，是用低熔烤瓷与金合金联合制成的修复体，再在其表面覆盖与天然牙颜色相似的低熔瓷粉，在真空高温烤瓷炉中烧结熔附而成，因此金属烤瓷兼有金属全冠的强度和烤瓷的美观。它的特点是能恢复牙体的形态功能，抗折，耐磨，不会变形，外观逼真，表面光滑，色泽稳定，耐酸碱，属永久性修复体。

【适应证】

1．氟斑牙、变色牙、四环素染色牙、锥形牙、釉质发育不全等，不宜用其他方法修复或患者要求永久修复者。

2．龋洞或牙体缺损较大而无法充填治疗者。

3．前牙错位、扭转而不宜或不能作正畸治疗者。

4．需作烤瓷桥固位体的基牙。

【方法】

（一）基本要求

1．金属内冠的要求

（1）要恢复牙冠的正确解剖形态，无铸造缺陷。

（2）有足够的厚度，烤瓷部位的金属内冠厚度至少0.3mm。

（3）烤瓷面的瓷粉厚度均匀，牙体缺损过多处由金属部分弥补。

（4）为烤瓷面提供足够的空间，唇面至少1.0mm，切端1.5～2.0mm。

（5）金属内冠表面形态光滑，圆钝避免深凹及锐角。

（6）瓷金交接边缘应离开咬合接触区1.5～2.0mm。

2．不透明层应均匀地覆盖在金属表面。其厚度通常为0.2～0.3mm，即可较好地遮盖金属底色，同时构成修复体的基础色调。

3．体瓷

（1）体瓷的厚度一般不小于1.0mm。

（2）厚度均匀。

（3）比色尽可能正确，选择合适的瓷粉。

（二）基本步骤

1．牙体预备。

2．以上前牙为例。

（1）切端磨除　用圆头锥形金刚石针在切端磨出三条深度指示沟，深度为2.0mm，然后磨除沟间牙体组织。

（2）唇面磨除　首先用圆头锥形金刚石针在唇面制备三条深度指示沟，指示沟依照唇面外形凸度分两个平面，龈1/3与牙体长轴平行，切2/3顺沿唇面弧度，指示沟深度为1.3～1.7mm。然后用平头桩形金刚石针磨除指示沟间的唇面牙体组织，同时形成唇面边缘形态，边缘可制备成有角肩台式或135°凹面，宽约1.0mm，位于龈下0.3～0.5mm。唇面磨除至邻面接触点的唇侧。金属烤瓷冠的邻面金瓷交接边缘应离开邻面接触区。

（3）邻面及舌面磨除　舌面舌窝部分的磨除选用一椭圆形金刚石针，磨除厚度在仅有金属的部分为0.5～1.0mm，在有瓷面的部分要适当增加。用圆头锥形金刚石针磨除邻面及舌隆突部分，车针方向与烤瓷冠就位道方向一致，在龈端形成0.5°宽的无角肩台，边缘可位于龈上。

（4）精修完成，用细粒度金刚石针修整边缘，圆钝线角，清除无基釉。

（5）试戴、抛光、粘固同铸造全冠。

六、塑料暂时冠

塑料全冠是用塑料制成的全冠修复体。它具有颜色自然美观、制作容易、价廉等优点，曾一度被广泛应用于前牙的缺损修复，但由于塑料全冠存在耐磨性差，硬度低，易老化及变色等缺点，目前已被金属烤瓷冠替代，但更多的是应用于暂时性修复。

【适应证】

1．前牙金属烤瓷冠、瓷全冠修复时，牙体预备后为暂时恢复患者的美观及保持预备后间隙。

2．受医疗条件或患者的经济条件限制，只可能用塑料全冠修复的前牙过小牙、变色牙、切端缺损不超过牙冠切龈高度1/3者。

【方法】

临床操作基本与金属烤瓷冠相同，唯在牙体制备时舌侧磨除稍多些，约1.0～1.2mm，以保证塑料的厚度，龈边缘为90°肩台形。

七、硬质树脂全冠

硬质树脂全冠是以高强度、高硬度的新型树脂材料制作的全冠。

主要应用于前牙、前磨牙的牙体缺损、氟斑牙、变色牙、过小牙、牙釉质发育不全的美容修复。

牙体预备基本同全瓷冠。

硬质树脂全冠的制作可采用热固化、光固化或成品树脂全冠制作完成，患牙表面清洁消毒、干燥后，选用同色粘结剂或粘固剂粘固，并仔细清除龈沟内残留粘结剂。

八、瓷全冠

瓷全冠是瓷粉经过高温真空条件下制成的全冠修复体，具有硬度高、热传导低、不导电、耐磨损、可配色且色泽稳定、生物相容性好等特点，是一种比较理想的修复体。

【适应证】

1．前牙切角、切缘缺损，不宜用充填或金属修复体治疗者。

2．前牙邻面缺损大，或冠部有多处缺损者。

3．前牙牙冠氟斑牙、四环素染色等影响美观者。

4．因发育畸形或发育不良影响美观的前牙。

5．有些错位牙、扭转牙而不宜于正畸治疗者。

【禁忌证】

1．乳牙以及青少年恒牙牙体缺损且为活髓者。

2．患者𬌗力过大，或因职业关系易造成前牙牙折者。

3．前牙严重磨耗，对刃𬌗未矫正者。

4．过短、过小牙，无法取得足够固位形者。

5．牙体严重缺损。缺乏抗力形者。

6．牙周疾患不宜作固定修复者。

【方法】

（一）基本要求

1．磨牙𬌗面的磨除量在1.2～1.5mm，其中，功能尖为1.5～2mm，非功能尖在1.2～

1.5mm。

2．前牙切缘磨除1.5mm，并形成唇舌向倾斜的45°圆滑的切斜面。

3．轴壁应均匀磨除1.2～1.5mm，各轴壁殆向聚合度为5～8°。

4．颈部应形成135°凹面肩台，近远中邻面肩台宽0.5～0.8mm，唇舌面的肩台宽0.8～1mm。

5．各预备面应圆钝，光滑，连续，无倒凹区消除可能的应力集中。

（二）基本步骤 牙体预备方法及步骤基本同PFM全冠，取模同嵌体取模。试合时要仔细检查修复体就位情况，不可强行就位，检查咬合时嘱病人轻轻咬合，修复体调节尽量在模型上完成，选用与铸造陶瓷有粘结性并可以选色、配色的粘结剂，粘结就位时不能使用传力器而应当指压就位，就位后用棉球咬紧。

九、部分冠

部分冠是覆盖部分牙面的固定修复体。因其只覆盖部分牙面，在前牙只覆盖舌、邻面及切端，较金属全冠美观。后牙只覆盖殆、邻、舌面，颊侧基本不暴露金属，既兼顾了美观，同时由于部分冠常加用沟、钉固位形，固位也较好，牙体切割量轻少且较表浅，颈缘线较短，对龈缘刺激小，较全冠就位容易，粘固剂易排出，因而粘固后冠边缘密合性好。

部分冠可分为前牙3/4冠、后牙3/4冠、开面冠和半冠。半冠因固位及美观问题现在已经少用。前牙开面冠因唇面颈部需暴露一个金属颈环，而多数患者不愿接受，现在开面冠的应用也很少。目前3/4冠在我国较为常用，特别是作为固定桥的固位体。

（一）前牙3/4冠

【适应证】

1．咬合紧、殆力大、深覆殆、覆盖小的前牙邻面或切角范围不大的缺损，不能或不适合做烤瓷冠、光固化贴面等修复者。

2．前牙固定桥的固位体，基牙为活髓牙或不宜做其他固位体者。

3．需做固定夹板或咬合重建者。

【禁忌证】

凡舌面缺损严重及邻面无法预备出足够抗力形和固位形者，以及牙髓病、尖周病未彻底治愈者不能做3/4冠修复。

【方法】

1．邻面片切 用单面金刚砂片或细针状金刚砂钻针自切端沿邻面方向片切或从邻面舌侧预备至唇外展隙，方向与牙长轴一致，稍向舌侧倾斜，片切面在龈方止于龈嵴顶，在唇面则止于自洁区。近远中两个片切面应相互平行，由于前牙唇面宽于舌面，在作邻面片切时，砂轮应顺邻面解剖形态放置，以免磨除过多的唇面组织，而使唇面显露较多金属，影响美观。

2．切缘磨除 按前牙切缘的形态，上前牙向舌侧，下前牙向唇侧磨成与牙长轴相交为45°的斜面。尖牙则磨成近中和远中两个斜面。

3．舌面磨除 从切缘舌侧顺舌面解剖形态至舌隆突顶点，均匀磨除一层，使之形成凹形，其间隙约为0.5mm。

4．邻沟制备 从邻切线角中点开始，制备深1mm，方向与牙冠就位道方向一致的邻沟。

（二）后牙 3/4 冠

【适应证】

1．后牙舌、殆面缺损、舌尖折断等修复不宜做全冠或充填治疗者。

2．殆面缺损需要恢复咬合者。

3．固定桥的固位体。

4．牙周固定夹板或多个后牙殆重建。

【禁忌证】

凡舌面缺损严重及邻面无法预备出足够抗力形和固位形者，以及牙髓病、尖周病未彻底治愈者不能做 3/4 冠修复。

【方法】

1．邻面片切　与前牙 3/4 冠相同。

2．舌面磨除　同前牙 3/4 冠舌隆突顶至龈缘的磨除，磨成与牙长轴平行的轴面。

3．殆面磨除　用轮形石在牙冠殆面均匀磨除 0.5～1mm，殆缘磨成斜面。为了不使颊侧显露金属，可以保留后牙颊尖的殆缘，用刀边石在殆面近颊部分磨一殆沟，深入牙本质内约 1.5mm，在颊尖的舌侧部分作斜面。

4．邻轴沟制备　用 701 号裂钻在邻面片切面的颊 1/3 与中 1/3 交界处，顺牙齿长轴自殆向龈方磨入 1mm 深，沟止于片切面内。若邻面有龋坏，可制备成箱状。

5．修整　将各轴角磨圆钝，以免蜡型在轴角处过薄。

（三）半冠　这种修复体，只包盖牙冠的殆面和轴面的 1/2 左右，故称半冠。一般适用于牙冠轴面突度较大的患牙。制备时，除适当磨除殆面外，邻面、颊、舌面亦应磨除。颊舌面外形高点线较凸，在牙冠中 1/3 以上接近殆缘者，应将凸面磨除，将外形高点线降低。但不应去除牙冠颈部倒凹。

十、桩冠

桩冠是利用金属插入根管内以获得固位的一种冠修复体。根据桩冠的制作方法和冠桩的情况可以分成简单桩冠、铸造金属基底桩冠、金属舌面板桩冠、多桩桩冠以及核桩冠等。

【适应证】

1．牙冠大部分缺损无法充填治疗或做全冠修复固位不良者。

2．牙冠缺损至龈下，牙周健康，牙根有足够长度，经龈切除后能够暴露缺损面者。

3．前牙横形冠折，残根尚有足够的长度和牙槽骨支持者。

4．前牙错位牙、扭转牙没有条件做正畸治疗者。

5．牙冠短小的变色牙、畸形牙不能做全冠修复者。

6．做固定义齿固位体的残冠、残根。

【禁忌证】

1．18 岁以下的青少年，一般不宜做桩冠修复。

2．有明显的尖周感染和临床症状者。

3．严重的根尖吸收。牙槽骨吸收超过根长的 1/3 以上，根管弯曲细小者。

4．根管壁已有侧穿，伴有根、骨吸收和根管内感染者。

5．牙槽骨以下的斜形根折，伴断牙牙根松动者。

6．原有桩冠发生冠钉折断、断桩无法取出者。

7．深覆殆、咬合紧，牙根长度不足，无法获得足够的固位形、抗力形者。

【方法】

（一）基本要求

1．根尖部保留3～5mm的充填材料，冠桩长度约为根长的2/3～3/4。

2．冠桩的直径应为根径的1/3。

3．冠桩的外形与牙根外形一致。

（二）基本步骤　以铸造金属基底桩冠为例。

1．根面预备　平龈乳突顶处切除残冠，将根面制备成唇舌两个斜面，形成相交于根管口的近远中嵴，唇侧可制备成凹斜面。

2．根管预备　参看X线照片，用根管钻逐渐取出充填材料，可适当扩大根管腔，修整根管壁。

3．制备蜡型　在根管壁和根面上涂布液体石蜡，将烤软的嵌体蜡趁热插入根管，加压使之密合，将有刻纹的大头针加热后插入，在根管口加蜡，取出蜡形检查其长度及完整性，然后加蜡制作基底蜡形，唇侧距唇缘1～2mm，舌侧止于龈缘，并可加做固位装置。常规包埋、铸造完成。

4．冠部的制作　可用热凝塑料、自凝塑料、光固化复合树脂完成。

5．试合、调殆、抛光、粘固完成。

十一、桩核冠

桩核冠是残根、残冠修复时常用修复体。它由桩核和外冠两个独立的结构组成。桩核的固位由插入根管内的桩获得，而与桩一体的核则形成外冠的制备体外形。桩核冠具有边缘密合，可以较方便地更新外冠以及当作固定义齿的固位体时易于与其他基牙取得共同就位道等优点。

【适应证】

1．牙冠大面积缺损，难以用其他方法修复者。

2．固定义齿的固位体。

3．前牙畸形，错位或扭转，可用桩核冠修复以改善外观。

【方法】

（一）基本要求

1．桩的长度为根长的2/3～3/4，且不短于牙冠长度。

2．桩的直径为根管截面直径的1/3。

3．核的形态应与牙冠保留的牙体组织共同形成外冠制备体形态。

4．外冠的边缘要放在根面牙体组织上。

（二）基本步骤

1．制备残留牙冠组织，然后磨除薄壁、弱尖及无基釉。

2．根管制备参考X线片，了解牙根的长短，粗细及形态，先用根管钻慢速提拉取出根充材料，深度为根长的2/3～3/4，在根尖区至少保留约4mm的根充物以保证良好的根尖封闭，修整根管壁，可稍作扩大。

3．桩核直接法蜡型制作　先在根管壁表面涂石蜡油，选择与根管粗细相应的线蜡，烤软后插入根管，用充填器加压，使密合。将铸道针烧热后沿根管方向插入根管内，待冷却凝固后轻轻取出，检查合格后重新插入根管内，雕塑核的蜡型，最后形成完整桩核蜡型。

4．蜡型铸造后，将桩核试戴合适，即粘固于根管内。按外冠预备体的要求进行修整，外冠的边缘要放在根面牙体组织上，并距离核与根面的交界线 1.5mm。随后取模，制作外冠，试合、粘固。

5．桩核蜡型间接法制作

（1）采用硅橡胶印模法或琼脂藻酸盐联合印模法取得精确的根管形态及牙体组织的印模。

（2）由技术室翻制工作模，并制作桩核模型与铸造桩核。

（3）临床试桩核，粘固，修整后，再取模，送技工室。

（4）外冠完成，试合，粘固。亦可由技术室将桩核及外冠一次完成，交临床试合粘固。

十二、牙体缺损的 CAD/CAM 修复

目前应用于口腔修复的 CAD/CAM 系统主要用于完成固定修复，已可制作嵌体、贴面、后牙全冠、烤瓷冠的基底冠、全冠烤瓷的桥体支架、可摘局部义齿支架、全口义齿的基底托。口腔修复的 CAD/CAM 的主要特点包括：完成的修复体准确，与基牙密合。节省大量时间，如以往完成 一个牙冠最少也要就诊两次，而用 CAD/CAM 仅一次就可完成，而且从预备到完成制作只需 40～50 分钟。从根本上改变了以往的修复方式，免掉铸造烤瓷等的全过程。

义齿 CAD/CAM 采用的材料主要为陶瓷块，陶瓷块可适用于单冠、嵌体、贴面的需要，其他的材料有塑料、复合树脂、金属等，但也各有利弊。可根据各类修复体采用不同类型的材料。现今开发的高铝含量瓷块，强度高，大小形状、色泽也有较多的选择，使用较多，其他的瓷块也有使用。

固定义齿修复 CAD/CAM 的基本方法与步骤　其基本方法为对预备好的基牙进行三维形态测量，然后进行计算机图像化与设计，并模拟修复体的形态，再通过数据仿真加工，即可完成义齿的制备。CAM 的加工方法主要有切（磨）削法和放电加工法，以前法为多。标准的固定义齿修复 CAD/CAM 的临床基本步骤包括：

1．修复设计　根据临床需要设计何种修复体。

2．牙体预备　根据修复设计基本按照临床常规的嵌体和冠等的预备方法，预备面要平，壁要直，不要带倒凹要留给不同修复材料如陶瓷或金属的修复体的足够厚度。在嵌体的轴面角可外展 4～6，洞底的底壁角也可外展 4～6 度。冠预备以留有肩台为宜。

3．印模　现有单一平面或多义度光学印模，激光印模也有研究，光学印模可分为两种方法，一类为在口腔内直接印模，从口腔内直接获得三维信息，取代传统的取印模和倒模程序；另一类为从取出的石膏模型上间接获得牙齿的三维信息，具体方法为光学探头置于与预备牙体平行之上，不要与牙面接触，可成 10 度左右的角度，此时显示器可显示出输入的预备后牙齿的形态。

4．计算机辅助设计　在显示器上设计出修复体的边缘、体、邻接、切缘线，殆面形态，及牙尖高度和沟窝的深度。可根据提示反复设计修改至合适后，将资料储存。设计完成后可在显示器上显示修复体的形态，此时仍可返回编辑程序修改。现在已可以设计修复体的形态与对船关系，并可在设计时测定咬合点的高度及自动调整咬合。

5. 设计完成后磨切修复体　按照提示将瓷块置于切架上固定，注意检查切盘、钻头，更换冷却水后输入切磨的命令，冠和嵌体即可在20分钟内切磨完成。

6. 修改抛光后粘接　粘接方法同常规瓷修复体的粘接。可在粘接的同时根据牙体颈部体部和切端的不同颜色选用不同色度的粘接材料，可调整前牙的色度达到美观的效果。

第三节　修复后可能出现的问题及处理

牙体缺损修复如检查全面细致，诊断、设计正确，牙体制备完美。选用修复材料和制作得当，完成时调和粘固正确，一般都能满意地恢复患牙的形态与功能。与其他修复体相比，牙体缺损的复诊率最低，但如果适应证掌握不好，修复治疗过程中未能体出现修复的原则和质量要求，可能会出现某些问题，轻者需适当处理，严重者需要拆除重做。

（一）疼痛

1. 过敏性疼痛

（1）修复体粘固后过敏性疼痛　活髓牙经牙体切割后，暴露的牙本质遇冷、热刺激会出现牙本质过敏如牙体制备时损伤大，术后未采取保护措施，牙髓常处于充血状态。粘固时，消毒药物刺激，冠就位时机械刺激、粘固剂中游离酸刺激及粘固剂凝固时的产热等刺激，会引起患牙短时疼痛，待粘固剂充分固化后，疼痛一般可自行消失。

若粘固后牙长时间持续疼痛，说明牙髓由充血而发展为牙髓炎，则需做牙髓治疗。

（2）修复体使用一段时间出现的过敏性疼痛　其主要原因有：①继发龋；②牙龈退缩；③粘固剂溶解脱落。处理方法为拆除修复体，做充填或牙髓治疗后重做修复体。

2. 自发性疼痛　修复体粘固后出现自发性疼痛，多为牙髓炎、根尖周炎或牙周炎。粘固后出现的自发性疼痛，多是由于牙体切割过多，未戴临时冠做安抚治疗，牙髓受刺激由充血变成牙髓炎。修复体戴用一段时间出现的自发性疼痛，多见于继发龋引起的牙髓炎；或由于修复前根管治疗不完善，根尖周炎复发；或咬合创伤引起的牙周炎。处理前应查清原因，然后针对起因妥善处理。

3. 咬合痛　修复体粘固后短期内出现咬合痛，常为创伤引起。如患者有咀嚼痛伴有叩痛，发病时间不长，创伤性牙周炎不严重，通过调船，症状会很快消失。调船时根据正中船及非正中船的早期接触仔细调整，磨改不合理的斜面和过锐尖嵴，如咬合过高调船有困难，或是因粘固时修复体未就位，应拆除修复体重做。

在修复体戴用一段时间之后出现咬合痛，应做X线检查，确定是否有创伤性牙周炎，尖周炎，根管侧穿，外伤性或病理性根折等，然后再做针对病因的治疗，如调船，牙周治疗或拆除重做或拔牙等。

（二）食物嵌塞　食物嵌塞是指食物嵌入或滞留在牙齿或修复体的邻接面的现象。其原因有修复体与邻牙或修复体之间无接触，或接触不良；修复体轴面外形不良，如船外展隙过大，龈外展隙过于敞开；船面形态不良，船边缘嵴过锐，颊舌沟不明显，食物排溢不畅；船表面与邻牙不一致，形成斜向邻面的倾斜面，邻面接触虽然良好，但修复体有悬突或龈边缘不密合；对船牙有充填式牙尖（杵臼或牙尖）等。

食物嵌塞是修复体常见的问题之一，患者可以感到胀痛不适，嵌入或滞留的食物可以直接压迫牙龈引起疼痛，滞留的食物发酵、腐败、发生口臭，分解产物和细菌代谢性产物的刺激可引起龈炎，出现疼痛，继发龋病和牙周炎。食物嵌塞的治疗应针对原因进行。属邻接不良，外展隙过大者，一般需拆除重做；属形态不良者可做磨改，然后仔细磨光。

（三）龈缘炎　其原因是修复体轴壁突度不良；冠边缘过长及抛光不良；食物嵌塞压迫牙龈；倾斜牙、异位牙的修复体未能恢复正常排列和外形等。治疗可局部消炎止痛，调𬌗，或拆除重做。

（四）修复体松动、脱落　由于修复体固位不佳，如轴壁聚合角过大，𬌗龈距太短，修复体不密合，冠桩过短，固位型不良，创伤𬌗，𬌗力过大，𬌗力集中，侧向力过大及粘固失败等。修复体一旦松动，应及早取下，仔细分析原因。如为设计、制作的原因应重做；如因创伤𬌗所致，应磨改调𬌗，抛光后重新粘固；如因粘固失败，可去除残留粘固剂，选用优质粘固材料重新粘固。

（五）修复体破裂、折断、穿孔　修复体在使用过程中可能会出现破裂、折断及磨损穿孔等现象。常见有下列原因：

1．外伤　如受外力、咬硬物，以瓷修复体和前牙多见。

2．材料因素　如瓷的脆性较大，树脂强度较低，特别是在薄弱处。

3．制作因素　如局部棱角锐边，应力集中处易折断以及铸造修复体表面的砂眼等。

4．𬌗力过大　在深覆𬌗，咬合紧，存在创伤𬌗时容易出现折断。

5．调𬌗磨改过多　由于牙体预备不足，或患牙预备后伸长，修复体完成时已经将𬌗面磨得过薄。

6．磨耗过多　如咀嚼硬物、磨牙症等。

处理：前牙陶瓷全冠或金属烤瓷冠局部破裂、折断，可用氢氟酸溶液酸蚀断面1~2分钟，冲洗吹干后，在口内添加光固化树脂恢复外形，也可在瓷层做小的固位洞形，以增加其固位。树脂全冠折断的处理可用氯仿溶胀后，添加复合树脂修理，仔细调𬌗。大范围破损应将修复体拆下重做，对于穿孔的金属修复体原则上应重做，对于折断牙冠部分的桩冠如冠桩固位良好不易拆除，可将残留树脂牙冠预备成核，然后做冠修复。

第二十二章　牙列缺损的修复

第一节　固 定 义 齿

固定义齿又称固定桥，它是以缺牙间隙两端或一端的天然牙作为基牙，利用义齿的固位体而粘固于基牙上，患者不能自行摘戴的一种牙列缺损修复方法。

【适应证】

（一）缺牙的数目和部位　一般适宜于修复缺失 1 ~ 2 个牙的单个非游离缺失、间隔缺失或单个牙的游离缺失。但切牙全部缺失，只要尖牙条件良好，也可做固定义齿修复。

（二）基牙的健康情况

1．牙体、牙髓情况　牙冠的形态和高度正常，有龋病或缺损者需经过完善的充填治疗，有牙髓病变者需经过完善的牙髓治疗，基牙牙冠要有足够的强度。

2．牙周支持情况　无松动，牙龈健康，牙槽骨吸收少于根长的 1/3，有足够的牙根长度和牙周潜力，冠根比例正常，有根尖病变者已经过完善的治疗并趋于愈合。

3．排列位置与咬合关系　基牙的排列位置和咬合关系基本正常，无过度的倾斜、扭转、伸长和错𬌗，𬌗曲线正常。

（三）缺牙区牙槽嵴的吸收情况　拔牙后 3 个月左右，牙槽嵴形态已稳定，缺牙区牙槽嵴不宜吸收过多。

【禁忌证】

（一）缺牙区牙槽嵴

1．拔牙时间短，拔牙窝未完全愈合者。

2．牙槽嵴缺损过多者。

3．缺失牙多，缺隙过长者。

4．粘膜有病变者。

（二）基牙

1．牙周病　松动，牙槽骨吸收大于 1/3。

2．基牙牙根过短。

3．严重倾斜移位，重度深覆𬌗、深覆盖。

4．临床冠过短，或髓腔过大。

5．根尖口尚未闭合。

6．有龋病、其他牙体牙髓和根尖病变未经完善治疗者。

7．牙体缺损达龈下过深者。

（三）其他

1．余留牙有重度牙周病、严重龋病、根尖病变需继续拔牙者。

2．口腔卫生差、大量牙石、软垢聚集者。

【方法】

（一）检查

1．口内检查

（1）缺隙

1）缺失牙的部位和数目，龈𬌗向距离。

2）拔牙窝是否愈合，牙槽嵴的高低、形态，是否平整，有无骨尖、骨嵴、倒凹等。

3）粘膜的厚度、弹性、色泽、动度，有无病变，系带附着位置是否过高。

（2）余留牙

1）牙体牙髓情况　有无龋坏、缺损、磨耗、变色、形态异常，牙髓活力，充填体的材料是否完整。

2）牙周健康状况　松动度，临床冠长度，牙龈健康情况，牙周袋深度，叩痛。

3）排列与咬合关系　有无倾斜、扭转、移位、过长或下垂，有无𬌗关系和𬌗曲线的异常，有无早接触和𬌗创伤。

（3）其他软硬组织情况　有无炎症、溃疡或其他病变。

（4）口内现存修复体　形态、与组织的关系和功能状态。

2．颌面部检查

（1）颜面的对称性，面部比例，垂直距离。

（2）颞下颌关节和咀嚼肌的状态。

（3）下颌运动是否有异常，有无关节弹响、张口受限、关节和（或）肌肉疼痛、头痛等症状。

3．X线检查

（1）基牙和其他余留牙的根尖片或全口曲面断层片

1）髓腔大小、髓角高度，龋坏部位、深度，牙髓状态。

2）牙根的长度、数目、形态，根尖口是否闭合。

3）根尖病变的程度和范围，牙髓治疗是否完善。

4）牙周膜宽度，牙槽骨高度和吸收方式。

5）根周和缺牙区牙槽嵴骨组织的骨小梁密度和结构，骨硬板的厚度。

6）拔牙窝愈合情况，有无残根或残留骨片。

（2）颞下颌关节薛氏位和经咽侧位片　关节间隙大小和髁突位置，关节窝和髁突表面骨质改变。

（二）设计

1．选择基牙。

2．选择固位体。

3．设计桥体。

4．设计连接体。

（三）准备

1．拆除不良修复体。

2．缺隙的处理

(1) 拔牙

1) 重度松动或牙槽骨吸收达根长 2/3 以上的牙。

2) 牙体缺损或劈裂至龈下过深的牙。

3) 重度倾斜移位的牙。

4) 根尖病变过大无法治愈的牙。

5) 过短的残根。

(2) 缺牙区牙槽嵴的修整

1) 去除骨尖。

2) 矫正附着位置过高的唇、颊、舌系带，切除增生的软组织。

(3) 治疗粘膜病变。

3．基牙和其他余留牙的处理

(1) 牙周治疗　去除牙石，治疗牙龈炎和牙周病，牙槽骨、牙龈形态修整。

(2) 牙体牙髓治疗

1) 有龋病、牙髓炎、根尖周炎、楔状缺损等牙体牙髓疾病的余留牙，或治疗不完善者，应行完善的治疗。

2) 基牙牙冠缺损大或畸形，剩余组织的抗力型和固位型差，需做桩核修复者，必须先进行根管充填。

3) 为了进行基牙预备、外形调整或调𬌗而需磨除过多牙体组织的基牙，应先做牙髓失活和根管充填。

(3) 正畸治疗　正畸治疗矫正倾斜移位牙、错𬌗牙，关闭或集中散在的牙间隙。

(4) 调𬌗　对𬌗牙和其他余留牙调𬌗，磨短伸长牙，改善𬌗接触关系，以及𬌗曲线和𬌗平面。

(四) 修复过程

1．基牙预备

(1) 活髓牙预备前应先进行麻醉处理。

(2) 根据固定桥固位体的设计进行基牙预备，方法与牙体缺损修复的牙体预备基本相同，各基牙间必须形成共同的就位道。

(3) 基牙为残根或残冠者，需先做桩核修复，核的轴壁需与其他基牙形成共同就位道。

2．排龈　见牙体缺损修复。

3．制取印模并灌注石膏模型　见牙体缺损修复。

4．基牙的暂时性修复　见牙体缺损修复。

5．固定桥制作　目前临床常用的固定义齿类型主要有全金属固定桥、金属烤瓷桥和金属烤塑桥。全金属固定桥只需在工作模型上制作蜡型，经包埋、铸造和磨光后，即可在患者口内进行试戴，然后粘固。金属烤瓷或烤塑桥需先制作金属桥架，然后将其在口内试戴。

6．金属桥架试戴与比色　金属桥架经初步磨光后在患者口内试戴，检查是否能顺利就位，有无翘动，固位是否良好，边缘是否密合。桥体及连接体是否符合设计要求。前牙固定桥固位体和桥体的唇面、切端、舌面和邻面，或后牙固定桥固位体和桥体的颊面、𬌗面、舌面和邻面，以及桥体的龈端等部位是否有容纳烤瓷或烤塑的足够空间。

金属桥架试戴合适后要进行比色，为修复体确定最适宜的颜色。要求与金属烤瓷冠相同。

7．固定桥的完成　金属桥架试戴合适后，送回技工室进行烤瓷或烤塑。

8．固定桥试戴　将完成的固定桥在口内试戴和调𬌗，最后进行上釉和抛光。

（1）能够完全就位，无障碍点，无翘动和弯曲变形。

（2）固位体的边缘与基牙预备体密合，表面平滑、移行。

（3）固定桥与邻牙接触点的部位、大小和松紧度与自然牙列相同，无接触点过紧、过松或位置异常。

（4）咬合接触均匀、稳定，无早接触和𬌗干扰。

（5）固定桥的外形和颜色与邻牙和对𬌗牙协调，自然、美观。

（6）桥体龈面应与牙槽嵴粘膜紧密接触而无压力，接触面积尽量减小。

9．固定桥粘固

（1）清洁　用棉球擦拭或用三用枪冲洗基牙预备体、邻牙和牙槽嵴表面，去除杂质和出血。

（2）隔湿　将干棉卷置于基牙唇颊侧前庭沟内和下颌基牙的舌侧口底位置。

（3）消毒　用酒精棉球分别消毒基牙预备体表面和固定桥固位体的组织面，然后吹干。

（4）粘固　将调拌好的水门汀涂于固定桥固位体的组织面上，然后立即将固定桥戴入口内，使其完全就位。待水门汀完全硬固后，将多余的水门汀去除。

（5）修复后复查

1．固定义齿常见问题的处理方法

（1）基牙疼痛

1）咬合异常　调𬌗，去除早接触和𬌗干扰。

2）接触点过紧　疼痛轻微者，戴用数日后可自行消失。疼痛严重者，应将固定桥完整取下后，缓冲接触点处，然后重新粘固。如果不能完整取下，只能将其切割取下后重新修复。

3）基牙的就位道不完全一致　戴用数日后疼痛一般可自行消失。

4）牙髓炎　拆除固定桥，经牙髓治疗后重新修复，或者直接经过固位体开髓，经牙髓治疗后充填开髓孔。因继发龋导致牙髓炎者，应拆除固定桥，经牙髓治疗后重新修复。

5）不同金属接触产生的电流刺激　拆除固定桥或对𬌗金属修复体，采用同种金属材料重新修复。

6）缺牙数目多，基牙支持能力不足，咬合关系异常等导致基牙负担过重　拆除固定桥，重新进行修复设计。

（2）牙龈炎

1）水门汀压迫刺激牙龈　去净多余的位于邻间隙内的水门汀。

2）固位体边缘不密合，固定桥轴面形态异常，自洁作用差，导致菌斑附着　拆除固定桥重新制作。

3）固位体边缘或桥体过长，压迫牙龈　将固定桥完整取下，修改固位体边缘或桥体后重新粘固。或者重新修复。

4）接触点过松或位置异常　拆除固定桥，重新修复。

（3）固定桥松动

1）粘固时操作不当　将固定桥完整取下，重新粘固。

2）基牙负担过重或因牙周病导致基牙松动　拆除固定桥，进行牙周治疗后，重新进行修复设计。

3）固位体固位力不够　拆除固定桥，重新设计并修复。

4）基牙固位型差　拆除固定桥，重新进行基牙预备并重新修复，或重新设计固位体。

5）固位体与基牙不密合　拆除固定桥，重新修复。

6）继发龋　拆除固定桥，基牙经牙体牙髓治疗后，重新修复。

（4）固定桥破损

1）崩瓷或树脂部分破损　小面积缺损者，可直接在缺损处用树脂修补或者将固定桥完整取下后，在技工室加瓷修补或重新烤瓷、烤塑。有咬合异常者，应进行调𬌗。设计或制作不当者，应拆除固定桥，重新设计和制作。

2）树脂部分变色　可直接在口内或将固定桥完整取下后，重新更换树脂部分。

3）连接体折断或𬌗面破损　拆除固定桥，重新修复。

第二节　可摘局部义齿

可摘局部义齿是修复牙列缺损最常用的方法，它是利用天然牙和基托覆盖下的粘膜及骨组织作支持，依靠义齿的固位体和基托获得固位，利用人工牙恢复缺失牙的形态和功能，并用基托材料恢复缺损的牙槽嵴及软组织形态，患者能够自行摘戴的一种修复体。

目的：①恢复咀嚼功能；②改善发音功能；③改善面容外观和恢复面部垂直高度；④保护剩余牙齿、牙槽嵴的健康；⑤预防和矫治颞下颌关节疾患。

【适应证】

1．各类牙列缺损，特别是游离端缺失者。

2．凡适合制作固定义齿者均可采用可摘局部义齿。

3．伴有牙槽骨、颌骨和软组织缺损的牙列缺损者。

4．拔牙后即刻义齿修复或过渡性修复者。

5．需要在修复缺失牙同时升高颌间距离者。

6．可摘式夹板兼作义齿修复和松动牙固定者。

7．腭裂患者以腭护板关闭裂隙。

8．可摘食物嵌塞矫治器。

9．不能耐受固定义齿修复时磨除牙体组织的患者。

【禁忌证】

1．精神病患者有吞服义齿的危险。

2．生活不能自理的患者口腔卫生差，义齿容易供菌斑附着生长。

3．患有严重的龋病（如猖獗龋）或患有严重的牙周病未经治疗控制者。

4．对丙烯酸树脂过敏者。

5．口内粘膜溃疡经久不愈者。

6．对义齿的异物感无法克服者。

7．对发音要求较高的患者，基托可能会影响发音质量。

【方法】

（一）可摘局部义齿的分类

1．按义齿结构或制作方法分类

（1）胶连式义齿　由塑料基托将义齿的各个组成部分连接在一起。义齿制作较为简便，价格便宜；易于重衬和修理。但基托较厚且面积较大，异物感明显。且义齿强度较差，容易发生断裂。多用于过渡性义齿修复。

（2）铸造支架式义齿　由铸造的金属结构作为义齿的支架，将义齿在牙弓两侧的部分连接在一起，固位体等部件与支架为整体铸造或焊接在一起。修复组织缺损的部分，以及塑料人工牙与金属支架的连接可采用塑料基托。金属大连接体较塑料基托窄而薄，结构强度高，覆盖组织面积小，患者感觉更舒适。但义齿制作工艺较复杂，价格较贵。

2．按义齿的支持方式分类

（1）牙支持式义齿　缺牙间隙的两端均有余留天然牙，义齿所承受的𬌗力主要由基牙提供支持。义齿的支持、固位和稳定效果最好。

（2）粘膜支持式义齿　无𬌗支托，义齿所承受的𬌗力经基托直接传递至剩余牙槽嵴，由粘膜和牙槽骨提供支持。用于缺失牙数目多，余留牙健康情况差者。义齿的支持和稳定效果较差，易发生义齿下沉而压迫组织，导致粘膜压痛和牙槽骨吸收。

（3）混合支持式义齿　义齿所承受的𬌗力由基牙和粘膜共同承担。义齿的支持效果较好，但易发生翘动等不稳定现象，导致基牙受到扭力和牙槽嵴压迫。

（二）检查

1．口内检查

（1）缺隙

1）部位，龈𬌗向距离，缺失牙的数目。

2）剩余牙槽嵴的高低、形态和丰满度，有无骨尖、骨嵴、倒凹等。

3）粘膜的厚度、弹性、色泽、动度，系带附着位置等。

（2）余留牙

1）牙体牙髓情况　有无龋坏、缺损、变色、形态异常，牙髓活力。

2）牙周健康状况　松动度，临床冠长度，牙龈健康情况，牙周袋深度，叩痛。

3）排列与咬合关系　有无倾斜、扭转、移位、过长或下垂，有无𬌗关系和𬌗曲线的异常，有无早接触和𬌗创伤，有无重度磨耗或磨耗不均造成的锐利牙尖和边缘嵴。

（3）其他软硬组织情况　有无炎症、溃疡或其他病变，口底深度，骨性隆突的部位和倒凹大小。

（4）唾液的分泌量和粘稠度。

（5）口内现存修复体　形态、与组织的关系和功能状态。

2．颌面部检查

（1）颜面的对称性，面部比例，垂直距离。

（2）颞下颌关节和咀嚼肌的状态　下颌运动是否有异常，有无关节弹响、张口受限、关节和（或）肌肉疼痛、头痛等症状。

3．X线检查

（1）根尖片或曲面断层片

1）余留牙龋坏部位、深度、牙髓状态，根尖病变的程度和范围，牙髓治疗情况。

2）牙周膜宽度，牙槽骨高度和吸收方式。

3）根周和缺牙区牙槽嵴骨组织的骨小梁密度和结构，骨硬板的厚度。

（2）薛氏位和经咽侧位片　颞下颌关节间隙大小和髁突位置，关节窝和髁突表面骨质改变。

4．研究模型检查　对于口腔情况复杂的患者可制取诊断性研究模型并上殆架检查。

（1）了解余留牙的倾斜、移位、伸长、过度磨耗的程度，咬合关系和殆曲线的异常，早接触和殆干扰的位置，上下颌牙间天然间隙的位置。

（2）确定可摘局部义齿的就位道　调整余留牙及组织倒凹的分布，确定可利用倒凹的位置和深度，确定应避开的倒凹位置以及应去除的倒凹的位置和范围。

（3）进行义齿初步设计　确定基托伸展范围，确定支托安放位置，选择放置固位体和间接固位体，选择放置大连接体。

（三）修复前准备

1．拆除不良修复体。

2．外科治疗

（1）畸形牙和牙体缺损至龈下过深无法做冠修复的余留牙，Ⅲ度松动或牙槽骨吸收达根长的2/3以上的牙，错位牙、重度倾斜移位的牙及其他对修复不利者，均应拔除。

（2）手术去除缺牙区的残根、骨尖、游离骨片。

（3）手术去除异常肥大的上腭隆突、下颌隆突及颊侧有倒凹或下垂的上颌结节。

（4）牙槽嵴加高术改善呈刃状和过分低平的牙槽嵴。

（5）手术矫正附着位置过高的唇、颊、舌系带，前庭沟加深，切除增生软组织。

3．牙周治疗　去除牙石，治疗牙龈炎和牙周病，牙槽骨、牙龈形态修整等牙周手术。

4．牙体牙髓治疗

（1）有龋病、牙髓炎、根尖周炎、楔状缺损等牙体牙髓疾病的余留牙，或治疗不完善者，应行完善的治疗。

（2）为了进行基牙预备、外形调整或调殆而需磨除过多牙体组织的牙，应先做牙髓失活。

5．正畸治疗　正畸治疗矫正倾斜移位牙、错殆牙，关闭或集中散在的牙间隙。

6．修复治疗

（1）可以保留的形态异常牙、残冠、残根等，经过适当治疗，可以全冠、桩冠或根帽等修复后作为基牙或作覆盖基牙。

（2）磨短伸长牙，低殆牙或咬合接触差的牙用全冠恢复咬合，改善殆曲线和殆平面。

（3）对于骨支持较差的基牙，或受扭力较大的游离缺失的末端基牙，可与邻牙做联冠修复。

(4) 有适合做固定义齿修复或种植修复的缺隙，应在可摘局部义齿修复前进行。

7. 其他治疗 口腔有炎症、溃疡、增生物、肿瘤及其他粘膜病变者，应先行治疗。

(四) 基牙预备

1. 基牙和余留牙的调磨

(1) 磨改过长、过锐的牙尖，较陡的斜面和锐利的𬌗边缘嵴，消除早接触和𬌗干扰。

(2) 调磨伸长或下垂的牙，以及上下交错的边缘嵴，调改𬌗平面和𬌗曲线。

(3) 磨改缺隙两侧倾斜移位的牙齿，减小邻面倒凹。

(4) 调改基牙倒凹的深度和坡度，去除轴面过大的倒凹。

(5) 调改基牙的邻颊或邻舌线角处的倒凹，避免卡体位置过高。

(6) 适当加大颊外展隙，避免义齿戴入时卡臂尖受邻牙的阻挡。

2. 导平面的预备 在邻面板、与卡环和支托等相连接的小连接体与基牙轴面接触的部位，去除倒凹，预备一定垂直高度的导平面，与义齿就位道平行，以增强义齿的固位和稳定，避免食物嵌塞。

3. 支托凹的预备

(1) 𬌗支托凹的预备

1) 一般预备在缺隙两侧基牙𬌗面的近中或远中边缘嵴处。

2) 铸造𬌗支托的支托凹 呈圆三角形，向𬌗面中心逐渐变窄，其近远中长度约为基牙近远中径的1/4（磨牙）~1/3（前磨牙）；支托凹在基牙边缘嵴处最宽，约为𬌗面颊舌径的1/3（磨牙）~1/2（前磨牙）；支托凹的底面为凹形，中心部位最低，𬌗轴线角圆钝，深度1~1.5mm；支托凹底一般应在牙釉质内，如已磨及牙本质，应作脱敏防龋处理。

3) 弯制𬌗支托的支托凹 宽度可略窄，深度约为1mm。

4) 尽量利用上下牙咬合时的天然间隙，或设置在不妨碍咬合接触的位置，如上颌牙的颊沟区，下颌牙的舌沟区等。

5) 若上下颌牙咬合过紧，或者𬌗面磨损致牙本质过敏，可以适当调磨对𬌗牙。

(2) 舌支托凹的预备

1) 舌支托凹位于前牙的舌隆突上，一般用于上颌前牙和下颌尖牙（舌隆突明显者）。

2) 在舌面的颈1/3和中1/3相交界处，呈“V”字形，底部低于舌隆突，向根尖方向，深度为1~1.5mm。

(3) 切支托凹的预备 在前牙的切角或切缘上，预备出唇、舌斜面，支托凹宽为2.5mm，深度为1~1.5mm，线角圆钝。

4. 隙卡沟的预备

(1) 通过基牙与相邻牙的𬌗外展隙，尽量利用天然牙间隙，必要时可调磨对颌牙尖。

(2) 弯制隙卡沟 宽度和深度为0.9~1.0mm，沟底呈圆形，不应破坏邻接触点，颊舌外展隙处应圆钝。

(3) 铸造隙卡或联合卡 宽度和深度为1.5mm，相邻边缘嵴处预备𬌗支托凹，适当扩大颊、舌外展隙。

(五) 修复过程

1．取印模

(1) 解剖式印模

1）用于牙支持式义齿。

2）方法　①选择成品托盘：根据牙弓的形态和大小，托盘与牙弓内外侧应有3～4mm的间隙，以容纳印模材料，托盘的翼缘应距粘膜皱壁约2mm，不妨碍唇、颊和舌的活动，在唇、颊、舌系带处有相应的切迹。上颌托盘的远中边缘应盖过上颌结节和颤动线，下颌托盘后缘应盖过磨牙后垫；②体位；取下颌印模时，患者的下颌与医师的上臂中份大致相平，张口时下颌殆平面与地面平行。取上颌印模时，上颌与医师的肘部相平或者稍高，上颌殆面约与地面平行，避免印模材料向后流动刺激软腭；③制取印模：在托盘中盛入调拌好的印模材料备用。取上颌印模时，用示指或持口镜牵拉患者口角，在倒凹区、较深的唇颊间隙处、上颌结节颊侧、高腭穹隆者的硬腭上用右手示指放置适量的印模材料，然后右手持托盘，以旋转方式从左侧口角斜行旋转放入口内，托盘柄对准面部中线，将托盘垂直就位。在印模材料硬固前，保持托盘固定不动并完成唇颊肌功能修整。制取下颌印模的作法相同，并让患者轻抬舌并前伸和左右摆动，以完成口底的边缘整塑。在印模材完全硬固后，将印模垂直向脱位并从口内旋转取出。

(2) 功能性印模　用于混合支持式义齿或粘膜支持式义齿。

1）方法一　①选择成品托盘；②初印模：将软化的印模膏加在托盘的缺隙部位，在口内就位并整塑；③终印模；将印模的组织面刮除一薄层，并去除余留牙部位的印模膏，然后在托盘内加适量的终印模材，将托盘在口内就位并施加一定的压力，待印模材硬固后取出。

2）方法二　①取初印模：方法同解剖式印模；②灌注石膏模型；③制作个别托盘；在石膏模型上，用自凝或光固化树脂制作个别托盘；④个别托盘边缘整塑；在缺隙处、后缘和口底处的个别托盘边缘加印模膏，将其加热软化后在口内进行功能整塑；⑤取终印模：在经过边缘整塑的个别托盘上加适量的终印模材，将托盘在口内完全就位并进行边缘整塑，待印模材硬固后取出。

2．灌注石膏模型

(1) 印模取出后应立即灌注石膏模型，特别是藻酸盐印模，以免因放置时间过长，印模材失水收缩而导致印模变形。

(2) 灌制模型前，应用流动缓慢的自来水冲去印模上的唾液，并拭干水分。

(3) 按水粉比要求调拌石膏并灌注，避免出现气泡。

(4) 模型石膏应包过印模的边缘3mm，边缘厚度为3mm，底部厚度为10mm。

(5) 待石膏完全硬固后，将模型与印模分离，并进行模型修整。

3．确定颌位关系和上殆架

(1) 确定颌位关系

1）直接用上下颌模型确定颌位关系　缺牙少，余留牙能保持正常的咬合关系时，可在模型上利用余留牙准确、稳定地确定上下颌牙的殆关系。

2）采用殆堤记录确定颌位关系　口内仍有可以保持上下颌垂直距离和正中殆关系的后牙，但在模型上对殆不准确或不稳定时，可以先在模型上制作暂基托并在缺隙处加蜡堤，将蜡堤软化后戴入患者口内，使其咬合在正中殆位，蜡堤与对颌牙接触，待蜡堤硬固后取出，利用蜡𬌗记录使上下颌模型对合。

3）不能维持垂直距离或者垂直距离变低者，必须利用暂基托和𬌗堤在口内重新确定垂直距离和正中关系，以此确定模型的正中𬌗位。

（2）上𬌗架 根据需要选择简单𬌗架或半可调节𬌗架。

1）用𬌗叉和面弓将上颌的位置关系转移至半可调𬌗架上，将上颌模型固定。

2）𬌗堤记录固定下颌模型。

4．工作模型观测和义齿设计

（1）根据诊断模型观测时确定的义齿就位道方向，将工作模型上观测台进行观测，画出观测线，确定软硬组织倒凹的位置。

（2）根据观测结果，确定并画出义齿的最终设计。

5．义齿制作 按照技工室操作规程完成义齿制作。

6．义齿初戴

（1）义齿戴入

1）初戴义齿前，将基托近龈缘处及进入基牙和组织倒凹处的部分适当缓冲，以免妨碍义齿就位或压迫牙龈。

2）戴义齿时如遇有阻碍，不应强行戴入，以免造成疼痛和义齿摘出困难。可以在义齿下衬垫薄咬合纸，根据着色痕迹，确定阻碍部位，调磨义齿障碍点和基牙预备不足之处，直至义齿能顺利戴入和摘出。

3）义齿应按已设计好的就位道方向戴入，避免在义齿人工牙与相邻天然牙之间产生大的间隙，而影响美观和造成食物嵌塞。

（2）义齿戴入后的检查和调整

1）各部分是否完全就位、密合。

2）卡臂尖进入倒凹的深度是否合适，有无足够的固位力，摘戴是否方便。

3）有无翘动、旋转、弹跳等不稳定现象。

4）基托边缘的伸展范围是否合适，是否妨碍软组织活动。

5）人工牙的咬合关系是否正确，有无早接触和𬌗干扰。

6）义齿的形态是否自然、美观。

（3）义齿戴入后常见问题的处理

1）疼痛 ①基牙疼痛：多为义齿与基牙接触过紧或卡臂尖进入倒凹过深，对基牙施力过大造成，可适当缓冲，调改卡环，或调整基牙形态以减小倒凹深度；游离缺失的末端基牙常因受扭力而造成疼痛，应减小义齿游离端所受𬌗力，减少游离端的翘动；②粘膜疼痛：对于疼痛部位局限者，可使用压痛指示剂确定基托组织面的压迫部位，然后进行局部缓冲；对于因基托进入组织倒凹造成的义齿摘戴时疼痛，应磨除进入倒凹的基托；对于因咬合高或剩余牙槽嵴支持能力差而造成的大范围疼痛，则应减小人工牙承受的𬌗力；系带根部、前庭沟和口底部位疼痛者，应对义齿基托边缘进行适当缓冲。

2）义齿翘动 ①支托、卡环等义齿坚硬部分在天然牙上形成支点，义齿不能完全就位者，可用薄咬合纸确定支点位置，然后调磨义齿或天然牙，去除支点；②支托、卡环等变位者，可将其磨除或剔除，将义齿完全就位后重取印模，在义齿上重新加支托或卡环；③基托覆盖下组织隆突处形成支点者，可在基托组织面相应处缓冲；④游离端基托与粘膜不密合者，可进行基托组织面重衬；⑤不能修改的变形明显者，应重新修复。

3）义齿固位差　①卡环没有固位力：卡臂尖未进入倒凹，卡环内径略小于基牙周径或卡臂尖抵住邻牙，造成义齿弹跳；卡环与基牙牙面不贴合或卡臂过分进入倒凹，使义齿上下浮动。可调整卡环与基牙的接触关系，避免与邻牙接触；②人工牙位置排列不当：前牙覆䍂深或覆盖小造成前伸障碍，义齿前后翘动，后牙排列偏颊侧，咬合时义齿以两侧牙槽嵴顶为支点翘动；后牙排列偏舌侧，舌运动受限、舌体的挤压和抬高作用会使卡环固位力差的义齿发生松动、脱位。应对症调改或重新排牙；③基托边缘过长或过厚；妨碍软组织的运动，造成义齿松动，应磨短及磨窄基托边缘。

4）义齿摘戴困难　①义齿坚硬部分进入基牙或组织倒凹区或与基牙接触过紧：义齿相应部位磨除或缓冲，基牙形态调整；②卡臂尖进入倒凹过深：调整基牙形态，减小倒凹深度，磨短卡臂尖；③摘戴方法或方向错误：教会患者正确的摘戴方法和摘戴方向。

5）咀嚼功能差　①䍂接触关系不良：有早接触和䍂干扰者应调䍂，个别牙开䍂者应加高人工牙的䍂面或重排牙；②人工牙䍂面平坦、牙尖斜度小、形态差，可修改䍂面形态，增加排溢沟。

6）咬腮、咬舌或咬唇　①覆盖过小，应调磨下后牙颊尖的颊斜面或下前牙切端唇斜面，加大人工牙的覆盖；②颊脂垫肥厚：加大人工后牙的覆盖，加厚颊侧基托；③舌体肥大：磨除部分人工牙舌面，或将人工牙向颊侧排列；④后牙䍂平面过低；抬高后牙䍂平面；⑤初戴不适应：嘱咐患者进食时小张口、慢咀嚼，用双侧后牙同时咀嚼食物。

7）食物嵌塞　①义齿人工牙与相邻基牙间有间隙：去除基牙邻面过大的倒凹，义齿重衬或重新制作；②基托不密合或卡环臂与基牙不密贴：重衬或调改卡臂。

（六）义齿的修理

1．基托折裂、折断

（1）断端无缺损、对合好

1）将义齿洗净拭干，准确对合断端并用502胶粘固。

2）在义齿基托的组织面灌注石膏。

3）石膏模型硬固后将义齿取下，将基托断端磨成较宽的斜面。

4）在石膏模型表面涂好分离剂，再将义齿断开的各部分在石膏模型上复位。

5）将调和至粥样期的自凝树脂粘固于断端之间并恢复基托外形，待树脂硬固后，将义齿取下并打磨抛光。

6）或用基托蜡恢复折断处的基托外形，装盒后用热凝树脂修补。

（2）断端有缺损或不能对合复位

1）将义齿断开的部分戴入口内后取印模。

2）将义齿固定在印模内并灌制石膏模型。

3）同（1）的3）~6）。

2．卡环、䍂支托折断

（1）将义齿上残留的卡环、支托和连接体剔除。

（2）用蜡封闭缺损处，将义齿戴入口内。

(3) 取印模，将义齿翻到石膏模型上。

(4) 在模型上制作卡环或支托，用自凝或热凝树脂固定。

3．人工牙折断、脱落

(1) 磨除残留人工牙和部分基托。

(2) 选择颜色、形状和大小合适的人工牙，经磨改以适合缺牙间隙。

(3) 先用自凝树脂单体溶胀基托和人工牙在粘接面，再用自凝树脂粘固。

(4) 调𬌗并磨光。

4．义齿的添加

(1) 将义齿戴入口内并取印模。

(2) 将义齿翻到石膏模型上。

(3) 在模型上制作需添加的卡环和支托，用自凝或热凝树脂粘固；同时可在模型上延伸义齿的基托并增加人工牙。

5．加高人工牙的咬合

(1) 将人工牙𬌗面磨粗糙，并在对𬌗牙的𬌗面涂分离剂；然后在人工牙𬌗面加自凝树脂，将义齿戴入口内并咬合在适当的位置，直至树脂硬固。

(2) 先在人工牙𬌗面加蜡取𬌗记录，然后根据蜡𬌗记录用蜡恢复人工牙的高度和𬌗面形态；再经装盒，用热凝树脂加高咬合。

6．基托重衬

(1) 直接法

1) 将义齿组织面均匀磨除一层，使之表面粗糙。

2) 在口内（余留牙和粘膜处）和义齿（磨光面和人工牙处）涂分离剂，同时在义齿组织面涂自凝单体使表面溶胀。

3) 调拌自凝树脂至粥样期并涂布于义齿组织面。

4) 将义齿戴入口内，使卡环、支托等完全就位并做功能整塑，至树脂初步硬化但尚有弹性时从口内取出。

5) 待树脂完全硬固后，去除进入倒凹的部分并磨光。

6) 将义齿重新戴入口内，使其完全就位并进行调𬌗。

(2) 间接法

1) 将义齿组织面均匀磨除一层，使之表面粗糙。

2) 在义齿组织面加调拌好的印模材。

3) 将义齿戴入口内，使卡环、支托等完全就位并做功能整塑，至印模材硬固后取出。

4) 去除多余的印模材，将义齿直接装盒。

5) 开盒后去除义齿组织面的印模材，填塞热凝树脂。

6) 进行热处理，打磨和抛光。

第二十三章　牙列缺失的修复

第一节　全口牙列缺失的修复

全口牙列缺失是指患者的上下颌牙齿全部缺失，形成无牙颌。此时，患者口腔的软硬组织均发生改变，如上、下牙槽嵴吸收，逐渐变低变窄；唇颊部肌肉向内凹陷，口角下陷，面容苍老；咀嚼功能遭受严重影响。其治疗方法是制作全口义齿或种植全口义齿（详见“种植义齿”章）。全口义齿是由人工牙和基托组成，靠基托与口腔粘膜之间的吸附力和大气压力得以固位。人工牙和基托共同构成义齿的三个面：即组织面、磨光面和咬合面。

【适应证】

全部牙齿缺失。要求：拔牙伤口愈合，牙槽嵴无锐利骨尖和骨棱、无妨碍就位的倒凹，口腔粘膜正常。

【禁忌证】

1．就诊时口腔粘膜有损害病变。

2．对基托塑料有过敏历史的患者。

3．不能协作者。

【方法】

（一）准备

1．对患者的教育　对患者需进行全口义齿和种植全口义齿各自特点的教育，以便患者选择；对全口义齿所能达到的效果进行有针对性的教育，以便患者有足够的思想准备；对患者进行义齿制作过程、费用、不同种类材料的特点等教育，以便患者配合。

2．口腔检查　在修复开始前，对患者进行全面检查，根据情况制订修复计划，还可以预先估计新义齿的修复效果。

（1）颌面部　检查患者面部是否对称；上唇长短和唇颊的丰满度；下颌是否前突，下颌运动和颞颌关节的情况。

（2）牙槽嵴　检查拔牙创愈合情况，是否有残余牙根，残片；牙槽嵴的丰满度如何；有否松软牙槽嵴；牙槽嵴有无过大倒凹，过锐骨尖和骨棱。

（3）上下颌弓水平位置关系和垂直距离

1）水平位置关系　上下颌弓之间的前后左右位置关系。若上下颌弓形态和大小相近，前后位置的关系基本正常，则较易修复；若上颌弓宽大，下颌弓窄小，上颌前突或上颌弓窄小，下颌弓宽大，都会给全口义齿的修复带来一定困难。

2）垂直距离　上下颌弓之间的上下位置关系。为天然牙列正中𬌗位时鼻底至颏底的距离。维持垂直高度的天然牙全部缺失后，需要在修复时重新确定垂直距离。

在垂直距离一定的条件下，上下牙槽嵴之间的距离为颌间距离。颌间距离过大，有利排牙但咀嚼时义齿较易翘动；颌间距离适中，既有利于排牙也利于义齿固位和稳定；颌间距离过小，虽有利于义齿的固位和稳定，但修复间隙不足，排牙较困难，常需磨改人工牙的嵴盖部或暂基托。

（4）唇系带和颊系带　检查唇系带是否与中线一致及系带附着处距牙槽嵴顶的距离。系带距牙槽嵴顶过近时将会影响义齿的边缘封闭。

（5）粘膜　粘膜是否有红肿、异常增生，粘膜厚薄是否适中。

（6）唾液　检查唾液分泌是否过多、过少，粘稠度如何。

（7）旧义齿　检查旧义齿固位与稳定情况、基托的伸展范围、人工牙的排列位置及磨耗度、咬合关系。了解义齿使用情况和患者对新义齿的要求。检查旧义齿基托覆盖区粘膜的色、形、质，若有义齿性口炎，则应停戴旧义齿并控制炎症后再开始修复。

3．修复前的外科处理

（1）牙槽嵴有妨碍义齿就位的过大倒凹或有尖锐的骨嵴、骨尖时，需作牙槽嵴修整术。

（2）上颌结节颊侧倒凹较大并伴有上颌前部牙槽嵴较大唇侧倒凹时，需施行上颌结节修整术；若两侧上颌结节颊侧均有明显倒凹，可对较大倒凹侧施行手术；若上颌结节下垂与对颌磨牙后垫接触，需施行上颌结节成形术，为修复创造间隙。

（3）下颌隆突过大时，可施行下颌隆突修整手术。

（4）当牙槽嵴过度吸收，唇颊系带接近牙槽嵴顶时，为改善固位需作唇颊系带修整手术。

（5）长期使用不合适的旧义齿所导致的粘膜慢性炎症性增生，在停戴义齿后增生组织不能自行消退时，需手术切除。

（二）制作过程

1．取印模

（1）初印和制作个别托盘　首先要选择合适的无牙颌初印成品托盘，托盘的宽度要能为印模材留有 4～5mm 的空间。上颌托盘后缘两侧覆盖翼上颌切迹，后缘中部盖过腭小凹；下颌托盘后缘至少到达磨牙后垫的 1/2，托盘的高度要短于移行皱襞 1～2mm。

1）取下颌初印　选择好托盘后，将托盘在口内试戴，而后吹干托盘，用藻酸盐类印模材取印模。嘱患者轻抬舌，将托盘旋转放入口内，若患者的张口度较小，可用口镜牵拉一侧口角使托盘就位，在印模材尚未凝固前嘱患者向前伸舌，而后舔两侧口角，操作者用手指牵拉唇、颊完成唇颊边缘的整塑。完成的印模所有的边缘都应是圆钝的，所有的支持组织都要包括在印模内。

2）取上颌初印　在口内试戴上颌托盘，若腭穹隆形状呈“V”形或很高，要用蜡加在托盘腭盖部，调拌足量藻酸盐印模材放于托盘内，进入口腔的手法同下颌，轻拉上唇，托盘前部先就位，使印模材渐向后流动，这样可避免产生气泡，直至在托盘后缘可见到完整的印模材边缘。同时作唇颊侧手法整塑以形成圆钝的完整边缘。保持托盘在此位置，使印模材完全凝固。从口内取出印模立即用湿纸巾包裹送去灌注模型。

3）为个别托盘画边缘线　用不脱色笔为个别托盘画边缘线，不脱色笔在印模上的印迹将会转移到模型上。

下颌的边缘线应包括：

磨牙后垫

外斜线的边缘（当牙槽嵴低平时，它表现为浅沟）

距唇颊移行皱襞边缘 1mm

唇颊系带处要完全让开

距舌侧移行皱襞最下缘 1mm 处。

上颌的边缘线应包括：

后缘：比估计的后缘位置向后 2mm，参考颤动线和翼上颌切迹

距唇颊粘膜皱襞边缘 1mm

唇，颊系带处完全让开。

4）制做个别托盘　修整模型使其最薄处 10～12mm。上颌模型后缘留 4～5mm。修整其余边缘使之约宽 3mm。比移行皱襞高约 1mm。

用基托蜡做印模材的间隙材料　将约 0.5mm 厚的蜡片置于上颌牙槽嵴及下颌牙槽嵴处用热蜡刀将边缘修平，上颌腭部及上颌结节处和下颌颊棚区用蜡填倒凹。刃状牙槽嵴或松软牙槽嵴和舌隆突等处可多放些蜡。调自凝铺托或用光固化暂基托铺于模型上，切去多余部分。再自制一个手柄，手柄与牙槽嵴垂直相连离开牙槽嵴约 25mm 后弯成直角伸出口外。放入光固化箱内使之固化。完成后的个别托盘边缘应厚 2～3mm，其边缘厚度主要取决于移行皱襞的宽度及牙槽嵴的类型。

个别托盘作好后自模型上取下修整边缘，放入口中检查。

5）个别托盘的边缘整塑　常用材料有印模膏棒，自凝树脂，印模蜡等。

将边缘整塑材料于可塑期内放在个别托盘边缘使之呈鞍状包绕托盘的边缘，就位于口内整塑，但上颌托盘的后缘只在组织面放边缘整塑材料。边缘整塑可逐段进行。

完成整塑的边缘应光滑圆钝，且宽度与移行沟宽度一致。如果牙槽嵴条件不太差时，完成边缘整塑的托盘已具有边缘封闭作用。

目前也有用成品托盘内加用烫软的印模膏取初印并制作个别托盘的方法，如果成品托盘较合适、患者条件较好并能配合时，也可应用此方法。

(2) 终印　将个别托盘内占位用基托蜡去除，若其边缘粗糙，可用钨钢磨头打磨光滑，最后根据需要可用圆钻在托盘相当牙槽嵴顶的位置打 8～10 个孔。

取终印方法：同初印相同的方式旋转进入口腔，以轻微压力和颤动方式就位，做肌功能修整，稳住托盘至材料硬固。

2．灌注模型　可用一般灌注法和围模灌注法灌制模型。

模型材料有普通石膏和硬石膏。

形成后堤区：后堤区的主要功能是形成腭侧后缘封闭。只有当义齿边缘终止于上腭的弹性组织时后堤才能起到封闭作用。

后堤区可在取模时完成，也可在模型上形成。

3．颌位记录　天然牙列存在时，上下颌骨关系由天然牙的咬合接触而保持，上下牙列缺失后，上下颌骨失去了牙齿的咬合支持和稳定的位置关系。因此，需借助于代替天然牙列的殆托将上下颌骨的垂直关系及水平关系记录下来。

(1) 垂直关系　以天然牙列咬合在正中殆位时所维持的鼻底至颏底的垂直距离为标准，

称殆的垂直距离或垂直距离。

确定垂直距离的方法有多种：

1）息止颌位时鼻底至颏底的距离减去息止殆间隙 2 ~ 3mm。

2）面部距离观察法，通过观察面下部与整个面部是否协调。

3）瞳孔至口裂的距离约等于鼻底至颏底的距离。

4）拔牙前记录　患者拔牙前的正中殆位时的侧面外形轮廓记录。

5）参考旧义齿，义齿若有磨耗则应适量升高垂直距离。

（2）正中关系　正中关系为垂直距离确定后，下颌对上颌的最后退位位置关系。因受颞下颌关系韧带的限制，正中关系位比较恒定，具有可重复性。

确定正中关系时，患者需端坐，精神放松。

帮助记录下颌最后退位置的方法：

1）嘱患者向后卷舌，并闭合下颌直至上下殆堤轻轻接触。

2）若患者向后卷舌困难，可在上殆托后堤区中线处固定一个直径 5mm 的蜡球，嘱其在闭口时保持用舌尖舔蜡球。

3）若患者难以控制自己的舌头，嘱其闭口放松，当患者慢慢闭合时，按摩嚼肌，并将手指放于髁突，可感觉到髁突在手指下消失。或将小手指放入患者外耳道内，可感觉到髁突撞击外耳道前壁。

4）将示指轻放在下颌升支内侧，嘱患者闭口。不用推，手指就可以干扰下颌的闭合，这足可以使下颌后退，当患者闭口时将手指向颊侧移动。

5）嘱患者吞咽，并在吞咽动作结束时使上下殆堤保持接触。

6）使患者的头部向正后方仰，并要求患者仰视其头后的天花板上的一点，此法可使下颌后退。

7）使用口内或口外描记装置，描记出 Gothic 弓，描记针指向图形的尖端时下颌处于最后退位。

（3）制作暂基托　用于颌位记录的基托是总义齿基托的临时替代物。暂基托要坚硬不变形和稳定。暂基托的边缘应与完成后总义齿的边缘一样。

暂基托和殆堤是在已经修整过的工作模型上制作的，其主要用途有：初步建立殆平面；记录上下颌之间的垂直和水平关系；用于面弓转移的过程；作人工牙排牙位置的参考；还可用于确立后堤区的位置。

（4）制作殆堤　在酒精灯上均匀烤软一片基托蜡片，卷成卷，注意一定要使蜡卷每层之间连成一体。

将蜡卷变成“U”形，形成牙槽嵴的形态，把蜡卷压到暂基托上。用热蜡刀将蜡卷与暂基托烫到一起，去除蜡卷超长的部分，而后按以下规则修整蜡堤。

上颌殆堤：殆堤前部高度约 20 ~ 22mm（从暂基托唇系带旁到殆堤的殆缘），宽度约 5mm，殆堤唇面距切牙乳头中点 8 ~ 10mm；殆堤后部的高度 16 ~ 18mm，宽度 10mm。

下颌殆堤：前部宽约 5mm；后部宽约 10mm，殆面基本与牙槽嵴平面平行，殆堤从前向后延伸至磨牙后垫前缘。

上下殆托完成后放入水中浸泡保存，以防变形。

完成后的𬌗堤尺寸稍大，这是为进一步修整留有余量，因为削去部分蜡总比添加蜡更为容易。

(5) 确定垂直距离的临床步骤　修整上𬌗托𬌗堤唇面形态：将𬌗托就位口中，检查面部外形。若𬌗托唇侧丰满度合适则上下唇处于休息状态时，唇红可以适度显露，面部呈现放松状态。上颌𬌗堤唇面约在切牙乳头前方 8～10mm。

调整上颌𬌗堤的龈𬌗向高度：在𬌗堤唇面标出上前牙切缘期望排列的位置、唇低线和唇高线的位置，用烧热的金属烫蜡板修整𬌗堤𬌗平面，使𬌗堤前部下缘与瞳孔连线平行，𬌗堤后部与鼻翼耳屏线平行（可用𬌗平面板帮助检查）。最初将𬌗堤下缘修至位于唇低线下 2mm，嘱患者发汉语拼音中 "f" 音，𬌗堤的前下缘应该正好与下唇红干湿粘膜分界线的内表面接触，且下唇应覆盖𬌗堤唇面约 1～2mm。患者若有旧义齿，此时也可用来参考。

确定息止颌位的垂直距离：只将上𬌗托放入患者口内，用圆珠笔在患者鼻底和颏底各点一点，让患者说 "mm" 后放松，或让患者舔上下唇，吞咽，然后放松，用垂直距离测量器测量息止颌位时两点间距。用所测得的数值减去 2～3mm 得到𬌗的垂直距离。

修整下颌𬌗堤的高度：将上下𬌗托都就位于口中，嘱患者慢慢咬合，测量两标记点间的距离。降低下𬌗堤的高度使上下𬌗堤在达到既定的𬌗的垂直距离时均匀接触。注意上下𬌗托的基托在上颌结节与磨牙后垫间不发生接触。如有必要，可将上颌或下颌相应部位的基托磨薄，以防止此处的早接触点干扰。

(6) 正中关系颌间记录　把下颌𬌗堤后段（从尖牙区向后到磨牙后垫）𬌗面切去或烫掉约 2mm。

在上𬌗堤左右两侧𬌗面上各作 2～3 条 "V" 形沟槽，用凡士林使其表面润滑。

上𬌗托放入口中就位。

将颌间记录材料堆放于下𬌗堤两侧𬌗面。颌间记录材料有多种，如硅橡胶，印模石膏和蜡。

引导下颌后退到最后退位咬合。在此过程中操作者把右手拇指和示指分别放在下颌两侧双尖牙区的颊侧，左手固定上𬌗托。咬合至上下𬌗托前部轻接触，待颌间记录材料硬固后从口中取出。

将上下𬌗托分开，检查𬌗间记录印模印迹是否清晰，而后再将上下𬌗托放入口中，再次检查颌位记录的准确性。无问题可继续下一步工作，否则需要重取颌位记录。

有条件的可用描记装置记录正中关系位。

(7) 划标记线　标出中线、标口角位置、标唇高线、选牙色。

(8) 上𬌗架　𬌗架是在口外用来表示牙颌关系的一种仪器。它可以保持上下颌骨的位置关系，并在一定程度上模仿人的下颌运动。需将患者的垂直距离和正中关系记录固定在𬌗架上，以便在口外制作义齿。

4. 全口义齿试戴　试牙时需要检查的内容：𬌗的垂直距离是否合适；正中关系是否正确；义齿（蜡型）的美学效果。

(1) 𬌗的垂直距离　检查的方法是将义齿放入口中，嘱患者放松，观察患者的面貌是否自然，若垂直距离过低时口角下垂、下颌显得前突，若垂直距离过高时面部表情紧张、上下唇闭合困难。

（2）正中关系 临床核对：将上下颌义齿放入口中，由临床医师引导下颌后退，作正中咬合，若重复多次均咬合在正中关系位则证实所确定的正中关系正确。若发现咬合时上颌基托扭动或下颌从正中𬌗位仍可后退，或下颌有偏斜不能咬合在正中关系位，说明原来确定的正中关系有误差。此时可去掉双侧下颌后牙，代之以颌间记录材料，重作正中咬合，下颌模型重新上𬌗架，重排下颌牙后再试牙。

（3）美学效果检查 人工牙的颜色和形态：主要是所选人工牙的颜色和形态是否与患者各方面协调，应得到患者的认可。

中线：检查中线是否居中，面部对称时义齿中线一定要居中。如果患者因患某种疾病造成歪嘴，义齿中线也要向同侧偏，以减少唇齿之间的反差。

上前牙与上唇之关系：检查上前牙切缘，检查在放松状态下前牙切缘与上唇之间的位置关系是否协调。

笑线：由上颌切牙切缘、尖牙和第一前磨牙牙尖所形成的曲线为笑线，笑线一般呈两端向上翘，中间向下弯的曲线。笑线与种族、年龄、性别和患者的个性有关。笑线的弯曲度随年龄增加渐平直；男性比女性更平直。

上颌尖牙与口角之关系；上颌尖牙应位于口角、起支撑口角的作用。从前面看，尖牙的颈部突出，尖牙长轴或垂直或颈部稍向远中偏。尖牙的龈𬌗高度应与第一双尖牙相协调。

上唇丰满度；检查上唇丰满度是否合适，如不合适作必要调整。

5．全口义齿完成 试牙完成后，将义齿固定于模型上，若为暂基托则应与模型密贴，边缘用蜡封闭。在人工牙的唇颊面上雕刻牙龈缘形状。

蜡型完成后经装入型盒、加热、开盒、除蜡装胶、热处理、开盒和磨光各步骤，完成全口义齿制作。

6．全口义齿初戴 给无牙颌患者戴全口义齿之前，要先对义齿进行检查。检查内容包括义齿组织面有无塑料小瘤、边缘是否过锐和过于粗糙，如有则应先予磨除。然后再戴入义齿。

（1）义齿就位 全口义齿一般都能顺利就位。个别不能就位者往往是因局部有过大倒凹。

（2）义齿有否翘动 义齿就位后，要检查义齿是否翘动。上颌义齿前后翘动多由颧突处缓冲不足所致；上颌义齿左右翘动则可能是以上颌隆突为支点，此时可用压力指示剂作准确定位后适量调磨缓冲。下颌义齿的翘动多以下颌隆突为支点，同样可以用压力指示剂定位后再适量调磨缓冲。

（3）检查基托 检查内容包括义齿边缘长短、系带处是否适量缓冲。义齿边缘伸展过度会影响义齿固位，还会压迫相应区域的软组织，引起软组织疼痛或出现溃疡，所以应磨除过度伸展部分的基托。此时亦可用压力指示剂协助定位。

义齿边缘伸展不足时也会影响义齿固位。

（4）检查颌位关系是否正确 完成的义齿就位后，患者作正中咬合时可能出现下列几种情况：

上下颌牙列有良好的咬合关系，与在𬌗架上完成排牙后的状态一样，说明所取的颌位记录准确无误。

下颌后退：在取颌位记录时，患者下颌没有在最后退位咬合而是咬合在最后退位之前方的某个位置，试牙时又没有被发现。戴牙时会出现下颌义齿后退现象。临床表现为上下前牙开𬌗，垂直距离增高，上颌第一磨牙近中颊尖位于下颌第一磨牙近中颊沟的近中。有时只在上下第二磨牙间发生接触。

如果仅仅是小范围的后退，可经过调𬌗，使义齿形成长正中。如果下颌后退呈超过1mm，必须返工重做下颌义齿。

下颌侧偏：若确定颌位关系时下颌偏斜向一侧，完成后的义齿戴入口中咬合时就会偏向另一侧，表现为上下义齿中线不一致。应视情况重新制作上颌或下颌义齿。出现下颌侧偏时还要排除因局部粘膜疼痛造成的假性侧偏，此时应先消除痛点后再做咬合检查。

(5) 选磨调𬌗　用薄咬合纸，同时放在义齿的两侧上下牙之间。调𬌗要认真遵循以下原则：

1) 正中𬌗　如果在牙尖上有早接触，应调磨与该牙尖相对的沟窝或边缘嵴。后退接触位调𬌗时绝对不能减低牙尖的高度。

2) 前伸𬌗　切牙区的早接触：通常由于覆𬌗过大或纵𬌗曲线过于平缓，如果上切牙切缘位置正确，则磨短下切牙；如果上切牙在唇下显露过多，则磨短上切牙。磨减量可用咬合纸确定。在上下切牙之间放一薄层咬合纸，嘱患者咬在后退接触位，而后，令患者前伸下颌，直至上下切牙呈反𬌗关系后下颌再返回后退接触位，从口内取出义齿时手指要放在双尖牙区域以免擦去切牙区的咬合印迹。此时留在下前牙舌侧或上前牙唇侧的咬合印迹表示的就是调𬌗应磨除量。

前伸时切牙区不接触：是由于相对于后牙牙尖工作斜面来说前牙覆𬌗过小。如果前伸时切牙不接触的程度不甚严重，修正方法是将薄咬合纸放于两侧上下后牙之间，引导患者闭合于后退位，而后从此位向前滑动到上下切牙切缘相对。此时上下切牙之间无接触。取出义齿，只磨改上颌颊尖的远中斜面和下颌舌尖的近中斜面上的印迹点及上颌双尖牙或下颌磨牙跨过窝沟的嵴上的印迹点。

如果前伸时上下切牙间垂直方向有大于1mm的缝隙，就有必要重排前牙，重排牙时或加大覆𬌗或减小覆盖。

3) 侧方𬌗　左右两侧的侧方𬌗要分别达到平衡。所遵循的规律相同，在此一并讨论。

工作侧早接触：当患者一侧咬合，可发现平衡侧无任何接触。此时要磨改工作侧的上颌颊尖的舌斜面和下颌舌尖的颊斜面。因为全口义齿上颌后牙的颊尖和下颌后牙的舌尖是覆盖尖，不参与维持后退接触位时𬌗的垂直距离，所以是可以调磨的。

平衡侧早接触：此情况在全口义齿很少见，它是由于平衡侧有效牙尖角过大所致。此时，可磨减平衡侧上颌舌尖的颊斜面和下颌颊尖的舌斜面。因为这两个斜面是平衡侧的接触斜面。对平衡侧早接触点的调磨不磨短上颌后牙舌尖和下颌后牙颊尖。

在调𬌗完成后要对后退接触位时的𬌗进行检查。对有效咀嚼而言，应确保工作侧接触比平衡侧紧密，但也应保持平衡侧有接触以防止义齿在侧方𬌗脱位。

选磨调𬌗后，在义齿𬌗面放研磨糊剂，嘱患者做嚼磨动作，从而使义齿的𬌗获得一定的自由度。要患者在可到达的每个点上都进行此项工作，以使下颌顺利无阻地从一个𬌗位滑向另一个𬌗位。但如果这种研磨过程太长，则会破坏义齿的平衡。这种临床研磨方法优于在𬌗架上研磨的方法。因为临床研磨是患者在做下颌运动时完成的，而且是由患者自己制造了最便于自己下颌运动的滑动平面。研磨过程最多不超过4分钟。

（6）医嘱　初戴全口义齿可能会有异物感、恶心或发音不清等症状。需要耐心试用，1～2周内症状即可消失。

初次戴牙后，首先练习用后牙咀嚼，开始时只吃软一点的小块食物，待掌握后牙咀嚼后，再练习前牙切咬食物，注意不要大口咬。

饭后及睡前取下义齿，用牙膏和软毛牙刷刷洗义齿后再用清水冲洗，睡前用冷水浸泡，不要用热水。

注意口腔卫生。

如有疼痛等症状，应及时到医院复诊，切勿自行修改。

7．全口义齿戴用后出现的问题及处理

（1）功能问题

1）松动　对义齿功能方面最常见的主诉是下颌义齿"太松"。此时应详细询问患者义齿是在咀嚼时脱落还是在说话时脱落。若义齿是在咀嚼过程中变松，一定是咬合问题；若义齿是在说话时松动则是义齿的稳定性欠佳所致。咬合问题可通过调𬌗使义齿达到前伸和侧方平衡𬌗。

义齿的稳定性差，多是由于使义齿脱位的力量超过了使义齿保持在原有位置上的固位力所致。此时要从义齿的组织面、磨光面及𬌗面三方面加以考虑。

对组织面而言，影响义齿稳定性的因素有：基托与基托覆盖区粘膜组织不贴合；基托伸展不足；基托边缘伸展过度；唾液量不足或大量粘稠唾液；与对颌牙弓相对而言牙弓过小（多见于上颌牙槽嵴严重吸收，人工牙排在牙槽嵴的唇颊侧）；牙槽嵴过于低平，无法抵抗义齿的移位；牙槽嵴组织过于松软，受压力易变形；上腭穹隆平坦。在上述诸多问题中，有些受患者自身条件所限无法改变，另有一些则需要在制定治疗计划时考虑施行外科手术处理。

基托伸展不足，最常见于下颌舌侧边缘及舌侧远中翼，上颌后堤区及上颌结节。此时可在义齿边缘伸展不足的区域加上部分经加热变软的红膏，放入口腔中整塑，来辅助诊断。基托伸展不足之处可用重衬方法来解决。

基托伸展过度所导致的义齿松动多出现在肌肉发挥功能的状态下，通常会造成局部粘膜充血。利用压力指示剂可容易定位，在临床上对基托作适量调磨缓冲即可。

基托与组织面不密合意味着临床或技工室操作有较大误差。可以在临床用自凝塑料进行直接法重衬，或取印模送技工室进行间接法重衬。

义齿磨光面的重要性在于口颌部肌肉均与义齿的磨光面发生作用，这一点不容忽视。一般说来将人工牙排在原来天然牙的位置上并使磨光面的外形尽量恢复已丧失的支持组织原有的外形，才能达到较为理想的修复效果。但对老年患者而言，若他们已习惯了旧义齿，此次修复如果对义齿的变动过大则很难被患者接受。还有少数患者对新义齿从心理上没有作好充分准备，此时，如果他们感到颊部或舌部与义齿接触得过于明显，可以用压力指示剂定位并做适量调改。

义齿𬌗面：注意去除𬌗面的早接触点。

2）咬颊或咬舌　造成咬颊的原因是上下后牙的颊侧覆盖较小或无覆盖，此外垂直距离恢复过低也可造成颊部组织内陷而发生咬颊；造成咬舌的原因则是上下后牙的舌侧覆盖过小，或无覆盖。

若覆盖不足咬颊，可先用红膏加在义齿基托边缘，加厚的基托把颊部组织向外推，如果这种作法见效。再把红膏换成基托塑料。此外还可以通过调𬌗，主要是调磨下颌后牙颊尖颊斜面，加大后牙的颊侧覆盖。若因垂直距离太低而咬颊时，要考虑升高垂直距离，重做下颌或全口义齿。

若覆盖不足咬舌时，要调磨上颌后牙舌尖的舌斜面以加大舌侧覆盖。

3）食物滞留于义齿颊侧　由于义齿颊侧基托磨光面外形呈“凹”面，不利于颊部软组织发挥对基托磨光面的自洁作用所致。

(2) 疼痛　疼痛可出现在颞下颌关节或义齿承托区。咬合问题可造成义齿承托区疼痛，在这种情况下单纯用调改义齿基托组织面的方法根本不能解决问题。因此一旦出现义齿承托区痛，就一定要检查咬合。

义齿承托区疼痛或不适感可能是局限性的或是弥漫性的。局限性痛多数是由于义齿基托组织面有尖锐的小突起；牙槽嵴形态起伏变化过大；义齿边缘过度伸展；神经受压迫等。受压迫处的粘膜可能有充血或糜烂和溃疡。在临床上可利用压力指示剂来准确定位，并作相应缓冲。

弥漫性痛，尤其是下颌的弥漫性痛大多数情况是由𬌗问题所致。𬌗问题包括没有形成足够的自由正中；𬌗接触不均匀；𬌗运障碍。这些均可造成下颌义齿在粘膜上产生滑动。在这种情况下，应仔细的检查，并在𬌗架上作进一步调𬌗。垂直距离恢复过高也可造成义齿承托区组织弥漫性痛，此时需返工重做义齿，降低垂直距离。

义齿变形亦可造成疼痛，若不能通过调改解决时，需要返工重做义齿。

第二节　单颌牙列缺失的修复

单颌牙列缺失是指上颌或下颌牙列缺失，其对𬌗为天然牙列或牙列缺损需用可摘局部义齿或固定义齿修复。单颌牙列缺失修复的方法是制作单颌义齿，又称半口义齿。单颌牙列缺失后，由于对𬌗天然牙经常有伸长、倾斜、𬌗磨损、𬌗曲线异常等缺点，致使在咬合运动中，义齿的稳定性差，修复时要注意人工牙的排列和𬌗调整。

【适应证】

单颌牙列缺失。

要求：

1．拔牙伤口愈合，口腔粘膜正常。

2．牙槽嵴无尖锐的骨突和骨尖及妨碍就位的倒凹。

3．在正中𬌗位时，对𬌗的天然牙与无牙𬌗牙槽嵴之间有适当的距离，以便于人造牙的排列。

【禁忌证】

1．就诊时口腔粘膜有损害病变。

2．对基托塑料有过敏史的患者。

3．不能合作者。

4．在正中𬌗位时，对𬌗天然牙咬及无牙𬌗牙槽嵴粘膜，或颌间距离过小，排牙有困难而患者不同意拔牙或将过长牙失活并大量调改者。

【方法】

（一）准备　除了与全口义齿相同以外，尚需注意以下几点：

1．对𬌗天然牙过长，与无牙𬌗牙槽嵴粘膜之间的距离很小，人造牙排列有困难，应对此伸长牙拔除或进行牙髓治疗后截冠。

2．对𬌗天然牙伸长，高出牙列𬌗面，影响正常的𬌗运循环者，可进行𬌗的调磨，或做根管治疗后将牙冠截短，再做人造冠修复。

3．对𬌗天然牙有牙周病者，应先做牙周病治疗，对Ⅱ度以上松动牙齿可拔除，同时行可摘局部义齿修复。

（二）制作要点　除了与全口义齿制作相同处外，要特别注意以下几点：

1．上颌全口义齿

（1）取功能性印模。

（2）前牙适当的覆𬌗、覆盖，后牙𬌗力集中在牙槽嵴顶上，必要时排成反𬌗。

（3）需要时通过制作可摘局部义齿、固定义齿、高嵌体、全冠的方法调整对颌𬌗曲线。

（4）上颌基托要采取增强基托的措施。

2．下颌全口义齿

（1）取功能性印模。

（2）排牙使𬌗力集中在牙槽嵴顶上，必要时减数减径。

（3）形成良好的磨光面形态，利于固位。

第二十四章　颌面缺损的修复

颌面缺损修复是用人工材料修复上下颌及面部组织器官的缺损或缺失，并恢复其部分生理功能。

【适应证】

1．配合上、下颌骨切除等手术后用的矫治器。

2．上、下颌骨缺损的修复。

3．面部耳、眼、鼻器官和面颊、眶部缺损的修复。

4．助语器，颌骨骨折的固定夹板等。

【方法】

（一）修复原则

1．早期修复　颌面缺损不仅使口腔功能及面部外形受到不同程度的影响，面部产生不同程度的畸形，而且给患者带来痛苦。因此，尽早进行修复治疗是非常必要的。如能及早恢复，对患者心理上会起到一定的安慰作用。而对面颊部及鼻缺损的患者，还能起到保护创面、防止周围组织挛缩的作用。对恢复患者的语言、吞咽和呼吸功能也是有利的。因此面部缺损也以早期修复为原则。虽然永久性的义颌需在创口愈合后制作，但在手术后需立即戴上即刻外科阻塞器（腭护板）、颌导板这类预成修复体，永久性的义颌需在创口愈合后制作。

2．恢复生理功能为主　颌骨缺损应以尽量恢复咀嚼、语音、吞咽、吮吸以及呼吸等生理功能为主。在恢复生理功能的基础上，再根据颌面部具体情况，尽量考虑面部外形的恢复。

3．尽量恢复面部外形　虽然有时面部缺损修复也能起到一些恢复功能的作用，但主要目的在于恢复外形，因此，除形态应逼真外，修复体表面颜色及透明度应力求自然。

4．保护余留组织　除不能治愈的残根或过度松动的牙，锐利的骨尖、骨突，不能利用反而妨碍修复的瘢痕组织需切除等外，应尽量保留剩余组织。

5．要有足够的支持和固位　颌骨缺损的义颌往往大而重，原支持组织多已丧失，在修复设计时要争取创造骨组织支持条件。颌骨缺损修复的效果，在很大程度上取决于骨组织支持和固位的设计。因此，骨组织支持和固位措施的获得在颌骨缺损修复中是最关键的。

6．轻巧、使用方便、舒适耐用　重量对固位是不利的。因此义颌要尽可能设计制作得轻巧，不能过厚，阻塞部分应做成中空形式以减轻重量，或开顶式更能减轻重量。义颌还要容易摘戴、使用方便、舒适耐用。

（二）修复要点　应在外科切除手术之前就对患者的口颌情况作彻底检查，取印模作诊断和治疗模型，取殆关系记录，并把模型按殆关系记录转移到适当的殆架上，并获得需要的X线片。完成常规的预防性治疗，要尽量治好龋坏牙，对已不能治愈的牙予以拔除。要与患者讨论修复计划，要向患者解释修复治疗的目的、限度和程序。修复医师已获得有助于修复治疗的资料后，要与颌面外科医师会诊，讨论有关修复缺损的各种因素。

颌面缺损的修复治疗可分为三个阶段，最初阶段称为即刻外科阻塞器，如腭护板等，是需要在手术前预制，在外科切除术后即刻戴上的修复体。随着缺损区组织愈合的变化，需要经常修改；第二阶段称暂时修复体，即暂时义颌。这阶段的目的是给患者提供一个较舒适的和有一定功能的修复体，直到组织完全愈合。通常在手术后2～6周时开始进行，主要用于缺损区较大，手术区变化大者；第三阶段的修复治疗在手术后3～6个月时，缺损腔组织愈合良好，形态大小稳定后，可做正式修复体。

（三）基本操作

1．上颌骨切除术后用腭护板　上颌骨切除术后常使患者口鼻腔穿通，患者进食困难，语言发音不清。

（1）戴用腭护板的作用

1）使口腔和鼻腔隔离开，有利进食，并使言语功能得到改善。

2）缺损腔中的碘仿纱布不会脱落，起到覆盖伤口，防止伤口损伤及感染的作用。

3）保持压力于所植皮片上，有利于皮片良好生长。

4）支撑软组织，以减少瘢痕挛缩。

（2）矫治方式　手术前预制腭护板，手术后立即戴上。

（3）设计制作要点　以一侧上颌骨切除，健侧有余牙为例。在健侧尽可能多选基牙，制备隙卡沟，取印模并灌制模型。

1）一次法　制作简单，但戴时有的需磨改。①在模型上将手术需切除范围内的牙齿刮除，并刮除部分石膏降低牙槽嵴高度，宽度向腭侧缩小3mm左右，使牙弓变得窄一些；②用不锈钢丝弯制卡环，制作蜡型需盖过并稍超过手术后的整个缺损面，尽量少伸入缺损腔内；③后牙不修复，仅修复前牙；④常规装盒制作完成。

2）二次法　能确保手术后顺利戴入而无需磨改。①第一次印模后，在模型上先制作腭护板的健侧部分，腭侧基托不要达到手术区；②将磨改合适的健侧部分戴入口内，取第二次印模。按上述一次法对模型患侧作适当刮除后，作患侧基托蜡型，并第二次装盒，完成整个腭护板的制作。

2．下颌骨切除术后的矫形治疗　下颌骨切除术后必须要有矫形治疗。

（1）作用　能防止和治疗以下情况：

1）下颌骨一侧缺损，健侧下颌内移，使咬合关系错乱，健侧为覆盖加大缺损侧为反秴，或呈无咬合关系。

2）下颌骨中部缺损，两侧下颌断骨内移，使两侧均为大的覆盖关系或无咬合关系者。

3）未经及时矫治，已产生继发畸形者。

（2）矫治方式　手术前预制，手术后立即戴上。

1）下颌骨缺损量不多，有较多的稳固余牙存在者，戴用颊翼夹板。

2）下颌骨缺损量大，余牙少，或已有继发畸形存在者，戴用弹性翼腭托夹板。

（3）设计制作要点

1）颊翼夹板　是戴在健侧下颌后牙上的，又称斜面导板。①在下颌健侧后牙上制备隙卡沟，利用多个卡环固位。这种卡环是用不锈钢丝横过隙卡沟并连接颊侧翼部与舌侧基托部的形式；②颊翼位于双尖牙及磨牙区的口腔前庭。在正中咬合时，颊翼紧靠在上颌后牙的颊侧，使下颌骨不能向内移位。颊翼的高度要在适当张口度时仍能起作用，而在闭口时离开上颊沟约2mm，不感到压痛；③为防止上颌健侧后牙受力后向腭侧移位，最好在上颌戴上牙弓固位器，使上颌牙弓变为稳定的整体。

2）弹性翼腭托夹板　戴在上颌牙上。①该设计包括上颌托和卡环，托上附有向下伸出抵达下后牙舌侧面和牙槽嵴腭侧粘膜上的翼状塑料板。翼状塑料板与托之间用18号不锈钢丝两根连接，使之成为有弹性，可进行调节的翼；②下颌骨一侧缺损，于健侧作弹性翼；③下颌骨中部缺损，两侧均作弹性翼。

3．上颌骨缺损的修复　上颌骨缺损后，依缺损程度不同，病人的症状也不同。一般有口鼻腔相通、进食困难、发音不清，迫切需要修复治疗。患者常常唇部缺乏弹性或张口受限，支持组织减少，承力面积缺少，固位困难。

设计制作要点：

（1）上颌骨单侧缺损，健侧多余牙者

1）低位中空式义颌　①利用余牙安放多个卡环；②利用口鼻穿孔处软组织倒凹帮助固位；③取印模，灌制模型，作恒基托；④试戴恒基托合适后制作殆堤，确定颌位关系，取上颌托在口腔中就位的印模，连上颌托一起取出印模，灌注有上颌托在位的石膏模型；⑤模型上殆架后排牙，于口中试排牙。形成蜡型，装盒，开盒，除蜡；⑥形成“砂心”：先在上半盒的人工牙的盖嵴部和蜡基托形成的石膏面上铺一层蜡托，趁蜡还未变硬前，将型盒的上下半盒压合在一起，开盒并修去蜡托边缘的多余的部分。调拌石英砂和石膏（3∶1）堆于堵塞器的恒基托的凹陷中，将型盒的上下半盒合在一起。“砂心”硬固后置型盒于热水中，开盒并冲去蜡托，修整“砂心”周围的基托使之暴露，以便此部基托与新填塞于上半盒的塑料能连结在一起；⑦开盒，取出义颌；⑧在义颌磨牙的腭侧基托磨出一个约10mm左右椭圆形开口，取出“砂心”，形成中空。再修整开口为阶台式，按开口形状作蜡片，将经蜡片装盒等步骤替换为塑料片。用自凝塑料将基托开口与塑料片连接封口。

2）颊翼开顶式义颌　①是对低位中空式义颌的改进，去掉了中空堵塞器的顶盖部，减轻了义颌的重量。堵塞器的颊侧基托伸入颊侧瘢痕组织带上方的倒凹区成为颊翼，以利固位；②制作时在石膏模型缺损区的中央磨三个小孔，插入火柴棒，填入石膏，高度可与健侧齿槽嵴相似，周围留有作为基托厚度的空间；③常规制作恒基托等完成义颌。

3）颧颊翼义颌　中空义颌和颊翼开顶式义颌主要依靠健侧余牙及患侧组织倒凹固位。由于仅靠健侧承力，故义颌不稳定，基牙易受损伤，咀嚼功能差，余牙损伤脱落后功能更差。通过颧颊沟成形术，利用颧区承力的颧颊翼义颌，变单侧承力为双侧承力。虽然增加的支持面积有一定限度，但因颧区位于原主承力区中心的颊侧，受力面的跨度增加，对义颌的承力与稳定甚为有利，减轻了对基牙的损伤，能恢复较好的咀嚼功能。

（2）上颌骨双侧缺损或单侧缺损合并无牙者

1）颧颊翼咽鼻突义颌　对无牙，无牙槽嵴和硬腭的双侧缺损者，或无牙的单侧缺损者，义颌的承力和固位条件更差。通过颧颊沟成形术和口鼻道成形术，使义颌利用双侧颧区承受力，利用软腭上后方的咽腔和鼻底固位，能恢复一般咀嚼功能，这是用常规修复方法所不能取得的。

2）种植体和磁性固位体也已是颌面修复体固位的手段。

4．下颌骨缺损的修复 下颌骨缺损，需先植骨，然后再作义颌修复。植骨的位置、形成、宽度和厚度与义齿功能恢复的好坏密切相关。因骨完全愈合约需半年时间，故植骨后一般半年后才能作永久性修复，特殊情况可提前到3个月。

第二十五章 种植义齿

种植义齿是由牙种植体及其支持的上部结构组成的修复体。牙种植体由金属、陶瓷等人工材料制成，通过外科手术植入失牙区骨膜下或颌骨内。牙种植体埋入颌骨或骨膜下的部分称体部，露出在口腔粘膜之外的部分称基桩。体部和基桩之间穿龈的部分多设计制作成直径略缩窄，称颈部。由种植体支持固位的修复体可以是冠、桥、局部义齿和全口义齿。这些修复体及与种植体之间的连接螺栓、附着体、支架等，统称为上部结构。种植义齿可以是患者能自行摘戴的可摘义齿，也可以粘固或用螺栓紧固成为固定义齿。

【适应证】

（一）最适于种植义齿的病例

1．因牙槽嵴严重吸收，常规总义齿无法达到固位稳定者。

2．软组织耐受力差者（承托区易发生粘膜溃疡、疼痛，软腭接触基托则出现恶心呕吐等）。

3．上前牙缺失，因职业及美观需固定修复，常规方法无法满足者。

4．因各种原因行颌骨切除术后，常规修复难以实施者。

（二）优先考虑种植义齿治疗的病例

1．希望接受固定修复方式，但现有余牙条件不能提供足够支持者（如游离端缺牙、过长的缺牙间隙、无牙颌等）。

2．少数（一或二个）缺牙，邻缺隙余牙健全，不愿接受大量牙体预备作为固定桥基牙者。

【禁忌证】

（一）全身禁忌证

1．高龄及全身健康情况过差者。

2．代谢性疾病患者（如糖尿病患者、骨质疏松症患者、软骨病、变形性骨炎等）。

3．血液病（如白血病及其他出血性疾病）患者。

4．结缔组织病患者（如病理性免疫功能缺陷及结缔组织的炎性变、硬皮病、Sjögren 综合征、类风湿性关节炎等）。

5．种植义齿可能成为感染病灶者（如有细菌性心内膜炎病史者，心脏移植等）。

6．急性炎症感染期患者（如流感、气管炎、胃肠炎、泌尿系感染，在感染未彻底控制期间）。

7．妇女妊娠期及服用某些药物期间（如抗凝血制剂等）。

8．严重心理、智力障碍患者；精神、情绪极不稳定者；神经及精神疾病患者。

9．过度嗜烟、酒者及吸毒者。

（二）局部禁忌证

1．牙槽骨存在病理性改变（如局部的残根、异物、肉芽肿、囊肿以及炎症反应者）。

中，这样的缓冲重衬，需反复进行2～3次，以适应术后牙槽嵴的改建变化。在种植基桩连接手术后，过渡义齿经过大量磨改（有时需将部分基托磨穿或磨除）后，往往仍可使用，直至永久性种植义齿戴入。

2．取印模　对于种植义齿来说，患者口中的种植基桩位置的准确转移及上部结构与种植基桩的精确吻合是至关重要的。为此许多种植系统准备了转移导杆、基桩代型等专用辅助工具。印模时，将钢制的种植基桩代型转移到工作模型上，是保证种植义齿吻合精度的关键环节。

（1）试将转移导杆旋入种植基桩代型，确认其吻合后，取下配对备用。

（2）将转移导杆旋入患者口中的种植基桩上端。

（3）用个别托盘制取印模。

（4）从口腔中取出印模后，将转移导杆从种植基桩上旋下，然后将种植基桩代型旋紧到导杆上取而代之。

（5）将转移导杆按原位塞回到印模中。

（6）灌注石膏模型。

（7）将转移导杆从种植基桩代型旋下，将石膏模型从印模中制备取下。

这样，在石膏工作模型上埋入一系列种植基桩代型，其形状和位置都是从患者口腔中转移而来的。金属制作的基桩代型不易碰损，可保证种植义齿制作精度。

3．𬌗位关系记录　诱导、记录和转移患者垂直距离、正中关系的程序同常规方法。由于有基桩协助改善暂基托固位力，给𬌗位关系记录转移带来便利。

4．排人工牙　原则和方法同常规修复。

5．试支架（冠、桥、附着体）　铸成的支架磨光后在病人口中试适，要求达到“消极吻合”状态，即在不加外力时，支架就能均匀吻合于各个种植基桩上。检查支架与种植基桩的吻合情况，除依靠手的触感外，还需用肉眼（戴放大眼镜）及用硅橡胶印模材观察是否有间隙存在。当支架在试戴时发现吻合度不理想，必须切割成数段再重新拼对、焊接。

6．建立咬合关系　由于种植体的支持能力和感觉能力都比真牙差，在种植义齿建立𬌗关系时，应采取减少𬌗力（特别是水平向分力）的措施。

（1）减小𬌗台面积，即将𬌗面的颊舌径宽度，减至真牙的2/3至1/2。

（2）在𬌗面上形成充分的排溢道形态。

（3）𬌗面的尖、窝、沟、嵴都由圆凸面构成，以期形成点、线状𬌗接触。

（4）𬌗接触点数量应少于真牙所形成者，并应合理分布。

（5）以种植体支持上前牙时，应考虑使𬌗接触较轻甚至无𬌗接触。

固定支架总义齿虽然无需顾虑固位问题，一般仍认为应形成平衡𬌗，以利𬌗力的均匀分布。

7．试排牙、装盒填胶　同常规修复体临床程序和制作工艺。

8．戴牙　用螺钉将义齿紧固到种植基桩上。螺钉旋紧后，可试戴义齿若干天。复查时需将螺钉进一步旋紧，再用自凝或光敏树脂填补基托，牙列上螺钉所穿过的孔。

如采用粘固方式，粘固剂的应用循常规。

采用覆盖义齿时，附着体的应用依有关指导说明。

（四）对患者的卫生保健教育　应该通过宣教使患者对种植义齿有结构充分的了解，并认识到种植体的龈界面是一薄弱环节，口腔保健措施对种植义齿远期效果有重要影响。教患者掌握口腔卫生保健工具和方法。

（五）复查、随访和并发症处理

1．临床检查　包括种植体稳固性，松动度检查，探诊，附着龈宽度，粘膜情况，菌斑附着情况等，但应注意某些常规用于评估牙周情况的检查（如探诊出血及袋深等）方法并不适用于种植体周组织。

2．放射学方法　包括曲面断层及口内根片，口内根片应采用标准的平行投照长焦距技术，使影像失真达最小。放射学检查有较大的客观性，测得的边缘骨的吸收被认为是最有价值的评估参数。

3．功能测试　采取测量殆力和咀嚼效率客观评估种植义齿功能。

4．自我评估　患者通过对美观，功能、发音等方面的自我感觉进行评估

5．定期复查　至少应每年复查一次。内容包括：菌斑控制状况；用探针检查种植体周围龈袋的变化；拍摄标准根尖X线片进行边缘骨高度分析；牙龈的颜色变化、外形及肿胀情况；探诊出血及溢脓等。

（六）远期疗效评价　1986年，瑞典Albrektsson等提出种植成功的评价标准，得到广泛认同。

1．临床检查单个的种植体无动度。

2．放射学检查X线片上种植体周围无透影区。

3．种植体承受负荷1年后，在垂直方向上的骨吸收小于0.2mm/年。

4．种植后无持续性及（或）不可逆的症状及体征，如疼痛、感染、神经疾患、麻木或下颌管的损伤等。

5．按上述标准，5年的成功率要达到85%，10年成功率要达到80%。

（七）并发症及处理　在种植手术后至种植义齿戴用后的漫长岁月中，可能有以下并发症出现，需作妥善处理。

1．种植体松动　种植体松动现象的本质为种植体与其周围骨床之间未形成骨性结合，取而代之的是纤维组织包裹种植体。

处理；已松动的种植体无法行使支持功能，故应予去除。去除之后，若剩余的其他种植体仍足以支持义齿，可不必再次种植，否则可于一年后，新骨已经形成时，在原种植部位重新种植。在种植区骨量充足的条件下，可采用大直径种植体即刻原地植入。

2．牙龈并发症——种植体周围病　种植体周围病为种植体周围组织的病理改变的统称。除软组织炎症外，还可能有深袋形成及牙槽骨丧失。

处理：

（1）严格选择种植牙的适应证　已决定牙种植的患者必须建立良好的口腔卫生习惯，种植前牙菌斑指数应控制到0。患边缘性龈炎者已治愈；早期牙周炎者经过系统治疗后病情稳定，牙周组织健康状况已得到恢复；吸烟者同意戒烟。

（2）清除种植体周围的菌斑

1）自身维护　患者自我维护的方法有局部用0.12%～2%洗必泰等含漱剂含漱或擦洗，

含漱可以每天二次，每次 30 秒 ~ 1 分钟。自我用的清洁种植体的工具有间隙刷，单束牙刷，牙线，橡皮头等。

2）去除牙石及菌斑　应定期（一般间隔 3 个月 ~ 半年）到医院请专业医师取下种植体上部结构，去除种植体和上部结构的菌斑及牙石。

3）手术治疗　包括翻瓣术，引导组织再生术，骨移植术等。

4）药物治疗　常用的抗生素为强力霉素和甲硝唑。如有条件做药敏试验，则可根据其结果选用适应的抗生素。

5）𬌗治疗　过大的𬌗力可造成骨的改变而导致种植体颈部骨的丧失。应全面地检查种植修复体减少𬌗干扰。如果有功能异常性的𬌗力存在，应当用适当的𬌗夹板或夜间导板。

3．其他软组织并发症

（1）穿孔　在愈合阶段，覆盖种植体的粘骨膜发生穿孔。其原因为修复体压迫产生褥疮性溃疡或缝线残留刺激肉芽组织增生。

处理：手术切除穿孔部位的牙龈，用滑行瓣修复，重新缝合，消除创面。

（2）瘘管形成　粘膜上的瘘口与种植基台或种植体周围的肉芽组织相通，这种情况多发生在龈组织覆盖种植基桩与桥接合部的病例中。

处理：拆除修复体及可疑的种植基桩并仔细清洗、消毒。棱形切除瘘管，刮除肉芽组织。然后重新装上修复体，注意保持口腔卫生。

4．机械并发症

（1）种植体折断　均为横断。若折断发生于种植体下 1/3 处，应弃用该种植体，关闭软组织，但种植体不必取出；若折断发生在种植体上端，则可取出折断物，在盐水冲洗下磨平剩余种植体上端，更换一个较长的种植基桩。

（2）其他机械附件的折断　系因种植体附件内部金相结构缺陷、负荷分布不均所致。应依照具体情况，设法取下折断物并予以修整更换，检查并去除负荷分布不均匀的原因。

第二十六章 正　　畸

第一节 牙列拥挤

牙列拥挤是牙齿在牙弓上的间隙不足，不能排列成一规则的正常弧形，表现为牙齿重叠错位排列不齐。临床上前牙拥挤较后牙拥挤常见，单纯的牙列拥挤较多见，也可伴随其他错殆如上颌前突、下颌前突或开殆等畸形出现。

【诊断标准】

（一）临床表现

1．口内　可见牙齿大小正常或过大，呈各种方向错位，如唇向、舌向、近中、远中、高位、低位、较位、易位和斜轴等。错位牙可呈单一向错位，也可以同时有几种错位。牙弓弧形不规则，左右不对称。单侧拥挤时中线常偏拥挤侧。个别前牙表现为覆盖过大，覆殆过深，或呈反殆或无殆接触。磨牙关系一般为中性殆。后牙拥挤错位可能表现为反殆、对殆、锁殆或近中移位，此时，磨牙可呈轻度近中或轻度远中殆。牙列拥挤可单独出现在上颌或下颌，如上、下颌均发育不足时，则上、下牙列均可出现拥挤。

拥挤错位，不易保持口腔清洁，常引起牙龈红肿、出血等症状。严重的错位牙可刺激唇、颊、舌引起不舒适感或局部溃疡。拥挤牙之邻面易患龋。

2．面部　如果牙齿的大小与颌骨发育均正常，仅牙排列拥挤，则面部一般无异常。如牙齿过大，而切牙或尖牙严重唇向低位，可能影响上唇外形。由上颌前部发育不足而造成的牙列拥挤，则面中1/3可出现凹陷，鼻唇沟较明显，而上唇部明显前突。

（二）模型分析　模型分析是诊断牙列拥挤的重要手段和方法。通过模型分析得出拥挤程度。

1．局部测量法　当个别牙错位时，可测量牙冠的近远中宽度。两者和它与两邻牙之间的宽度两者之差，即拥挤度。

2．牙弓测量法　当多数牙拥挤时，可测量牙弓应有弧形长度（牙齿的宽度之和）和牙弓现有弧形长度，两者之差，即拥挤度。

3．基骨测量　测量基骨的长度和宽度。

4．Bolton指数　可对上下前牙和前后牙进行比率分析，进而确定患者上下牙弓中是否存在牙冠宽度不协调。

5．Moyers预测法　可对混合牙列进行牙列拥挤度的预测。

牙列拥挤　根据拥挤度分为轻、中、重三度。

（1）轻度拥挤（Ⅰ度）　每个牙弓间隙差5mm以下。

（2）中度拥挤（Ⅱ度）　每个牙弓间隙差5～8mm。

（3）重度拥挤（Ⅲ度）　每个牙弓间隙差8mm以上。

（三）X线检查　可拍全口曲面断层片，必要时摄牙片。

【治疗原则】

牙列拥挤的矫治主要是如何能获得足够的间隙，来排齐拥挤牙，必须根据拥挤程度、患者年龄、健康状况、面颌及牙𬌗的发育和面部肌肉张力等，选择正确的矫治方法。

（一）轻度拥挤的矫治　可用扩大牙弓的方法：

1. 颌外唇弓推磨牙向远中或减径　第二恒磨牙未萌出前，第一恒磨牙前移的病例。每侧后牙可向远中移3～4mm。

2. 细丝弓固定矫治器开展牙弓　唇弓在颊管近中弯制Ω形曲，或弓丝弯制垂直曲置于需要开展牙弓的各牙上，以扩大牙弓。

3. 可摘矫治器开展牙弓　矫治器上安放分裂簧，或成品扩弓螺旋器，牙弓扩大后，拥挤之处需加附簧，如舌簧等以排齐牙齿。

（二）中度和重度拥挤的矫治　一般采用减数和矫治器治疗。通常选择的拔牙部位是第一前磨牙，多采用对称性减数，以保持牙弓中线与面部中线一致，保持牙弓的对称和协调。

1. 固定矫治器矫治　不论选用方丝弓或细丝弓矫治器，应首先排齐牙列，保持上下尖牙在Ⅰ类关系上，第一恒磨牙在中性𬌗位。前牙排齐后，关闭多余拔牙间隙。

2. 可摘矫治器矫治。

（三）保持　在牙列拥挤得到矫治后，需要进行保持。通常选择可摘保持器进行保持。开始6～12个月内患者需全天24小时戴用保持器，吃饭时取下。以后6个月只在晚上戴，再后6个月，改为隔日晚上戴，至牙齿稳定后可停戴保持器。

（四）其他

1. 除了进行矫治器矫治外，患者必须破除不良习惯，否则错𬌗畸形会复发。

2. 可摘矫治器吃饭时应取下，应注意不可损坏或使附件变形并保持清洁。

3. 采用固定矫治器治疗，应注意勿咬硬食和粘性食物，并保持口腔卫生。

第二节　牙列稀疏

牙列稀疏是指在牙弓中牙齿间的间隙过多。多数情况下牙齿能排列整齐，表现为牙列中有间隙。间隙可以在局部出现，亦可散在。临床上，牙列稀疏不如牙列拥挤多见，又称之为牙量小于骨量。

【诊断标准】

（一）临床表现　可见牙齿大小正常或过小。局部间隙多在上中切牙之间或在上颌侧切牙间。牙齿通常排列整齐，有时牙齿可以出现近远中向，唇舌向错位等不同的错位现象。多数散在的牙列间隙可以出现在上颌、下颌或上下颌均出现。一般情况下，面部外形多不受影响。

（二）检查

1. 口内　可能有上唇系带附丽过低和过宽，有时在上中切牙区有多生牙，中切牙呈远中错位，个别牙唇向错位等畸形。也可有先天缺牙，如上颌侧切牙的先天缺失或多数牙缺失的情况，或牙形态异常，如侧切牙呈锥形过小牙。

(1) 局部测量法　用分规测量间隙的近远中宽度。

(2) 牙弓测量法　当出现散在间隙时，可测量牙弓现有弧形长度和牙弓应有弧形长度(牙列中牙齿的近远中宽度之和)，两者之差，即间隙之总和。

2. X线片　可摄全口曲面断层片。

【治疗原则】

牙列稀疏的矫治主要是如何能关闭牙列内的间隙。应分析间隙属可关闭还是不可关闭的间隙，两者的矫治方法不一样。

(一) 病因治疗　根据检查，可做上唇系带修整、多生牙的拔除和不良习惯的破除如吮指、舔牙等，必要时，可摄X线片进一步检查骨内是否有多生牙或埋伏牙。

(二) 矫正治疗

1. 可关闭间隙的矫治方法　由上述局部因素造成的间隙，在去除病因后，若为替牙殆期，可以观察侧切牙和尖牙的萌出，间隙能自行调整。若为恒牙殆期，则必须使用矫治器治疗，使用活动矫治器，可加附簧关闭间隙，使用固定矫治器，可弯制各种类型的关闭曲。

2. 不可关闭的间隙的矫治方法　因先天缺牙、牙量小和大舌等因素造成的间隙，在不能单用矫正方法关闭时，可集中间隙后做修复治疗。

(三) 保持　用矫正治疗关闭间隙的，需要保持。保持方法同前。

第三节　前牙反殆

前牙反殆为常见的错殆畸形，可出现在乳牙期、替牙期和恒牙期，临床表现为下切牙位于上切牙的唇侧，形成不同程度的反覆殆和反覆盖，是由于多种原因引起的，有牙源性、功能性和骨源性反殆之分。

【诊断标准】

(一) 临床表现　可单纯表现为前牙反殆，而后牙关系正常，面部外形无明显异常。严重者，除前牙反殆外，还有后牙为近中错殆和面中1/3发育不足，下颌前突等畸形。分为三型。

1. 牙源型　多为局部障碍引起，表现为单纯性前牙反殆，反覆盖较小，磨牙关系为中性或开始近中殆。下颌大小形态正常，上下颌骨关系正常，下颌能后退至切缘对切缘关系，颜面基本正常。

2. 功能型　多由不良哺乳姿势、殆干扰等引起的下颌功能性过度前伸和前牙反殆，下颌大小和形态正常，下颌能后退至前牙切缘对切缘关系，又称假性下颌前突。

3. 骨源型　多由遗传和疾病等因素所致。除前牙反殆外，反覆盖大，磨牙为近中殆，并有颌骨畸形，表现为下颌体长，下颌支短和下颌角钝，上颌发育不足，颏部明显前突等，可伴有面形偏斜。下颌不能自行后退，面部呈凹面型，有时还伴有开殆畸形。

(二) X线检查　可摄全口曲面断层片和头颅定位侧位片，分析颅颌面结构，从而了解畸形的严重程度。必要时应拍摄头颅定位正位片及颞下颌关节片。

【治疗原则】

矫治原则是早期去除病因，早期矫治，以阻断畸形进一步发展。

（一）病因治疗　包括纠正不良的哺乳姿势，早期破除口腔不良习惯，乳牙早失的间隙保持，乳尖牙磨耗不足的调磨和扁桃体疾患的早期治疗等。病因治疗后乳牙期和替牙期的前牙反𬌗有可能自行调整，否则需行矫治器治疗。

（二）矫治器治疗

1．咬撬法　对个别前牙反𬌗且牙弓内有足够间隙，可选用一压舌板，置于反𬌗牙的舌面，嘱患者用恒定的𬌗力咬木片，每次5～10分钟，每日2～3次。

2．下前牙塑料联冠斜面导板矫治器　适用于乳前牙反𬌗和上切牙舌向错位，反覆𬌗深和反覆盖小的病例。有时可延长塑料牙冠形成“基托式后牙𬌗垫下颌斜面导板矫治器”，导面的斜度不得小于45°。

3．上颌𬌗垫式活动矫治器　其𬌗垫部分应包括所有后牙𬌗面，其高度就在咬合时，切牙分开至少1mm，反𬌗牙舌侧放置舌簧。

4．下颌𬌗垫式活动矫治器　适用于下前牙有散在间隙的病例，应用双曲唇弓关闭下前牙间隙达到矫治目的。

5．颌间牵引　可做上下颌无功能𬌗垫式矫治器或上下固定唇弓，进行颌间Ⅲ类牵引。

6．功能性矫治器　如FrankëlⅢ型矫治器，适用于早期骨骼型前牙反𬌗，多用于替牙期。

7．头帽颏兜牵引装置　用于乳牙晚期、替牙期和恒牙初期的早期骨骼型前牙反𬌗伴有下颌前突的患者。可与口内𬌗垫式矫治器同时使用。

8．前牵引矫正装置　用于上颌发育不足，下颌前突的早期骨骼型前牙反𬌗，可在替牙期或恒牙初期使用。

9．固定矫治器　方丝弓和细丝弓矫治器均可用，用于替牙期和恒牙期。

10．正畸和外科正畸联合治疗　用于成年人骨骼型的前牙反𬌗。

（三）其他

1．戴𬌗垫矫治器时，患者吃饭时必须戴，待反𬌗解除建立覆𬌗时，应及时选磨𬌗垫。当后牙建𬌗后，应去除𬌗垫，吃饭时应取下矫治器。

2．个别牙反𬌗矫治后，大多不需进行保持。对于其他类型的反𬌗，仍应根据情况进行适当的保持。

第四节　前牙深覆盖

前牙深覆盖是指上前牙切缘至下前牙唇面的最大水平距离大于3mm者。前牙深覆盖是上下牙弓近远中关系的异常，大多开始发生于替牙期和恒牙早期，可能单纯为前牙深覆盖，磨牙关系正常，常伴有深覆𬌗。也可表现为后牙远中𬌗。

【诊断标准】

(1) 临床表现　因畸形程度不同，可表现为单纯前牙深覆盖，上颌前突和远中错𬌗三种症状。可以分为三型。

1．牙源型　其上下颌骨之间与颅面关系一般正常，磨牙关系为中性𬌗。前牙深覆盖主要由于上前牙唇向错位或下前牙舌向错位，没有明显的骨骼异常。

2．功能型　因神经肌肉反射引起的下颌功能性后缩，上颌发育一般正常，反牙为远中𬌗关系。当前伸下颌至中性𬌗关系时，其上下牙弓关系能协调。

3．骨骼型　由于上下颌骨发育异常而导致上下颌为远中错𬌗关系，后牙为远中𬌗。

（二）检查

1．测量分析　测量覆盖的大小，可分为3度。

（1）Ⅰ度深覆盖　上前牙切缘至下前牙唇面的最大水平距离为3～5mm。

（2）Ⅱ度深覆盖　为5～7mm。

（3）Ⅲ度深覆盖　为7mm以上，严重者可达10mm以上。

2．X线检查　摄全景片和X线头颅定位侧位片。分析颅面结构和面部高度等的变化。

【治疗原则】

矫治原则应及早去除病因，如破除各种不良习惯，去除上牙弓内多生牙，治疗呼吸道疾病等。在矫治过程中，应解除局部牙列不齐，减少前牙深覆盖和深覆𬌗，并矫正后牙的远中𬌗关系。

1．活动矫治器　矫正单纯的前牙深覆盖，一般上牙弓内有间隙，如因不良习惯导致前牙唇向移位或是拔除多生牙后产生的间隙，可用双曲唇弓内收上牙弓前段，消除深覆盖。

2．固定矫治器　因前牙深覆𬌗，矫治时常需采用减数法。最多见的是拔除第一前磨牙，以减少覆𬌗覆盖，排齐牙列和调整后牙𬌗关系，再配合矫治器治疗。方丝弓和细丝弓矫治器均可应用。应用方丝弓矫正器时可先移尖牙向远中移动，与第二前磨牙接触，然后使上切牙舌向移位，以减少覆盖。如果覆盖很大，需要很大程度的移动，则加口外牵引以增强支抗，或用颌间牵引矫正。

3．功能性矫治器　如Activator和FrankëlⅡ型矫治器，适用于上颌骨发育基本正常、下颌处于远中后缩位的矫治。

4．外科和正畸联合治疗　适用于成年人因严重的骨骼畸形所造成的深覆盖。

5．肌能训练　训练下颌前伸肌，以巩固咬𬌗关系。

第五节　后牙反𬌗

后牙反𬌗可发生在乳牙期、替牙期或恒牙期。后牙表现为反覆𬌗、反覆盖关系，可表现为个别后牙反𬌗，也可为多数后牙反𬌗。后牙反𬌗可发生在单侧，也可发生在双侧。

【诊断标准】

（一）临床表现　个别后牙反𬌗多数由局部因素造成，如乳磨牙早失或滞留，导致后继恒牙错位，上后牙舌向错位，下后牙颊向错位，局部常呈现拥挤，间隙不足的现象。

单侧后牙反𬌗，常伴前牙反𬌗，其下切牙中线、颏部及下颌多偏向反𬌗侧，导致面部左右不对称。严重时，也可影响前颌骨发育不足，使面中1/3发育不足，呈现凹面型。下颌张闭口运动时出现偏斜。

双侧后牙反𬌗，多见于口呼吸及腭裂的患者。其上牙弓及上颌骨宽度的发育多受限，表现为上颌弓狭窄，面部狭长，但面部左右侧可以基本对称。

（二）检查　可摄全口曲面断层片和X线头颅定位正、侧位片。通过测量分析，可以了解面部不对称的程度。

【治疗原则】

（一）病因治疗　早期治疗乳牙龋，可防止乳牙早失和偏侧咀嚼，破除口呼吸习惯和腭裂的治疗，以减少后牙反殆的发生。

（二）矫治器治疗

1．单侧殆垫矫治器　用于一侧后牙反殆在正常殆的一侧后牙上做殆垫，在反殆侧的后牙腭侧安放双曲舌簧。也可用于个别后牙反殆治疗，置舌簧于反殆牙。

2．双侧牙殆垫矫治器　用于双侧后牙反殆，在基托中央，腭中缝区安置分裂簧或成品的扩弓螺旋簧。

3．固定矫治器　扩大双侧牙弓矫治双侧后牙反殆。在带环的舌侧焊“W”形弓或是四角圈扩弓簧。

4．颌间交互牵引　用于个别后牙反殆或上后牙舌向位，下后牙颊向位，在上颌带环的舌侧和下颌带环的颊侧焊牵引钩，进行橡皮圈交互牵引。

（三）其他　殆垫式矫治器在反殆解除后，同时需要选磨殆垫。在矫治过程中，可配合牙尖的选磨，以利在反殆矫治建殆后，可配合嚼肌和颞肌的训练。

第六节　锁　　殆

锁殆是后牙的一种错殆畸形，上颌个别后牙或多数后牙被锁结在下后牙的颊侧，或是下颌个别后牙或多数后牙被锁结在上后牙的颊侧，为锁殆畸形。由于上下颌后牙缺乏正常的殆关系，其咀嚼功能很差。

【诊断标准】

（一）临床表现　多见于恒牙殆。可表现为个别牙的锁殆，如双尖牙的锁殆，第二恒磨牙的锁殆更为多见。锁殆有两种：

1．正锁殆　是上后牙颊尖的舌斜面与下后牙颊尖的颊斜面相咬合，殆面无咬合接触。个别后牙正锁殆及单侧多数后牙的正锁殆在临床较为多见。

2．反锁殆　是上后牙颊尖的颊斜面与下后牙舌尖的舌斜面相咬合，殆面无咬合接触。在临床上较少见。

（二）检查　可摄全口曲面断层片和牙片，了解牙周及恒牙胚的情况。

【治疗原则】

矫治原则是升高咬合，解除锁殆关系，如有牙列拥挤时，则先拓展间隙后矫治。

1．个别牙正锁殆的矫治　采用单侧殆垫活动矫治器，并在上下锁殆牙上做带环，在上颌带环颊面和下颌带环舌面各焊牵引钩，用橡皮圈做上下牙颌间交互支抗。

2．单侧上下第二磨牙正锁殆的矫治　临床上多见，如果同侧上颌第三磨牙发育正常，即将萌出，可将正锁殆的第二磨牙拔除，使第三磨牙在萌出时自行调位至拔牙隙，并与下第二磨牙建立正常的殆关系。

3．一侧多数后牙正锁殆的矫治　多见于下牙弓狭窄，而上后牙颊向错位不明显。可用下颌单侧殆垫矫治器，在锁殆侧的舌侧放双曲舌簧进行矫治。

4．其他　由于锁殆牙无殆接触，故其牙尖未经正常的生理磨耗，故在锁殆矫治后，除殆垫需多次选磨外，必要时需调磨锁殆牙的牙尖，以利建殆，必要时涂氟防龋。当锁殆牙无足够间隙时，首先需开拓间隙，严重拥挤时，还需配合减数治疗。

第七节 深 覆 殆

深覆殆是上、下颌牙弓垂直关系的异常，常伴其他错殆同时存在。前牙覆殆超过正常，即上前牙切缘盖过下前牙牙冠长 1/3 或下前牙咬合于上前牙舌侧切 1/3 以上者。

【诊断标准】

（一）临床表现　上前牙纵轴位置有三种不同表现。

1．上前牙纵轴正常　多见于替牙期和恒牙早期。面部一般无畸形，严重深覆殆时，面下 1/3 稍显短，可见下切牙轻度拥挤，纵轴呈垂直或内倾。

2．上前牙前倾　增加了覆盖。

3．上前牙垂直或内倾　前牙覆盖可减少至 0～1mm，伴前牙拥挤，内倾，呈严重闭锁殆，可咬伤上前牙舌侧或下前牙唇侧龈组织，后牙为中性殆或远中殆，下牙弓矢状曲线增大，有时上牙弓补偿曲线呈反向弧形。面部外形尚好，一般呈方面形，面下 1/3 高度降低，下颌角明显突出，下颌平面角为低角型。

（二）检查　可摄全口曲面断层片和 X 线头颅定位侧位片，必要时做肌功能检查。

（三）覆殆程度　根据覆殆程度将深覆殆分为 3 度。

1．Ⅰ度　上前牙牙冠覆盖下前牙牙冠的 1/3 以上至 1/2 处，或下前牙咬在上前牙舌侧切 1/3 以上至 1/2 处。

2．Ⅱ度　上前牙覆盖下前牙冠长的 1/2 以上至 2/3 处，或下前牙咬在上前牙舌侧切 1/2 以上至 2/3 处。

3．Ⅲ度　上前牙牙冠完全覆盖下前牙牙冠，甚至咬在下前牙唇侧龈组织上或下前牙咬在上前牙舌侧龈组织或硬腭粘膜上。

【治疗原则】

（一）Ⅰ型深覆殆　即前牙牙槽骨或颌骨高度正常，而后牙牙槽骨或颌骨高度不足的治疗。矫治为升高后牙高度，采用上颌活动矫治器，附有平面导板或平面导板加殆垫。殆垫从最后一个牙开始逐个磨去，直至该牙建殆，待后牙增高后，再进行前牙舌向错位和后牙远中殆的矫治。如患者年龄大，生长发育已停止，在矫正前牙位置必要时可用修复方法加高后牙以恢复颌间高度，其高度必须在姿势位的颌间间隙之内。

（二）Ⅱ型深覆殆　即前牙牙槽骨或颌骨高度过大，而后牙牙槽骨高度正常的治疗。

1．活动矫治器治疗　可在唇弓上焊爪簧压低上前牙和用平面导板压低下前牙。

2．固定矫治器治疗　用方丝弓或细丝弓矫治器等，打开前牙咬合。

（三）Ⅲ型深覆殆　即前牙牙槽骨或颌骨的高度过大，而后牙牙槽骨或颌骨的高度不足的治疗。方法基本上和Ⅱ型矫治类似。

（四）病因治疗　注意儿童时期因患全身慢性疾患所致的颌骨发育不良，多数乳磨牙或第一恒磨牙的早失，需早期进行龋病治疗。纠正儿童口呼吸和吮吸等口腔不良习惯，从而减少或减轻深覆殆的发生。

第八节　开　　殆

在正中殆时，上下颌部分牙齿在垂直向无殆接触，称为开殆畸形。在临床上较少见。可见于乳牙期、替牙期和恒牙期，但多见于恒牙期。

【诊断标准】

（一）临床表现　开殆可以分为Ⅲ度。

1．Ⅰ度　上下开殆牙垂直分开在3mm以内。

1．Ⅱ度　3～5mm。

3．Ⅲ度　5mm以上。

开殆的范围有小有大。有的只有前牙开殆，有的只有后牙局部开殆，有的前后牙均有开殆。严重时全口牙齿中只有最后一对磨牙有咬合接触。开殆患者的面部高度加大，严重的开殆面下1/3高度明显加大。下颌角钝，上下唇常不能闭合，影响面部外形，甚至导致牙周疾患及上呼吸道感染。

（二）检查　摄全口曲面断层片和X线头颅定位侧位片，必要时可拍颞下颌关节片和测定血钙。

【治疗原则】

（一）病因治疗　破除口腔不良习惯，如吐舌、舔牙、伸舌、吮拇指和咬唇等。先用说服教育的方法。若患儿有佝偻病，应先治疗。若因第三磨牙阻生而造成的开殆，应先拔除再行矫治。

（二）矫治器治疗

1．破除不良习惯矫治器　在10岁前，可带矫治器改正，开殆畸形有可能自行调正。

2．殆垫式活动矫治器和头帽颏兜垂直牵引　在儿童时期对矫治后牙牙槽过大者有效。

3．固定矫治器　如方丝弓、细丝弓矫治器，进行上下颌间垂直牵引，以升高前牙牙槽高度。有时也可压低后牙牙槽高度。

4．正畸和外科手术配合方法　用于年龄较大，而骨骼畸形明显的严重开殆。

第九节　唇腭裂正畸

唇腭裂是常见的口腔颌面部先天性畸形，多合并有牙颌畸形。据唇腭裂的统计，其错殆畸形的患病率为97%，而完全性唇腭裂患儿全部有恒牙错殆。除形态学的异常外，其口腔功能如咀嚼、发音和吞咽等均受影响，故又称为唇腭裂综合征。

【诊断标准】

（一）临床表现

1．单侧唇裂、牙槽裂和腭裂　上颌骨无裂隙的一侧多较大或偏离中线。

2．双侧完全性唇腭裂　患儿前颌骨明显前突，远离上颌颊侧骨段的前缘。颊侧骨段本身可处于后缩位也可向面中线塌陷。面部外形明显畸形。

（二）检查

1．婴儿时期仅做口腔及面部外形检查。

2．进入乳牙𬌗以后的各牙龄阶段，均可采用口腔检查、模型测量分析、全口曲面断层片和X线头颅定位侧位片的检查。

【治疗原则】

唇腭裂的治疗分两个阶段进行。

（一）第一阶段的治疗　要求在1岁前完成。一般顺序是早期戴腭护板矫正装置及行唇裂修补术和腭裂修补术。

1．术前整形腭护板可在出生后1个月之内戴入患儿口内，以保持舌的正常位置。为加强固位，可在腭护板唇侧伸出一钢丝小圈，用胶布粘在患者鼻翼上。戴后3～7天复诊1次，必要时进行修改或更换。对双侧唇腭裂患者，需加弹力带和软纱卷使前突的前颌骨逐渐压入牙弓。

2．在婴儿3～6月（单侧唇裂）或6～8月（双侧唇裂）时做第一次唇裂修补术。

3．语言训练　在2.5～3岁之间做初步的语言发展评估。

4．腭裂修补术　在1～2岁时进行。腭裂关闭后，可不再戴护板。

（二）第二阶段的治疗　经第一阶段治疗后，患儿仍会有错𬌗畸形遗留，处理措施如下：

1．在唇腭裂修补术后，患儿1岁后，每6个月复诊1次，定期去儿童牙科做涂氟、龋齿和牙周病的治疗。

2．在乳牙期，可做前牙反𬌗的早期矫正，并观察牙弓的生长发育和保持口腔卫生。

3．在替牙期，用上颌前方牵引矫正器改正Ⅲ类骨骼关系。牙弓狭窄者可扩大牙弓。9～11岁时行二期骨移植修补齿槽骨，以利裂隙处尖牙的萌出。

4．在恒牙期，可用固定矫治器，进一步扩弓，排齐牙齿，整平矢状𬌗曲线和调整牙弓形态，使上下颌牙齿有良好的𬌗接触。对上牙弓的减数应慎重，有时还需结合牙列的修复治疗。

5．对恒牙期来就诊的患者，因缺乏早期正畸治疗，可用固定矫正器矫治。

6．术后牙颌畸形严重者，如上颌骨显著凹陷者，应做正颌外科手术。

（5）每次设阳性对照与阴性对照。

【结果判断】

同时符合以下 1～3 条件可以判断为阳性。

1．在表皮细胞间或基底膜带见到亮绿色染色。

2．染色亮度显著强于阴性对照。

3．阴性对照可以存在均一弱着色的背景。

4．稀释度等结果供临床参考。

六、皮肤斑贴试验

【方法】

1．选择可疑的致敏原，按一定的比例稀释后放入特制的斑试器中，或浸入医用小纱布块中，敷在患者没有皮肤损害的部位（一般在后背部或前臂屈侧），表面覆盖不透水无致敏性物质，用医用胶布固定，连续观察 3～5 天的皮肤反应。

2．注意事项

（1）致敏原的敷贴时间　一般为 48 小时，如果发生反应应立即取除。

（2）致敏原的稀释比例　一般为 1∶10，以不发生皮肤刺激为限。稀释液一般用生理盐水或蒸馏水。

（3）进行皮肤斑贴试验的时间　在患者急性皮炎病情控制之后进行。

（4）每次试验的致敏原较多时注意编号，防止混淆。

（5）每次设阴性对照（生理盐水或蒸馏水）。

【结果判断】

－：受试部位无反应；

＋：出现红斑；

＋＋：红斑水肿；

＋＋＋：红斑、水肿，并出现丘疹水疱

＋＋＋＋：水疱破溃与糜烂。

第二章 临床疾病诊疗常规

第一节 病毒性皮肤病

一、单纯疱疹

由单纯疱疹病毒（HSV）感染引起。根据病毒抗原性的不同，可分为 HSV－Ⅰ型和 HSV－Ⅱ型。Ⅰ型主要引起生殖器以外的皮肤粘膜和器官感染；Ⅱ型主要引起生殖器部位的皮肤粘膜及新生儿感染。

【诊断标准】

（一）临床表现

1．皮疹为成群的小水疱，破溃后形成糜烂面和浅表溃疡，逐渐干燥结痂，1～2 周痊愈。

2．自觉灼热、疼痛，可伴发热、局部淋巴结肿大。

3．分型：①原发性感染：指患者首次接触 HSV 发生感染者，包括疱疹性龈口炎、新生儿单纯疱疹等；②复发性单纯疱疹：原发感染后在某些因素如发热、月经来潮、疲劳等激发下复发。易反复发作。多发生于皮肤粘膜交界处，如颜面及生殖器部位，如口唇、包皮、龟头、外阴等部位。

（二）必要时做辅助检查

1．细胞学诊断　取皮肤粘膜疱疹刮取物作涂片，可见多核巨细胞。

2．免疫荧光检查及血清免疫抗体测定可以检测病毒抗原或抗体。

【治疗原则】

（一）局部治疗　以抗病毒及防止感染为主，可外用 3%阿昔洛韦、干扰素乳膏、2%龙胆紫液或抗生素软膏。不应使用皮质激素。

（二）全身治疗　口服抗病毒药物，如阿昔洛韦。

二、带状疱疹

由水痘－带状疱疹病毒感染引起，病毒亲神经性，可长期潜伏于脊髓神经后根神经节内，当宿主免疫功能减退时，病毒活跃而发病。

【诊断标准】

1．常见损害为在红斑上出现成群丘疹及水疱。损害沿一侧周围神经分布，呈带状排列。可有发热、患部附近淋巴结肿大。

2．神经痛为本病的特征之一，可在发疹前或伴随皮疹出现。中老年患者于损害消失后可遗留神经痛。

3．病程约 2～4 周。愈后一般不复发。

4．三叉神经受累时可合并角膜炎、结膜炎，甚至全眼炎。

5．老年体弱或免疫功能低下者，皮损可出现血疱、大疱甚至坏死，并可泛发。

6．病损累及膝状神经节可影响运动及感觉神经纤维，可引起面瘫、耳痛及外耳道疱疹三联征。

7．仅出现红斑、丘疹而不发生水疱者称为不全型或顿挫型带状疱疹。

【治疗原则】

以抗病毒、消炎、止痛和防止继发感染为原则。

（一）全身治疗

1．抗病毒剂　一般用阿昔洛韦口服或静点，也可选用泛昔洛韦等，肾功能不良者应酌情减量。

2．止痛药　神经营养剂可用维生素 B_1、B_{12} 等。

3．免疫调节剂　可用干扰素或丙种球蛋白等。

（二）局部治疗　以干燥、消炎为主，可外搽炉甘石洗剂，阿昔洛韦软膏，0.1%酞丁胺搽剂或软膏，继发细菌感染时外用抗生素软膏。

（三）物理治疗　如穴位针刺、氦氖激光照射、紫外线照射及频谱电疗等。

三、传染性软疣

由痘病毒中的传染性软疣病毒感染引起，可直接接触传染，也可自体接种。

【诊断标准】

1．多见于儿童及青年妇女。

2．皮损为粟粒至绿豆乃至黄豆大半球形丘疹，呈灰白或珍珠色，表面有蜡样光泽，中央有脐凹，可从中挑出或挤出乳白色干酪样物质。数目多少不定。

3．必要时可做组织病理检查，具有特征性。

【治疗原则】

主要用局部治疗，粉刺挤压器或镊子挤出其内容物，并涂以2%碘酊。如已发炎，可先涂抗生素软膏，待炎症消退后再用上述方法。

四、疣

是由人乳头瘤病毒感染所引起的表皮良性赘生物，临床上常见者有寻常疣、跖疣、扁平疣及尖锐湿疣等。

寻常疣

【诊断标准】

（一）临床表现　皮损为针头至豌豆大，半圆形或多角形丘疹，逐渐增多，质地硬，表面粗糙，角化明显，呈灰褐色或正常肤色，顶端可呈乳头瘤样增生，周围无炎症。单个或多发，一般无自觉症状。好发于手背、手指、足、甲缘等处。后者称甲疣。

（二）组织病理　光镜下示角化过度、角化不全，颗粒层有空泡样细胞，棘层肥厚和乳头瘤样增生。电镜下可见核内病毒颗粒。

【治疗原则】

（一）局部治疗

1．液氮冷冻或 CO_2 激光。

2．细胞毒剂　5%氟尿嘧啶软膏，10%水杨酸火棉胶涂剂、0.1%～0.3%维甲酸酒精溶液。

3. 中药鸦胆子去壳捣碎外敷。

（二）全身治疗　数目多时可内服中药。

跖疣

指发生在足跖部的寻常疣。

【诊断标准】

皮损由于压迫形成淡黄或褐黄色胼胝样斑块，表面粗糙不平，中心可见紫黑色出血点。好发于足跟、跖骨或趾间受压处。应与鸡眼及胼胝相鉴别。

【治疗原则】

同寻常疣。

扁平疣

【诊断标准】

（一）临床表现　多见于青少年。好发于面部、手背或前臂。皮疹为针头至黄豆大小扁平光滑丘疹，圆形、椭圆或多角形，正常肤色、淡褐或淡红色，皮疹数目较多，散在或密集，偶可沿抓痕排列呈条状。病程慢性，可经 1～2 年或更久自行消退。

（二）组织病理　光镜下示角质层内网篮状增厚，不规则的棘层肥厚，但无乳头瘤样增生。颗粒层及棘层上部可见增大的空泡细胞，核深染。

【治疗原则】

（一）局部治疗　外用酞丁胺搽剂或软膏、阿昔洛韦眼药水或软膏、2.5%～5.0%氟尿嘧啶软膏、雷锁锌溶液以及维甲酸软膏等。

（二）全身治疗　左旋咪唑、聚肌胞注射液以及中药等。

五、手足口病

由柯萨奇病毒感染引起，主要通过飞沫由呼吸道直接传播，也可通过污染食品、衣物由消化道间接感染。

【诊断标准】

多见于小儿，主要表现为手、足部发生散在的 1～3mm 直径大小水疱，圆形或椭圆形，疱壁薄，内容澄清，呈珠白色，周围有红晕。口腔出现疼痛性小水疱，周围绕以红晕，很快破溃，形成浅溃疡。病程约 1 周，很少复发。

【治疗原则】

对症治疗，可用抗病毒药如病毒灵、板蓝根等。

第二节　细菌性皮肤病

一、脓疱疮

是由金黄色葡萄球菌或溶血性链球菌感染引起的急性化脓性皮肤病。

【诊断标准】

临床表现分四型：

（一）寻常型脓疱疮　多发生于夏秋季节，儿童多见，好发于面部尤其口周、鼻孔附近、耳郭及四肢。皮损为粟粒至黄豆大红斑，表面有水疱，迅速转变为脓疱，疱壁薄，周围有红晕，破裂后形成糜烂、上面覆盖黄色痂。可因自我传播向周围蔓延，亦可融合成片，自觉瘙痒。

（二）大疱型脓疱疮　皮疹为散在性大疱，周围红晕不明显，破裂后形成大片糜烂，干燥后结痂呈清漆状，不易剥去。

（三）葡萄球菌性烫伤样皮肤综合征　主要见于新生儿，常始发于口腔及眼周，红斑于1～2日内延及躯干及四肢。在大片红斑基础上出现松弛性大疱或大片表皮松解现象，局部有疼痛。轻者1～2周皮损干燥结痂痊愈，重者可伴高热、呕吐、腹泻，或并发败血症而危及生命。

（四）深脓疱疮　好发于小腿与臀部。皮损初起为炎性水疱或脓疱，损害逐渐扩大向深部发展，中心坏死，表面形成黑色痂，如蛎壳状，痂脱后形成边缘陡峭的溃疡。自觉灼痛。约经2～4周结疤而愈。

【治疗原则】

（一）全身治疗　皮损较广泛、严重及有全身症状者给予敏感的抗生素。

（二）局部治疗　以杀菌、消炎、收敛、干燥为原则，常用红霉素、百多邦软膏。

（三）新生儿脓疱疮　可采用暴露干燥疗法。对深脓疱疮，可先去痂皮，再涂抗生素软膏，以促进溃疡愈合。

二、毛囊炎

经常是金黄色葡萄球菌侵犯毛囊引起的化脓性炎症。

【诊断标准】

成人多见。好发于头部颈项部、臀部及外阴部等。皮损为毛囊性炎性红丘疹，周围有红晕，顶端渐形成脓疱，大多分批发生，互不融合。自觉轻度痒痛。脓疱破溃后可排出少量脓血，结成黄痂。愈后一般不留瘢痕。

【治疗原则】

（一）全身治疗　酌情选用抗生素。

（二）局部治疗　可搽2%碘酊或0.5%新霉素等抗生素软膏。

三、项部瘢痕性毛囊炎

【诊断标准】

常累及青壮年的后颈部发缘上下，初发损害为位于项中部或枕骨下的毛囊丘疹，逐渐扩大、融合，形成不甚规则或成群的大小不等的结节，可形成脓肿和窦道，最后形成高低不平的肥厚瘢痕，其上可见数根头发成簇地从一处皮肤穿出。病程慢性，可多年不愈。

【治疗原则】

口服敏感的抗生素。局部外用抗炎药物，必要时行外科手术切除后再整形。

四、脓肿性穿掘性头部毛囊周围炎

【诊断标准】

多见于青壮年男性，皮损主要特点是头皮波动的囊肿及结节，融合成带窦道的脓肿，伴有弯曲的嵴突或隆起。可伴疼痛。

【治疗原则】

切开引流并进行整形缝合；局部或全身应用抗生素或抗生素加皮质激素内服；局部注射皮质激素；X 线治疗。

五、疖与疖病

疖是葡萄球菌侵犯毛囊引起的急性化脓性深毛囊炎和毛囊周围炎。反复发生多数疖者称为疖病。

【诊断标准】

1．好发于头面、发际、颈项及臀部等。

2．初起为圆锥形毛囊性炎性丘疹或结节，基底有明显炎性浸润。自觉灼痛和压痛。附近淋巴结常肿大。结节中央渐变软，顶部出现黄白色脓栓，除去脓栓，排出血性脓液和坏死组织，以后炎症逐渐消退。

3．严重者可有全身症状。

【治疗原则】

（一）局部治疗　抗菌消炎，早期可用热敷或鱼石脂软膏；如已化脓，应切开排脓引流。忌挤压，尤其是发生在鼻翼两旁及上唇部者，以免导致细菌沿血行进入海绵窦而引起颅内感染。

（二）全身治疗　病情较重者可口服抗生素。

（三）物理治疗　可酌情选用紫外线、红外线、超短波及音频电疗等。早期应用效果更佳。

六、丹毒

它是溶血性链球菌感染引起的皮肤及皮下组织内淋巴管及其周围软组织的急性炎症。

【诊断标准】

（一）临床表现　发病前常有畏寒、发热和全身不适等前驱症状。皮损好发于小腿和面部，为鲜红色水肿性斑片，有灼热感，疼痛及压痛明显，常伴附近淋巴结肿大，小腿丹毒常伴发足癣。病程多为急性经过。皮损在同一部位反复发作者，称为复发性丹毒，时间长者可引起慢性淋巴水肿，发生于小腿的亦称象皮腿。

（二）实验室检查　周围血白细胞总数及中性粒细胞数常增高。

【治疗原则】

（一）一般治疗　注意休息。小腿丹毒患者应卧床，抬高患肢，积极治疗足癣。

（二）全身治疗　首选青霉素，对青霉素过敏者，可选用其他敏感抗生素。疗程至少持续 2 周。

（三）物理治疗　可作紫外线照射。

七、化脓性汗腺炎

好发于腋部和会阴部的顶泌腺慢性炎症。

【诊断标准】

临床表现　多见于青壮年女性。为皮下结节，比豌豆大，表面红肿，有疼痛及压痛，有些结节顶端有脓疱。另一些进展缓慢，经过数周或数月后形成不规则的成群结节，可形成脓肿、窦道或瘘管。病程可长达多年。

【治疗原则】

口服抗生素；有脓肿形成时切开引流；病情顽固严重者可试用浅部X线。

八、麻风

它是麻风分枝杆菌感染引起的一种慢性传染病，主要侵犯皮肤和周围神经。

【诊断标准】

（一）临床表现　分5型：

1. 结核样型　皮损为大的红色斑片，或由成簇的丘疹形成的片状或环状损害，边缘清楚，表面干燥，可有鳞屑，伴以毳毛脱落、汗闭和明显的浅感觉障碍。损害好发于易受摩擦部位。周围神经损害出现早而明显，一般只累及1～2根神经干，如耳大神经、尺神经、腓总神经变粗变硬。细菌检查为阴性，麻风菌素试验呈强阳性，细胞免疫功能正常或接近正常。

2. 界线类偏结核样型麻风　皮损为淡红斑或斑块，有时在大片损害附近出现卫星状损害。浅感觉障碍出现较结核样型稍迟且稍轻。查菌阳性（+～++），麻风菌素试验弱阳性，细胞免疫功能比正常人低下。

3. 中间界线类　皮损可为多种形态和多种颜色。分布广泛，多不对称。周围神经损害比结核样型轻。查菌阳性（2+～4+），麻风菌素试验阴性，细胞免疫功能介于两极型之间。

4. 界线类偏瘤型　皮损主要是浅在的弥漫浸润，常呈粉红色，分布较广，有对称倾向。浅表感觉障碍较轻，出现较迟。周围神经干累及数目较多，粗大，质软。眉毛和睫毛稀少或脱落。查菌强阳性（4+～5+），麻风菌素试验阴性，细胞免疫功能缺陷。

5. 瘤型　皮损中期浸润明显，晚期呈弥漫性深在浸润，伴暗红结节，面部为狮面状。眉、发脱落明显。周围神经损害以及淋巴结、睾丸、眼和内脏的受累程度随病期逐渐加重。查菌极强阳性（5+～6+），麻风菌毒试验阴性，细胞免疫功能明显缺陷。

（二）组织病理

1. 结核样型　真皮全层围绕血管的淋巴细胞及组织细胞浸润，呈现有结核样结构。毛囊、汗腺、皮脂腺显示不同程度的破坏。

2. 瘤型　真皮全层特征性、弥散的含泡沫细胞（麻风细胞）的肉芽肿。表皮下显示一无浸润带。

符合以下4条中2条或2条以上者一般可确诊：①有皮损并伴有浅感觉障碍及闭汗；②周围神经干或皮神经粗大；③皮损切片内查到麻风杆菌；④病理见到特异性病变。

【治疗原则】

（一）多菌性（除结核样型外）采用麻风联合化疗　利福平600mg 1次/月，监服。氯苯吩嗪300mg 1次/月，监服，氨苯砜100mg/d，自服。15岁以下减量。疗程24个月，每月随访一次，连续随访5年或更长。

2. 少菌性（结核样型及大部分界线类偏结核样型）　利福平600mg 1次/月，监服。氨苯砜100mg/d，自服，15岁以下减量。疗程6个月。

九、皮肤结核病

它是结核杆菌所引起的慢性皮肤病。

【诊断标准】

（一）临床表现　主要有代表性的5种。

1．寻常狼疮　好发于面部，初起为红色结节，质软，渐增大增多，相互融合成片，结节自行吸收或破溃后形成边缘不整的溃疡，愈合后形成萎缩性瘢痕。自觉症状轻微。

2．疣状皮肤结核　好发于四肢暴露部位及臀部，初起为暗红小结节，浸润明显，以后形成疣状或乳头状隆起的斑块，质地硬，境界清，覆灰白色粘着性鳞屑或痂皮，压迫可有脓液外溢。损害向外周发展，中央形成萎缩性瘢痕。自觉微痒。

3．瘰疬性皮肤结核　多见于儿童，好发于颈侧，其次为腋下、腹股沟及上胸部等处。皮损为黄豆至蚕豆大暗红色皮下结节，中心破溃后形成溃疡及瘘管，排出带有干酪样物质的稀脓液。邻近可陆续发生新的皮损并相互连接或贯通呈带状分布。愈后留条索状瘢痕。

4．硬红斑　本病是否为结核尚有争论。多见于中年女性。好发于小腿屈侧，数目少，为数厘米直径大小的暗红色皮下结节（破溃后形成不整的较深溃疡，排出淡黄色带有干酪样物质的稀脓液），愈后留萎缩性瘢痕及色素沉着。

5．丘疹坏死性结核疹　近年来认为是血管炎的一种类型。多见于青年女性，表现为四肢、躯干散在的米粒至豌豆大红丘疹，颜色渐暗，周围绕以狭窄红晕，部分可自行消退。多数中心坏死，继而干涸结痂，痂去后可见小溃疡，愈后留下萎缩性瘢痕。多无自觉症状。

（二）组织病理　各种类型皮肤结核的组织变化以典型的结核结构为主，即由聚集成群的上皮样细胞和多少不等的多核巨细胞（朗格汉巨细胞）组成，中心可有干酪样坏死，外周绕以淋巴细胞浸润。组织中可查到结核杆菌。

【治疗原则】

以全身用药为主，应遵照“早期、足量、联合、规律”的抗痨原则治疗。常用药物有：①异烟肼，0.1g口服，每日3次；②异烟腙，0.5g口服，2～3次/日；③对氨基水杨酸，常与其他抗结核药合用，2～3g口服，4次/日；④硫酸链霉素0.5g肌注，2次/日；⑤利福平；⑥利福定；⑦乙胺丁醇。

十、颜面播散性粟粒性狼疮

目前认为本病是与玫瑰痤疮相似、对皮脂腺脂质一种特殊的肉芽肿样反应。

【诊断标准】

（一）临床表现　好发于青年。皮损散在分布于面部，特别是眼睛周围，基本损害为圆形或椭圆形黄红色粟粒至绿豆大的小结节，中心可有坏死，玻片压诊呈棕黄色果酱样外观，无化脓。病程自限性，1～2年内可自行消失。愈后往往留有色素性萎缩性瘢痕。

（二）组织病理　结核样结构，中央可有坏死。

【治疗原则】

单纯抗结核治疗无效。可外用皮质激素或维甲酸类药物。

第三节　真菌性皮肤病

一、头癣

头发和头皮的皮肤癣菌感染，最为常见的是犬小孢子菌。

【诊断标准】

（一）临床表现　主要见于儿童。分三型。

1. 黄癣　皮损表现为红色斑点，覆鳞屑黄痂，渐扩大融合，形成大片污秽色痂皮，常伴鼠臭味，患区病发少有折断，但病久者，可形成大片永久性秃发。无明显自觉症状。

2. 白癣　为灰白色鳞屑性斑片，圆形或椭圆形，一般无炎症反应。患区头发距头皮2~4mm处折断，外围白色菌鞘。偶有轻度痒感。

3. 黑点癣　头皮损害类似白癣，但损害小而数目多，常伴不同程度炎症反应。病发往往露出头皮即折断，其残端留在毛囊口，呈黑点状。病久者愈后常留瘢痕，引起局灶性脱发。

4. 除以上三种类型外，还有一种较少见的脓癣，初起为一群集性毛囊小脓疱，继而损害隆起，变成一圆形暗红色浸润斑块，表面毛囊孔呈蜂窝状。可有轻度疼痛和压痛，愈后常有瘢痕形成，引起永久性脱发。

（二）实验室检查

1. 真菌检查　病发真菌直接镜检和/或真菌培养结果为阳性。

2. 滤过紫外线（伍氏灯）检查　黄癣病发显示暗绿色荧光；白癣病发显示亮绿色荧光；黑点癣病发无荧光。

【治疗原则】

采取综合治疗方案，包括：选择口服抗真菌药物，如灰黄霉素、伊曲康唑、特比萘芬等；局部擦硫磺软膏或其他抗真菌药；每晚外用药前洗头；尽可能剪短头发或剃头；患者使用的毛巾、帽子、枕套、梳子等应经常煮沸消毒。脓癣治疗同上，切忌切开引流。

二、体癣和股癣

体癣指发生于除头皮、毛发、掌跖、甲板以外的光滑皮肤上皮肤癣菌感染。股癣指发生于腹股沟、会阴和肛门周围的皮肤癣菌感染。实际上是发生在特殊部位的体癣。

【诊断标准】

（一）临床表现　皮损初起为丘疹、水疱或丘疱疹，针头到绿豆大小，由中心逐渐向周围等距离扩展，形成环形，边缘隆起而狭窄，中央有愈合倾向，或留下暂时性色素沉着。由于致病菌不同及个体差异，皮损表现可有差异。夏季多见。

（二）实验室检查　取损害边缘鳞屑作真菌直接镜检，必要时作真菌培养，结果阳性可确诊。

【治疗原则】

1. 以外用药物治疗为主，可外用各种抗真菌药。

2. 皮损广泛或单用外用药疗效不佳者，可口服抗真菌药如伊曲康唑、特比萘芬及氟康唑等。

3. 如伴发手、足、甲癣等应同时治疗。

三、手足癣

跖、掌及趾（指）间皮肤的皮肤癣菌感染称为手癣和足癣，有时蔓延到手背和足背。

【诊断标准】

（一）临床表现　足癣：多见于成年，往往夏季加重，秋季减轻。依皮损表现可分3型，但三者可同时或交替出现，或以某一型为主。

1. 鳞屑水疱型　最常见。常于趾间、足跖及其侧缘反复出现针头大小丘疱疹及疱疹，有不同程度炎性反应和痒感，疱干后脱屑，反复发生，病情稳定时常以脱屑表现为主。

2. 浸渍糜烂型　常见于第四、第五趾间，表现为浸渍、发白、松软、糜烂。易继发细菌感染。

3. 角化过度型　常见于足跟、足跖及其侧缘。表现为粗厚、脱屑、干燥、皲裂。常发生于病期较长、年龄较大患者。

手癣：临床表现与足癣大致相同，但分型不如足癣明显。初起为水疱，以后脱屑、粗糙、角化增厚。最初常限于一侧手掌，以后渐发展至双侧手掌。

（二）实验室检查　取皮损鳞屑作真菌直接镜检，必要时作真菌培养，结果阳性可确诊。

【治疗原则】

可外用各种抗真菌药。鳞屑水疱型一般用搽剂；浸渍糜烂型一般用比较温和的制剂；角化过度型一般用软膏或霜剂。必要时可口服抗真菌药。

四、甲癣

通常由皮肤癣菌侵犯甲板所致。皮肤癣菌以外的真菌如念珠菌、曲菌等侵犯甲板而引起的感染则称甲真菌病。

【诊断标准】

（一）临床表现　分两种：

1. 甲下型甲癣　甲床增厚、松脆，甲增厚、凹凸不平，翘起，甲板与甲床分离，前缘残缺不整，久之甲板全被破坏。

2. 浅表型甲癣　甲板有白色混浊斑，久之甲板变形、增厚、变脆。

（二）实验室检查　取病甲的碎屑作镜检，必要时作真菌培养，结果阳性可确诊。

【治疗原则】

1. 用小刀去除病甲后外搽30%冰醋酸或3%～5%碘酊。

2. 病甲数多或外用药疗效不佳时，可口服抗真菌药如伊曲康唑、特比萘芬及氟康唑等。

五、花斑癣

俗称汗斑，是马拉色菌感染表皮角质层引起的一种浅表真菌病。

【诊断标准】

（一）临床表现　皮损为绿豆至甲盖大小斑疹，边缘清楚，可互相融合，淡红或淡褐色，表面有糠状鳞屑，时间较久的呈浅色斑。皮损无炎性反应，偶有轻度痒感。好发于多汗部位，常夏重冬轻，可持续多年不愈。常无自觉症状。

（二）实验室检查　鳞屑镜检马拉色菌阳性。

【治疗原则】

以局部外用疗法为主，可外用各种抗真菌药或20%硫代硫酸钠液。治疗期间需勤洗澡、勤换衣，内衣宜煮沸消毒。对顽固病例，可同时口服抗真菌药。

六、念珠菌病

它是念珠菌属主要是白念珠菌引起的皮肤、粘膜或内脏器官的真菌病。免疫力下降为本病内因，多属内源性感染。

【诊断标准】

（一）临床表现　根据侵犯部位不同分以下三种类型。

1．皮肤念珠菌病

（1）指（趾）间糜烂　多见于第三指趾间，表皮发白浸渍，表皮脱落后有糜烂面。

（2）念珠菌性间擦疹　见于间擦部位，表皮发红糜烂。肥胖多汗及糖尿病患者易患。

（3）丘疹性念珠菌病　多见于肥胖儿童，皮疹为绿豆大扁平暗红丘疹，边缘清楚，上覆圈形薄鳞屑，散在或密集分布于胸背、臀或会阴部。

（4）念珠菌性甲沟炎　甲沟红肿但不化脓，稍有疼痛和压痛。甲板混浊，有白斑，高低不平，甲仍有光泽。

（5）慢性皮肤粘膜念珠菌病　少见。常伴有某些免疫缺陷或内分泌疾患。皮损好发于头面部、手背及四肢远端，初起为红斑、丘疹鳞屑性损害，渐呈疣状或结节状，上覆黄褐色或黑褐色蛎壳样痂皮，周围有暗红晕。

2．粘膜念珠菌病

（1）鹅口疮　多见于婴幼儿，口腔粘膜有边界清楚的白色假膜，外围红晕。去除假膜可见红色湿润基底。

（2）生殖器念珠菌病　包括女阴阴道炎及龟头包皮炎。前者阴道分泌物粘稠，呈豆腐渣样，阴道壁上可见灰白色假膜样斑，有瘙痒或烧灼感。假膜和白带涂片可见假菌丝和成群孢子。后者可见包皮及龟头潮红、包皮内侧及冠状沟可见覆有假膜。

3．内脏念珠菌病　念珠菌感染可累及全身所有内脏器官，其中以肠念珠菌病及肺念珠菌病较常见。常继发于多种慢性消耗性疾病，且有长期应用广谱抗生素、糖皮质激素及化疗等诱发因素，症状多无特异性。

（二）实验室检查　真菌检查阳性。对于内脏念珠菌病除根据临床表现外，需多次、多途径培养为同一菌种才可确诊。鉴于念珠菌是人体正常菌群之一，痰、粪便和阴道分泌物单纯培养阳性，只能说明有念珠菌存在，不能确诊为念珠菌病。直接镜检应看到假菌丝和真菌孢子，菌丝存在说明处于致病状态。

【治疗原则】

（一）局部治疗　外用克霉唑、咪康唑及制霉菌素等抗真菌制剂。

（二）全身治疗　适用于各种内脏念珠菌病及严重的皮肤粘膜念珠菌病感染。可选用氟康唑、伊曲康唑、特比萘芬以及制霉菌素等。

七、孢子丝菌病

它是申克孢子丝菌引起的一种皮肤、皮下组织肉芽肿性真菌病。孢子丝菌常腐生于各种植物、土壤、木材等处，当破损皮肤接触被孢子丝菌污染的物质即可被感染。

【诊断标准】

（一）临床表现　主要有三型：

1．淋巴管型　常有外伤史。损害主要发生于暴露部位，最常见于右上肢。皮损为圆形、质硬无痛的结节，淡红到紫红色，逐渐软化、破溃，形成溃疡，流出少量粘稠血性脓液，称为初疮。数周或数月后，沿淋巴径路向心性出现数个至十余个新的损害，排列成串。自觉症状不明显。

2．固定型　损害常固定于原发部位而不沿淋巴管扩散。好发于面、颈及躯干等处，皮损形态多种多样，可呈结节、溃疡、疣状、肉芽肿样、痤疮样、浸润斑块等，可一种或两种以上损害同时出现。在损害周围可见卫星状损害。

3．播散型　少见。原发疹不明显，菌体随血行播散，结节损害散发全身，也可破溃、坏死。本型预后较差。

（二）真菌培养阳性。

（三）组织病理　显示慢性肉芽肿改变，经 PAS 染色，有时在巨细胞内可见到真菌孢子，有时见到星状体。

【治疗原则】

1．口服碘化钾，成人服用10%碘化钾液 10～20ml，每日 3 次，待皮损消退后再继续服 4 周左右。

2．对碘过敏或结核病患者，可改服灰黄霉素或伊曲康唑等。

3．局部一般不涂药或给以保护性软膏。

八、着色芽生菌病

它是暗色真菌引起的一种慢性肉芽肿性皮下组织真菌病。

【诊断标准】

（一）临床表现　多见于农民，发病前多有外伤史。好发于单侧手、腕、踝、膝及足背等暴露部位。初起损害为紫红色丘疹或结节，渐扩大融合成斑块。表面有疣状肉芽及稀薄的脓液渗出，或覆以污秽痂皮。有时可见散在黑点，查菌常阳性。病程慢性，可数十年不愈，导致象皮肿、畸形或并发细菌感染。

（二）必要时作真菌培养以鉴别菌种。

（三）组织病理检查可发现孢子。

【治疗原则】

1．早期损害可以切除，愈早愈好。

2．较大损害可外用腐蚀剂，冷冻疗法或局部注射二性霉素 B。

3．可内服 10%碘化钾或伊曲康唑等。

4．局部可外用 40%冰醋酸、10%氟尿嘧啶软膏等辅助治疗。

第四节　寄生虫病

一、疥疮

它是疥螨引起的接触传染性皮肤病。

【诊断标准】

（一）临床表现　皮疹好发于皮肤薄嫩部位如手指缝及其两侧、腕部屈侧、下腹部及阴股部，一般不累及头面部。基本损害为针头大小淡红色丘疹、丘疱疹，其附近有时可见疥虫在表皮内穿掘的灰白或浅黑色隧道，长约数毫米，此为疥疮特有的症状。自觉剧痒，尤以夜间为甚。男性患者的阴囊、阴茎等处可见绿豆至黄豆大炎性硬节，称为疥疮结节。

（二）病史　同一家庭或集体生活成员中常有同样患者。

（三）实验室检查　直接从皮疹中取材置于玻片上，显微镜下可见疥虫或虫卵。

【治疗原则】

一般外用10%硫磺软膏（婴幼儿用5%浓度），或10%～25%苯甲酸苄酯乳剂，用药时必须做到：①治疗前先用热水肥皂洗澡，擦药时除头面部外必须擦遍全身，每天早晚各一次，连续3～5天；②擦药期间不洗澡、不换衣，疗程完成后洗澡更衣，将换下的衣被煮沸消毒；③家中或集体中的疥疮患者必须同时治疗；④治疗后需再观察1～2周，如无新皮疹发生，方可认为痊愈。也可外用1%r－666乳膏或软膏。

二、虱病

寄生在人体上的虱子叮咬吸血时，其唾液内的毒性分泌物加上喙器的机械性刺激所引起。通过人与人之间的直接接触或通过被褥、衣、帽等间接接触而传播。

【诊断标准】

（一）临床表现　虱子因寄生部位不同和形态上的差异，可分为头虱病、体虱病和阴虱病。

1．头虱病　在头发上易发现头虱及虱卵，自觉剧痒。常因抓破而有血痂或有渗出，以至头发粘连成束，并有臭味。

2．体虱病　体虱及虱卵常隐藏在内衣缝或被褥的皱褶处。虱咬处可见红斑或水肿样丘疹、风团。因奇痒搔抓可出现抓痂、甚至继发感染。

3．阴虱病　阴虱主要寄生在外阴阴毛上，阴部有明显瘙痒，在叮咬部位可发生出血点及色素沉着。

（二）实验室检查找到虱或虱卵。

【治疗原则】

（一）头虱　外用50%百部酊搽遍头发，每日2次，第三天用大量热水肥皂洗头，用密篦子将虱及虱卵篦净，然后将用过的梳篦和帽子、头巾等同时进行消毒。男性可剃头。

（二）体虱　沐浴后换上清洁衣服，换下的衣被等物应煮沸灭虱，不能煮沸的可在日光下暴晒。

（三）阴虱　剃除阴毛，彻底清洗局部，换下的衣裤、被褥等煮沸灭虱。

三、虫咬皮炎

【诊断及治疗】

（一）蜂螫伤　局部立即有明显的灼痛和瘙痒，刺螫处有小血点，很快红肿，甚至起疱。一般无全身症状。若同时被多数蜂螫，可引起大面积肿胀，偶可坏死，并可出现全身症状，严重者可休克甚至死亡。

治疗时应设法拔除毒刺。如为蜜蜂螫伤，其毒液为酸性，可外涂10%氨水或肥皂水；若为黄蜂螫伤，其毒液为碱性，可外涂5%醋酸。如刺伤处红肿疼痛剧烈，可在损害周围注射2%盐酸普鲁卡因。还可内服抗组胺药和止痛药。全身症状重者可用皮质激素，出现休克时应及时抢救。

（二）蜈蚣螫伤　被螫处的皮肤有两个小出血点，周围红肿，常伴剧痛。损害重者可伴头痛、恶心等全身症状。多数患者数天后炎症即可消退。

治疗可外涂肥皂水或3%～10%氨水。亦可局部注射普鲁卡因。

（三）蝎螫伤　被螫局部立即感到疼痛难忍，继之出现潮红肿胀，并可出现淤斑，甚至坏死。严重者可有不同程度全身性中毒症状。

治疗以橡皮止血带扎紧被螫肢体的近心端，尽可能吸出毒液，必要时进行扩创手术。其余局部及全身疗法参见蜂螫伤。

（四）蚊、蠓叮咬　叮咬处可出现针头大小红色斑疹、丘疹或风团，伴刺痒感。

治疗以局部止痒为主。

（五）臭虫、蚤叮咬　皮损好发于下肢及腹部，常排列成行或成群发生，损害为红斑、风团，偶有水疱。常奇痒难忍。

治疗为皮疹局部对症止痒处理。

四、皮肤囊虫病

它是猪肉绦虫的幼虫（囊尾蚴）侵入皮下组织而引起的皮肤病。

【诊断标准】

1．发病前有进食未经煮熟的蔬菜（被虫卵污染的）或猪肉（有猪囊虫寄生）史。

2．临床表现为躯干、四肢散在的皮下结节，先后成批发生，黄豆至花生米大小，肤色，中等硬度或具有弹性，与皮肤无粘连，无疼痛及压痛。

3．如同时侵及其他器官，如脑、肝、心、肺或眼，则可产生相应症状。

4．大便检查，有时可查到虫卵或绦虫节片。

5．组织病理示皮下组织内有纤维组织所包裹的囊肿，囊肿内可见猪囊虫的有钩头节。已死亡的幼虫往往发生钙化。组织病理是本病确诊的依据。

【治疗原则】

1．数目不多时，可进行手术切除。

2．及早和彻底治疗肠绦虫病患者，常用氯硝柳胺（灭滴灵），空腹口服 1g，1 小时后再服 1g，2 小时后服硫酸镁导泻。也可用吡喹酮、氯喹与阿的平联合疗法以及甲苯咪唑等。

3．不吃生肉，生食瓜果蔬菜必须洗净。

第五节　物理性皮肤病

一、日光性皮炎（日晒伤）

它是由中波紫外线（波长 290 ~ 320nm）引起的一种光毒性皮肤反应。

【诊断标准】

临床表现

1．皮肤受到强烈日光曝晒后数小时内在暴露部位（如面、颈、耳、手臂等处）发生皮肤红肿，严重时可发生水疱，甚或大疱。

2．自觉患处灼热，干燥、微痒或刺痛。衣着磨擦处灼痛。

3．轻症可在 1 ~ 2 天渐渐消退，有脱屑或遗留不同程度的色素沉着。

4．重症者可伴有全身不适、发热、恶心、心动过速等，约经一周左右可恢复。

5．见于春末夏初，肤色浅者易得病。

七、丘疹性荨麻疹

昆虫叮咬所致，跳蚤、臭虫、蚊子等最为常见。个别人可能与精神因素、消化障碍及某些食物过敏有关。

【诊断标准】

1. 好发于儿童，反复发生，一般于温暖季节发病，寒冷季节则缓解，个别患者常年不缓解。

2. 皮损为直径1～2cm大小红色风团，中心有丘疹或水疱，风团可较快消失，中心部损害则变硬，呈红或褐色丘疹，持续3～7天。损害常分批出现。多见于腰、背、臀、四肢，常呈不规则性群集而不融合。

3. 自觉剧痒，一般无全身症状。

【治疗原则】

消除致病因素，注意个人及环境卫生。

1. 内服抗组胺药（见“荨麻疹”节）。

2. 局部外用炉甘石洗剂，皮质激素等。

3. 继发感染时可外擦0.5%新霉素软膏。

4. 中医中药。

八、药疹

它是系统用药（口服、注射、灌注等）引起的一种急性发疹性反应。可以引起药疹的药物甚多，比较常见的有抗生素类（青霉素、阿莫西林为多见），解热镇痛药及抗痛风药（安乃近、乙酰水杨酸、卡马西平、别嘌呤醇等），镇静、催眠药（氯丙嗪、苯巴比妥等）及磺胺药（复方磺胺甲恶唑等）和血清制品等。其发病机制主要与变态反应（Ⅰ～Ⅳ型）有关。

【诊断标准】

（一）临床表现

1. 发疹前近期内有明确用药史。

2. 用药后至发疹之间的间隔时间（潜伏期）有一定规律性，如为首次用药，常为4～20天，平均8～9天。如为再次用药且已对其敏感，常在24小时以内发病。

3. 皮疹表现常类似其他发疹性传染病（如猩红热、麻疹、风疹等）或常见皮肤病（如荨麻疹、多形红斑、玫瑰糠疹、过敏性紫癜等），但皮疹分布更广泛，数量更多，色泽更鲜艳。特殊类型有：

(1) 固定性药疹　常见，为一至数片圆形红斑，边界清楚，重时可起大疱，愈后留有明显色素沉着斑。

(2) 大疱性表皮坏死松解型　少见，但严重，为大面积或多发性松弛性大疱，常累及眼、口腔及外生殖器等粘膜部位。

(3) 剥脱性皮炎型　少见，但重笃，早期以弥漫性红肿、渗出为主，后期以反复脱屑为主。

4. 皮疹分布常呈泛发性，对称性（固定性药疹好发于皮肤、粘膜交界处，不对称，且常于同一部位复发）。

5. 常伴发热等全身症状。重症患者可有心、肝、肾等内脏器官及（或）造血系统、神经精神系统等损害。

6. 病程常具有自限性，一般2~4周可痊愈，但剥脱性皮炎型常需1~3月或更久方可痊愈。

（二）实验室检查

1. 伴发热等全身症状时需作血液白细胞计数及分类，可有总数增高，但中性粒细胞不高，嗜酸性粒细胞绝对计数常增高。

2. 重症患者需酌情作肝、肾功能测定，心电图及肺部X线摄片检查等。

【治疗原则】

（一）一般原则　停用一切可疑致敏药物，包括一些和可疑致敏药物结构类似的药物；多饮水，加快排泄；抗过敏治疗。

（二）首选治疗

1. 抗组胺类药物　酌情选用1~2种。

2. 皮质激素

(1) 泼尼松或泼尼松龙内服　用于伴有低热，皮疹较广泛，但一般情况较好且无感染的患者。

(2) 氢化可的松或等效剂量地塞米松或甲基泼尼龙加入5%~10%葡萄糖溶液静滴，适用于伴发热在38℃以上，皮疹较重的中、重度患者。待病情控制后逐渐递减用量改为口服，用药过程中严密注意可能出现的激素副作用。

3. 局部疗法　以消炎、止痒、安抚、保护和防止继发感染为原则。

(1) 皮炎　一般常用振荡洗剂或炉甘石洗剂；大疱性或剥脱性皮炎常用单纯扑粉；如有糜烂，酌情采用3%硼酸溶液湿敷或0.5%新霉素软膏或粘膜溃疡膏。

(2) 眼炎　用3%硼酸洗眼液或生理盐水清除分泌物，每日1~2次；0.5%氢化可的松或0.05%地塞米松滴眼液，每日4次；4%硼酸眼膏，每晚睡前1次。

(3) 口腔炎　用朵贝尔液或4%碳酸氢钠漱口液，每日3~4次；锡类散、金黄散或2.5%金霉素甘油外涂，每日3~4次。

（三）特殊情况的治疗

1. 伴继发感染者　选用适当抗生素。

2. 重症患者　输新鲜血或血浆。

3. 伴内脏损害者　作相应处理。

4. 注意及时纠正水和电解质紊乱情况。

九、遗传性血管性水肿

它是遗传性缺乏补体系统C1酯酶抑制物所致。

【诊断标准】

（一）临床表现

1. 初发年龄家族间有变异。通常发生在10岁以前，迟发罕见。

2. 突然发生局限性、非炎症性皮下水肿，受累区不痛，仅因显著水肿而不适。

3. 反复发作性的腹部绞痛和呕吐，水泻和腹胀亦常存在，在1~2天内可消退。

4. 上呼吸道受累较少，一旦受累，常较严重，往往致死。且随着咽部水肿，突然发生面和颈部的肿胀。

5．罕见的有子宫、肺、膀胱及外生殖器的水肿。

6．其他尚有癫痫发作、头痛、偏瘫等征候。

7．本病可终身反复发作，中年后发作的频率和严重性逐步减轻。

（二）实验室检查

1．C1 酯酶抑制物测定　在患者血清中显著降低，同时 C2、C4 水平也降低；部分患者水平正常而功能缺陷。

2．发作期可有白细胞数增加和血细胞比容升高，系大量液体到血管外组织间隙所致。

3．腹部 X 线检查可有肠充气液平面。结肠受累者钡灌肠有明显圆的囊样水肿性粘膜，局部节段里偶有肠套叠发生。

【治疗原则】

1．患者对皮质激素、肾上腺素、抗组胺药无效。

2．对症治疗　喉阻塞时作气管切开，腹部绞痛时服用阿片制剂能减轻症状。如果妊娠妇女发作时有先兆流产之可能，则输入含有 C1 酯酶抑制剂的新鲜冻凝血浆可预防之。

3．抗纤溶药物如 6－氨基己酸，可用于处于发育阶段症状严重的儿童以及接受雄激素治疗无效或不能耐受其副作用的病人。

第七节　结缔组织病

一、红斑狼疮

红斑狼疮是一种自身免疫性疾病，可分为盘状红斑狼疮（DLE）、亚急性皮肤型红斑狼疮（SCLE）及系统性红斑狼疮（SLE）等类型。

系统性红斑狼疮

系统性红斑狼疮（SLE）是多发于中青年女性的一种自身免疫性疾病，可侵犯皮肤和全身多个内脏器官，为红斑狼疮中最严重的一型。

【诊断标准】

（一）临床表现

1．皮肤症状　最常见的皮疹为：面部蝶形红斑、盘状浸润性红斑、手足指趾部紫癜及血管炎损害、甲周红斑等，也可见到光敏性皮炎、多形红斑、结节性红斑、荨麻疹性血管炎、毛细血管扩张、脱发等。

2．粘膜症状　常见为口腔溃疡。

3．全身一般症状　发热、无力、食欲不振、体重下降等。

4．内脏受累表现　包括肾脏、心脏、肺、中枢神经系统、骨髓及造血系统、骨关节、肝、淋巴结等都可受到侵犯，因而会有相应的症状表现。

（二）辅助检查

1．血　全血细胞减少、血沉快、血清 γ 球蛋白增高、补体降低、血清中可查到多种自身抗体如 ANA、dsDNA、Sm、RNP、Ro、La 等抗体。

2．组织病理　包括皮肤活检、狼疮带试验、肾穿刺活检有特征性改变，可以协助诊断。

【治疗原则】

（一）一般治疗　休息、避免过劳和感冒、避免日晒、避免妊娠。

（二）皮质激素　根据病情适量应用，可口服或静脉点滴，如泼尼松 30～60mg/d，病情稳定后再用维持量维持，需用药 1～2 年甚至更长。

（三）免疫抑制剂　环磷酰胺、硫唑嘌呤等。和激素并用可减少激素用量和副作用。

（四）中医中药　如雷公藤多苷等。

（五）对症治疗。

盘状红斑狼疮

盘状红斑狼疮（DLE）即慢性皮肤型红斑狼疮，多见于女性。

【诊断标准】

（一）临床表现

1．初发为丘疹，渐扩大呈浸润性红斑，表面有粘着性鳞屑，剥下鳞屑见角质性倒刺。慢性皮损中央萎缩而呈盘状，伴有毛细血管扩张、色素沉着或色素减退。

2．皮损多见于颧、颊、鼻、外耳部、手背等曝光部位。颧部和鼻梁部皮损可连接成蝶形，少数病例皮损泛发时，称为播散性盘状红斑狼疮。

3．粘膜受累以下唇为主，为灰白色糜烂或浅溃疡，周围可有紫色红晕。

4．一般无全身症状，少数可有低热、乏力、关节酸痛。

（二）实验室检查　一般无明显异常，可有血沉增快，白细胞数减少，丙种球蛋白升高，类风湿因子阳性，少数患者 ANA 阳性，但效价较低。

（三）组织病理　角化过度，毛囊角栓，表皮萎缩，基底细胞液化变性，真皮血管及附属器周围淋巴细胞呈块状浸润。真皮浅层水肿，血管扩张，少量红细胞外溢。

4．免疫病理　皮损处直接免疫荧光检查（DIF）示表皮真皮交界处有 IgG 及（或）IgM 及（或）C3 沉积。

【治疗原则】

（一）一般原则　避免日晒及寒冷等刺激。

（二）药物治疗

1．局部疗法

（1）皮质激素霜外用　0.1%糠酸莫米松霜，每日 1 次；1%丁酸氢化可的松霜，每日 2 次。

（2）顽固性皮损　可用皮质激素局部封闭。

2．全身疗法

（1）氯喹　0.25g/d，作用强，1～2 个月达疗效高峰，维持量 0.25～0.5g/周，长期口服需定期检查眼底及视力，以防角膜及视网膜病变。

（2）羟基氯喹　0.2～0.4g/d，起效较慢，副作用较氯喹小，维持量 0.2～0.4g/周。

（3）雷公藤多苷　10～20mg/次，每日 3 次。

（4）其他　复合维生素 B 口服、六味地黄丸、昆明山海棠等。

亚急性皮肤型红斑狼疮

亚急性皮肤型红斑狼疮（SCLE）是一组以环形红斑或丘疹鳞屑性皮疹为特征的红斑狼

疮，常伴有轻度或中度全身症状，多见于中青年女性。

【诊断标准】

（一）临床表现

1．丘疹鳞屑型　初起为丘疹，逐渐扩大成斑块，覆有少许鳞屑，呈银屑病样。

2．环状红斑型　初起为水肿性丘疹，逐渐扩大呈环状或多环状或不规则形，表面平滑或覆有少许鳞屑。常伴有不同程度全身症状，如关节酸痛、低热、乏力等，光感也较常见，一般不侵犯肾、中枢神经系统等重要内脏。

（二）实验室检查

1．可有白细胞和血小板减少。

2．血沉增快。

3．抗核抗体和抗 Ro、抗 La 抗体阳性。

4．少数抗 dsDNA 及抗 Sm 抗体阳性。

5．组织病理　基本同 DLE。

【治疗原则】

基本同 DLE，全身症状明显者可以口服皮质激素，也可选用环磷酰胺、硫唑嘌呤或反应停雷公藤多苷等。

二、皮肌炎

皮肌炎是主要累及皮肤与肌肉的弥漫性非感染性炎症性疾病，严重病例伴有内脏损害，约 15%的成人皮肌炎患者与内脏肿瘤有一定关系。

【诊断标准】

（一）临床表现

1．典型皮肤损害为双上眼睑实质性水肿性紫红斑，可延及额、颧、颊、耳前、颈部及上胸 V 形区。躯干部皮疹可呈弥漫性或局限性，可伴有萎缩、毛细血管扩张及皮肤异色改变。手指关节及肘、膝关节伸侧可见散在扁平的紫红色鳞屑性丘疹（Gottron 征）。

2．肌炎常由四肢近端横纹肌开始，表现为肌无力，自发痛或压痛或有肌肉肿胀，肌力减退，如颈肌、咽喉肌受累可出现抬头困难、进食时发呛、吞咽困难、声音嘶哑及胸部梗塞感等。如呼吸肌、心肌受累可出现呼吸困难或心悸、心律失常或心衰等。

（二）实验室检查

1．血清中肌酶升高　如 CPK、SGOT、SGPT、LDH、ALD 等均可显著高于正常，其中以 ALD 及 CPK 特异性最高，并与肌炎病变呈平行关系。

2．24h 尿肌酸排泄总量大于 200mg，尿肌酐则随肌肉病变而下降。

3．PM－1、JO－1 及 Mi 抗体阳性有较大诊断价值。

4．肌电图（MEG）示肌原性萎缩相。

5．组织病理　病变肌肉示局灶性或弥漫性肌纤维变性、坏死和纤维化，纤维间淋巴细胞浸润。

【治疗原则】

（一）一般原则　急性期应卧床休息，对中老年患者需认真进行系统性检查，以期及早发现内脏恶性肿瘤，并予以及时处理。

（二）皮质激素　急性期以泼尼松为主，每日 0.5～1mg/kg（儿童每日 1～2mg/kg），分 3 次口服，以临床表现、肌力恢复及血清酶下降程度来判定疗效，待病情控制后逐渐减量。

（三）免疫抑制剂　激素治疗无效或因严重副作用不能继续使用，或有激素使用禁忌者可合并或单独采用免疫抑制剂，如甲氨蝶呤（MTX）每周静滴或肌注 1～2 次，每次 10～15mg，可逐渐加量至 25mg/周，注意其副作用，当累积剂量超过 1.2g 时，尤需注意肝功能异常，特别是肝硬化。或口服环磷酰胺（CTX）每日 100～150mg，分 3 次口服，也可将环磷酰胺 100～200mg，溶于 10～20ml 生理盐水中，静注，每日或隔日 1 次。

（四）苯丙酸诺龙　25mg 肌注，每周 2 次，可促进蛋白合成，减少尿中肌酸的排泄。

（五）其他　雷公藤制剂对本病也有一定疗效。针灸治疗及理疗对防止肌肉萎缩有一定辅助效果。

三、硬皮病

是以皮肤硬化为主要表现的结缔组织病，可分为局限性和系统性两型，系统性硬皮病常伴内脏损害。

【诊断标准】

（一）临床表现

1．局限性硬皮病　初起为大小不一的淡红色略呈水肿的斑片，稍高出皮面，可渐扩大，数月后硬化呈淡黄色或象牙白色，表面光滑发亮、无汗、毳毛脱落，周围有时可绕以紫红色晕轮，皮损形状不一，可呈点状、片状或带状，好发部位为额部、颊部、胸前、腹部、臀部及四肢，也有泛发病例。病程经过缓慢。

2．系统性硬皮病　又分为肢端硬化型及弥漫性硬皮病，以前者多见，后者内脏受损较重，发展快。

肢端硬化型：常有雷诺现象，手指呈非凹陷性肿胀，皮纹消失，皮肤渐变硬，呈蜡样，不能用手捏起。以后手指逐渐变细，指骨吸收缩短，皮损由指端渐向上发展，可累及颈部及躯干上部，而躯干下部及下肢病情一般较轻。严重时皮下组织及肌肉均可发生硬化及萎缩，皮肤紧贴于骨骼，形成木板样改变，因而影响肢体活动。皮损区可出现色素增加，可有色素减退，也可有毛细血管扩张。面部皮肤也因皮肤绷紧变薄而缺乏表情，鼻变尖，口唇变薄。

弥漫性硬皮病：雷诺现象较为少见，常以关节疼痛，食欲减退，体重下降等为前驱症状。皮肤症状可自躯干开始，渐向四肢、面部发展；亦有起自四肢渐向躯干发展者，皮肤发红，坚实光亮与皮下组织粘连，不易捏起。胸部皮肤硬化紧缩时可影响呼吸运动，四肢皮肤硬化严重时可影响关节活动。面部缺乏表情，张口困难。内脏受累常以食管多见，表现为吞咽困难，可有胸后痛或上腹饱胀，X 线吞钡剂检查可见食管下 1/2 蠕动减弱，肺部可有广泛的肺间质纤维化，肺活动量减少，呼吸短促。心脏受累时可发生心肌炎、心包炎、心内膜炎、心律失常、心脏扩大及心力衰竭。肾脏受累可发生硬化性肾小球肾炎，严重者预后不佳。

CREST 综合征：是系统性硬皮病的一种亚型，表现为皮肤钙质沉着（calcinosis，C）、雷诺现象（Raynaud's phenomenon，R）、食管受累（esophagus，E）、指端硬化症（sclerodactylia，S）和毛细血管扩张（telangiectasis，T），预后较好。

（二）辅助检查

1．实验室检查　血沉较快，血清免疫球蛋白增高，类风湿因子多阴性。肾脏受累时可有蛋白尿等，食管、肺组织受累时，X线检查可有异常。ANA阳性率达70%以上，ENA检查Scl－70抗体阳性，抗着丝点抗体为CREST的标志抗体。

2．组织病理　早期为真皮中、下层的胶原纤维束肿胀和均质化，晚期表皮萎缩，真皮胶原纤维增厚，附属器减少或消失。

【治疗原则】

（一）一般原则　注意保暖，预防外伤，戒烟酒，避免精神创伤。

（二）局限性硬皮病

1．皮质激素制剂外用。

2．局部封闭　早期局限性小片炎症浮肿阶段可用利多卡因（或普鲁卡因）加皮质激素制剂（如曲安奈德5～10mg/ml）局部封闭。

3．维生素E大剂量口服，对肌力恢复有些作用。

4．中药以温肾壮阳，活血散结为主。

（三）系统性硬皮病

1．静脉封闭　盐酸普鲁卡因按4～8mg/kg体重计量，维生素C 3g，加入生理盐水300～500ml，每日1次，10次为一疗程。

2．丹参制剂口服

3．血管扩张剂　如硝苯地平（心痛定）5～10mg，每日3次，口服；胍乙啶10mg，每日3次，口服；哌唑嗪1mg，每日3次，口服。

4．体疗、理疗　如局部推拿、按摩、音频电疗及医疗体育等对改善症状有一定帮助。

5．皮质激素　仅适用早期肿胀的病例，初始剂量泼尼松每日40mg，连服数周，渐减量为每日10～15mg。对间质肺炎及心肌炎症状亦可使用。

6．青霉胺　可试用于弥漫性硬皮病或迅速发展的肢端硬化型，方法为100mg，每日3次，口服，每隔2～4周，日剂量增加125mg，最高每日不超过1000mg。经6个月治疗后，维持量为每日300～600mg。治疗中应注意本药副作用。

7．秋水仙碱　对雷诺现象与皮肤硬化有一定疗效，方法为每日口服0.5～1.5mg，2～3个月为一疗程，亦应注意药物的副作用。

8．中医治疗。

四、混合结缔组织病

混合结缔组织病（MCTD）具有类似系统性红斑狼疮、硬皮病及多发性肌炎的有关症状。血清中有高效价的抗核糖核蛋白（RNP）抗体。一般预后良好。

【诊断标准】

（一）临床表现

1．皮损特点　主要表现有雷诺现象，手指皮肤肿胀、硬化、呈腊肠样，面部可有蝶形红斑或眼睑有类似皮肌炎样的水肿性红斑。

2．关节　多发性关节痛或关节炎，但少有关节变形。

3．肌肉　四肢近端肌肉常有肌痛，肌无力；食管受累时蠕动降低。

4．其他表现　间质性肺炎、肺功能减退、浆膜炎、心肌炎等，肾脏损害罕见。

（二）辅助检查

1．血清中高效价抗 RNP 抗体。

2．血清 ANA 呈斑点型阳性。

3．高丙球蛋白血症。

4．直接免疫荧光检查示表皮棘细胞核有斑点状 IgG。

【治疗原则】

皮质激素对本病疗效较好，一般用中、小剂量口服即可控制症状。其他还可根据具体情况选用非甾体类抗炎药、氯喹、免疫抑制剂等。

五、嗜酸性筋膜炎

本病又称弥漫性嗜酸粒细胞增多性筋膜炎、硬化性筋膜炎，病因不明，可能与剧烈体育锻炼、血液异常（再障、骨髓异常增生综合征、淋巴瘤等）及接触毒物、药物有关。

【诊断标准】

（一）临床表现

1．全身症状　发热，乏力及体重下降。

2．皮肤病变　主要累及筋膜，造成皮下组织纤维化牵扯皮肤使其表现桔皮样外观，仍可有皱纹，表面皮肤没有或轻度受累，色泽及质地正常，可移动或捏起，触之有凹凸不平感。病变多侵犯上、下远端肢体（前臂、小腿）。部分病人可扩展至四肢近端及躯干。

3．少数患者可累及关节、肌肉引起多关节炎及肌痛，但内脏受累少见。

（二）辅助检查

1．血常规示外周血嗜酸性粒细胞明显增多，血沉增快。

2．高丙种球蛋白血症，IgG 高。

3．ANA 等自身抗体多数阴性。

4．组织病理　皮下深部组织、筋膜及肌肉的胶原纤维增生和纤维化及多数炎性细胞浸润，其中有大量嗜酸粒细胞。

【治疗原则】

1．皮质激素　泼尼松 30 ~ 60mg/d，可消除早期炎症，但对皮肤纤维化无效。

2．改善微循环药物　可试用丹参制剂

3．中药　以活血化淤为主。

第八节　神经功能障碍性皮肤病

一、神经性皮炎

本病的发病原因尚不十分清楚，但与神经精神因素有关，常见的诱因有过度疲劳、消化不良、便秘、饮酒、辛辣刺激性食物、更年期内分泌失调、局部受毛织品、粗硬衣料或化学物质的摩擦等。长久搔抓和摩擦刺激是造成本病迁延不愈和发展加重的重要因素。

【诊断标准】

（一）临床表现　多见于青中年以上的患者。可以分为两种类型。

1．局限性神经性皮炎　又称为慢性单纯性苔藓。

(1) 常见于患者项部和颈部两侧，亦可发生于四肢、腰骶、股内外侧、外阴、肛周、眼睑等处。

(2) 起病隐匿，初期为患处皮肤瘙痒，经过搔抓出现成片苔藓化扁平丘疹，表面覆以少量鳞屑。

(3) 皮肤肥厚严重者状如皮革样，发生于头皮的损害可以形成多发性瘙痒性丘疹或结节，可见抓痕、渗出、结痂和鳞屑。

2．播散性神经性皮炎

(1) 皮肤损害与局限性神经性皮炎基本相同，但分布较为广泛。好发部位除局限性神经性皮炎好发部位外，常累及头皮、眼睑、躯干和四肢。

(2) 瘙痒呈阵发性，比局限性者更著。

(3) 病程慢性，时好时坏，甚至持久不愈，常因内外刺激而使病情加重。剧烈瘙痒影响睡眠，而致精神烦躁，情绪不稳，疲乏不振，影响生活和工作。

(二) 组织病理　表皮角化过度，间有灶性角化不全，棘层肥厚，表皮突增宽并延长，真皮乳头延长，乳头内可见多数与表皮成垂直走向的粗厚红染的胶原纤维；真皮浅层血管周围以单一核细胞为主浸润。

3．鉴别诊断

(1) 成年期异位性皮炎　主要发生在肘窝、颈前及颈侧等屈侧部位。患者常有异位性体质，血清 IgE 和嗜酸性白细胞升高。

(2) 慢性湿疹　多由急性、亚急性皮疹演变而来，皮肤损害以浸润肥厚和色素沉着为主，缺乏典型的苔藓样变。

(3) 扁平苔藓　为多角形或圆形、紫红色扁平丘疹或斑丘疹，表面有蜡样光泽，组织病理检查有诊断价值。

(4) 淀粉样变苔藓　损害为粟粒至绿豆大的棕色或褐色质硬丘疹，半球形或不规则形，多对称发生于小腿胫前和上背部等部位，密集成片或沿皮纹呈念珠状排列。组织病理切片用甲紫或刚果红染色具有诊断意义。

【治疗原则】

1．口服扑尔敏、安太乐、赛庚啶等抗组胺药。

2．外用 5%～10%煤焦油或黑豆馏油软膏。

3．外用润滑性乳膏或溶液，如甘油酚溶液。

4．外用不同类型的皮质激素软膏或/和止痒剂，如丁酸氢化可的松霜、去炎松尿素霜、倍他米松霜、肤疾宁、酚软膏等。

5．瘙痒严重影响睡眠或有神经衰弱和焦虑症状者可口服镇静催眠抗焦虑药如硝基安定、舒乐安定等，以及谷维素、复合维生素 B 等调节自主神经药物。

6．泛发性神经性皮炎瘙痒剧烈时，可用普鲁卡因静脉封闭。

7．局部苔藓化明显的肥厚皮损可用醋酸去炎松混悬液局部封闭注射，每次剂量不超过 40mg，每 10～15 天注射一次，连续 2～3 次。

8．局部肥厚结节可以使用液氮冷冻、二氧化碳激光、浅层 X 线照射等。

二、瘙痒症

病因尚不完全清楚。引起瘙痒的病因主要有体内和体外两方面的因素。

体内因素包括皮肤退行性变、内脏疾病、内分泌和代谢性疾病、恶性肿瘤以及神经精神疾病等。外因包括环境因素、服用药物与某些特殊食物以及毒品、各种性质的感染等。此外，精神紧张、焦虑抑郁以及食用辛辣刺激性食物亦可能与肛门瘙痒有关。

【诊断标准】

（一）临床表现　根据范围和部位不同，分为全身性和局限性两类。

1．全身性瘙痒症

（1）皮肤干燥明显，皮肤纹理清楚，可以有因为搔抓刺激等引起的较多抓痕、表皮剥脱，以及脱屑改变，病程较久者可以有色素沉着、苔藓化或湿疹样变以及皲裂等继发性损害。

（2）无原发皮损。

（3）瘙痒轻重程度不一，常为阵发性，尤以夜间安静时为重，瘙痒剧烈者影响睡眠。

（4）可以开始即为全身泛发性，也可以最初仅局限于身体某处，继而扩展至多处或全身。瘙痒部位可相对较为固定，常见于四肢伸侧、后背等处，亦可痒无定处，此起彼伏。

（5）多在秋末及冬季天气寒冷和干燥时发病，好发生在中老年人。

2．局限性瘙痒症

（1）肛门瘙痒　一般局限于肛门及其周围皮肤，有时亦可累及会阴、阴囊皮肤及女性外阴，常为阵发性，慢性病程，反复发作，肛门皱襞及肛周皮肤浸渍、点状糜烂、放射状皲裂，长期搔抓而继发浸润肥厚、苔藓样改变。

（2）阴囊瘙痒　一般仅限于阴囊，偶可扩展至阴茎根部及会阴皮肤，多为阵发性剧痒，常因精神因素诱发加重，长期剧烈搔抓致阴囊皮肤水肿、点状糜烂、渗液、结痂、浸润肥厚、苔藓样变。

（3）女阴瘙痒　多见于成年女性，绝大多数为更年期和老年妇女，主要发生在阴蒂及小阴唇区，严重者可累及大阴唇及整个阴道前庭、会阴部和肛门。瘙痒为阵发性，夜间尤甚。外阴皮肤粘膜可继发水肿、浸润肥厚及苔藓样变。

（二）实验室检查　对于原因不明的全身性皮肤瘙痒，需做全身体格检查和必要的实验室检查，以除外某些潜在的系统性和内脏疾病，包括血常规、尿常规、尿糖、肝肾功能以及X线胸片、肝脾B超等。肛门与外阴局限性瘙痒要进行真菌、细菌、寄生虫学检查。

【治疗原则】

1．抗组胺药　经典抗组胺药物具有中枢镇静作用达到止痒效果，可以选用的药物有安太乐、扑尔敏、克敏嗪、赛庚啶等。

2．抗焦虑药　瘙痒严重、睡眠差引起的焦虑情绪者可以服用安定、多虑平等。

3．根据病情、发病季节及个体情况的不同选择合适的外用药物及其剂型，达到保护、润泽、止痒目的，如含有薄荷、酚、甘油的洗剂、霜剂、软膏等。

4．针对原发疾病的治疗。

5．瘙痒严重、病损局限者可以使用弱效或中效皮质激素霜剂或软膏。

6．全身性瘙痒可用盐酸普鲁卡因静脉封闭。用药前需作普鲁卡因皮试。

7. 全身性瘙痒可行淀粉浴或糠浴治疗。

8. 女阴瘙痒与肛门瘙痒可用氦氖激光治疗。

三、结节性痒疹

部分患者可能具有遗传素质。另外，精神因素、昆虫或其他虫类叮咬、胃肠功能紊乱、内分泌失调亦可能与发病有关。

【诊断标准】

（一）临床表现

1. 初起为淡红色丘疹或风团样丘疹，很快演变为半球形结节，质坚实，角化明显，表面粗糙呈疣状，棕褐色或暗褐色。

2. 剧烈瘙痒，好发于四肢，尤以小腿伸侧多见。

3. 结节数目不等，多散在孤立。由于剧烈搔抓，结节表面常有剥蚀面。

4. 病程很长，经久不愈，患处常有色素沉着及苔藓样改变。

（二）组织病理　表皮明显角化过度，棘层肥厚，表皮突增宽且不规则下延。真皮浅层血管周围淋巴细胞浸润。

（三）鉴别诊断

1. 原发性皮肤淀粉样变　淀粉样变损害为棕褐色扁平小丘疹，分布较密集，组织病理可资鉴别。

2. 肥厚性扁平苔藓　为疣状增生的肥厚斑块，呈紫红色或紫色，上有细薄鳞屑，周围有散在的扁平丘疹，有特异的组织病理学改变。

3. 多形性日光疹　发生于上肢的皮疹可能以棕褐色丘疹和结节为主要表现，但本病主要发生在日光暴露部位，很少累及下肢，发病有明显季节性。

4. 结节性类天疱疮　好发于躯干及四肢伸侧，结节性损害发生在大疱性损害之前，水疱出现在结节上或正常皮肤上，病理与免疫病理检查可见类天疱疮的特异性变化。

【治疗原则】

1. 口服抗组胺药、镇静安眠药和抗焦虑药。为了减少对工作的干扰，可以在白天工作时服用无镇静作用的抗组胺药物。晚上临睡前口服经典抗组胺药物，如苯海拉明 25～50mg，或非那根 25～50mg，每晚一次。

2. 外用药选用强效皮质激素制剂，可采取封包疗法。

3. 焦油制剂亦有一定止痒效果。

4. 反应停每日 200mg，分 2 次口服，此药有明确的致畸作用，且可引起周围神经炎，应慎用之，不宜作为首选药物，育龄妇女及孕妇禁用。

5. 损害数目不多者可用醋酸去炎松局部封闭注射或液氮冷冻和二氧化碳激光治疗。

四、人工皮炎

【诊断标准】

临床表现

1. 使用指甲、剪刀或其他锐器损伤皮肤。

2. 皮损表现为急性或慢性炎症，主要为红斑、表皮剥脱、溃疡、色素沉着、皮肤反应性浸润增厚等。

3．好发生在暴露容易触及部位，如头面部、颈部、手臂、上胸部等处。

4．损伤后皮肤有烧灼感、疼痛等症状。

5．患者可能隐埋自伤历史，经常由患者家属发现自伤史。

6．部分患者有癔病性格或其他心理异常。

【治疗原则】

1．纠正心理与精神异常。

2．避免损伤皮肤。

3．外用保护性药物，减轻皮肤炎症。

五、寄生虫病妄想

此病与精神因素有关，如思维障碍等，为典型寄生虫妄想。

【诊断】

临床表现

1．多发生在中、老年人。

2．患者坚信自己皮肤受到某种寄生虫感染，并认为危及生命。

3．反复要求医师做皮肤化验查找寄生虫，或者自己挖取部分皮屑送到医院要求查找寄生虫。

4．顽固坚持自己的错误信念，不听取医务人员的解释，也不相信化验结果。

5．皮损无原发损害，可以由于患者搔抓而出现急性或慢性炎症，主要为红斑、表皮剥脱、溃疡、色素沉着、反应性增生等。

6．除寄生虫妄想外，一般无其他精神异常。

【治疗】

1．纠正心理与精神异常。

2．外用保护性药物，减轻皮肤炎症。

第九节　角化与萎缩性皮肤病

一、毛囊角化病

本病又名 Darier 病。发病原因与遗传有关，发病基因位于 12q23 ~ 24.1，属于常染色体遗传。男女发病机会相等。

【诊断标准】

（一）临床表现

1．一般在青春期前发病，病情夏季加重，冬季减轻。

2．好发生在皮脂溢出部位，如头皮、前额、鼻两侧、颈部、上胸背部、腋下、腹股沟、臀沟和外阴等处。

3．初发病时表现为毛囊性丘疹，细小、坚实。逐渐增大成疣状增生的斑块，表面粗糙、有棕黄色或污灰色皮损，表面有油腻性结痂或鳞屑。揭除表面结痂形成漏斗状小凹。

4．病情加重时在腋下、股内侧等多汗摩擦皱褶部位出现糜烂、结痂、疣状增生。有较多脓性分泌物产生臭味。

5．患者无明显不适症状，或仅有轻度瘙痒，皮损破溃时自觉疼痛。

（二）组织病理　表皮有角化不良细胞，可见圆体和谷粒。基层上方棘层松解，形成腔隙或陷窝，真皮乳头突入陷窝形成绒毛。表皮角化过度、乳头瘤样增生、棘层肥厚。真皮内可见慢性炎症细胞浸润。

（三）鉴别诊断

1．黑棘皮病　皱褶部位色素加深，有天鹅绒样乳头瘤样增生。

2．融合性网状乳头瘤病　皮损主要发生在上胸背部，外形较低平。

3．家族性良性慢性天疱疮　病损分布部位主要在容易摩擦部位，可见水疱和糜烂面，组织病理有特征表现。

【治疗原则】

尚无特异性治疗方法。可以试用以下方法：

1．维生素 A 口服，每日 10～15 万 U。

2．维甲酸口服。

3．维甲酸软膏外用。

二、掌跖角化症

一部分患者为遗传性，具有家族史，自幼发病或于儿童至青春期发病；部分患者为获得性，主要发生于绝经期妇女。此外，某些疾病如毛发红糠疹、汗孔角化等病也可以出现掌跖角化过度。

【诊断标准】

（一）临床表现

1．在掌跖和指、趾屈侧（获得性者多为限局性角化增厚）对称分布角化过度，皮肤角质层增厚，变硬，表面干燥粗糙，呈浅黄色，边缘清楚，无炎症性反应。可以蔓延达掌跖侧缘及指趾关节伸面。少数患者肘、膝、胫和踝前亦可累及。

2．初起时常伴有掌跖多汗现象。

3．一般无自觉症状，但有时可有瘙痒，发生裂隙时有触痛或疼痛，触觉迟钝，症状在寒冷干燥季节加重。

4．病程缓慢，持续多年不退。

（二）鉴别诊断

1．胼胝　这种损害限局在手掌及足跖受压摩擦部位。

2．角化过度型手足癣　可以出现脱屑，自觉瘙痒，鳞屑中可找到真菌。

3．慢性湿疹　可以出现急性发作，皮损边界不清，可以伴有其他部位湿疹皮损，瘙痒严重。

【治疗原则】

1．外用角质松解剂，如 5%～10%水杨酸软膏，0.1%维甲酸软膏及 15%尿素软膏等。

2．煤焦油或黑豆馏油软膏。

3．避免摩擦、干燥。

4．口服维生素 A 25000～30000U，每日 3 次。

三、毛周角化病

本病又称为毛发苔藓，病因不明，可能与遗传有关。

【诊断标准】

1．多见于青年。

2．皮损为针头大小、尖顶的毛囊性丘疹，无炎性反应。去掉中心角质可见中央有毳毛穿出或卷曲在内。

3．皮损限多局于四肢，特别是上臂和股的外侧，分布对称。损害多时可累及到臀部及前臂，甚至面、眉等处，可引起脱毛和局部萎缩。

4．冬季干燥时病损显著。

5．一般无自觉症状。

【治疗原则】

1．0.05%～0.1%维甲酸软膏外用。

2．外涂脂性护肤剂。

3．维生素 A 25000～30000U，每日口服 3 次。

四、萎缩纹

它是皮肤弹力纤维脆弱，受到快速过度伸张力后发生断裂所致。

【诊断标准】

1．多见于青春期生长迅速、服用皮质激素、妊娠等使局部皮肤张力快速增加者。

2．好发部位在肥胖者的股内侧、肘膝上方、女性臀部、乳房，以及妊娠者腹壁下部。

3．皮损为境界清楚的条纹，初期淡红色或紫红色，逐渐转变为苍白色。

4．局部柔软、稍微凹陷，表面有光泽。

5．无自觉症状。

6．长期存在，不会消退。

【治疗原则】

1．本病无危害性，无特殊治疗。

2．控制体重增长可以减少萎缩纹增多。

第十节　红斑鳞屑性皮肤病

一、多形红斑

可能系病灶感染（细菌、病毒等）、药物、寒冷或其他因素所致皮肤小血管的急性炎症反应，又名多形性渗出性红斑。

【诊断标准】

（一）多见于春、秋、冬季节。

（二）临床表现　有轻、重两型。

1．轻型

(1) 皮疹好发于手背、足背、掌跖、前臂、小腿伸侧、面部及颈侧等处，对称分布。粘膜如口唇、口腔粘膜、眼结膜和外生殖器处亦可累及。

(2) 损害呈多形性，有斑疹、丘疹、水疱和大疱等，以丘疹多见，常伴水肿，典型病变可有虹膜样损害。

(3) 局部有瘙痒、烧灼或肿痛感。一般无全身症状，少数病人于发疹前有低热、轻度不适、咽痛等。

(4) 病程自限性，约2~4周可痊愈，但常复发。

2. 重型

(1) 起病急骤，有较重的前驱症状如高热、头痛、咽痛、肌痛和关节痛等。

(2) 损害广泛，除上述部位外，躯干亦常受累。龟头、包皮、尿道口、阴道口和肛门等处亦可累及。

(3) 皮肤损害为斑疹、丘疹、水疱和大疱等，常有淤斑和血疱。

(4) 粘膜损害重，口唇、舌、颊粘膜起水疱和糜烂，上覆血痂或形成灰白色假膜，可有出血和溃疡。眼部有结膜炎和假膜，重者累及角膜形成溃疡，甚至穿孔或引起全眼球炎。

(5) 中毒症状显著，有高热、寒战、气促、腹泻，甚至昏迷等。

(6) 可并发内脏病变，如肾脏累及，可出现蛋白尿、血尿、尿素氮增高，还可并发支气管肺炎，败血症等。

(三) 实验室检查

1. 血白细胞增多、贫血、血沉增快。

2. 组织病理示表皮可见坏死角质形成细胞，基底细胞液化变性，真皮浅层水肿，毛细血管扩张充血，管壁有纤维蛋白样变性，周围有淋巴细胞为主浸润。

(四) 鉴别诊断 多形红斑应与冻疮、疱疹样皮炎和类天疱疮等鉴别。

【治疗原则】

1. 找出并尽可能去除致病原因。

2. 口服抗组胺药物、钙剂，静脉注射维生素C或硫代硫酸钠等。

3. 重症病例给以皮质激素合并抗生素治疗，需要时考虑输血，并给予高蛋白饮食等支持疗法。外用药物主要采用止痒和干燥作用的温和保护剂，如炉甘石洗剂。对糜烂渗液损害需应用3%硼酸溶液冷湿敷。

4. 口腔粘膜糜烂可用2%碳酸氢钠溶液漱口，再涂保护性药物。眼部损害用生理盐水冲洗后，涂硼酸眼膏或可的松眼药水等，需防止粘连、继发感染以及角膜溃疡穿孔等。

二、远心性环状红斑

原因不明。可能与真菌感染、昆虫叮咬、细菌感染过敏或与内脏肿瘤有关。

【诊断标准】

1. 以青壮年多见，女性多于男性。

2. 初发损害为单个或多个水肿性丘疹，中央消退，向周围扩大形成环状弧形或融合成多环状。扩张性边缘隆起如堤状，内缘有鳞屑附着，偶见小水疱。旧的损害部位可以再生新的损害，呈靶样。

3. 轻度瘙痒。

4. 好发于四肢、躯干，分布广泛。

5. 可持续数月至数年，消退后留有色素沉着，易复发。

【治疗原则】

1．除去病因和对症治疗。

2．抗组胺药物，非激素类抗炎药。

3．无效时可试用皮质激素。

三、慢性游走性红斑

可能为蜱叮咬后，蜱携带螺旋体感染发病。

【诊断标准】

1．皮疹多为单一损害，也可发生多处损害。

2．初起为红色炎症性斑疹，向周围扩大，边缘隆起有浸润，约1～2cm宽，中心消退，不留痕迹，偶呈淡紫色，红斑圆形或不规则形。

3．灼热和瘙痒感。

4．经数周至数月消退。

5．除皮损外，尚可有心、神经系统和关节的累及，称莱姆（Lyme）病。

【治疗原则】

青霉素注射有效。若青霉素过敏，口服四环素亦有效。给抗组胺药以止痒。

四、银屑病

病因不明。有些患者有家族史，遗传与本病有关。其他可能因素包括细菌或病毒感染、免疫、内分泌、神经与精神因素以及物理因素等。

【诊断标准】

本病常见，多发生在青壮年，北方较多。根据临床表现，分为四型。

（一）寻常型　1．基本损害为红色的丘疹、斑丘疹，可融合成片，上覆多层银白色鳞屑。将鳞屑刮去后有发亮薄膜。在抓后有点状出血现象（Auspitz征）。

2．全身均可发生，好发于头皮，四肢伸侧和臀部。多为泛发，也可局限于某一部位。

3．部分病人可有指趾甲病变。初期甲板呈点状下凹，以后甲板增厚，失去光泽，甲板与甲床分离等。

4．少数病人有粘膜病变，多见于龟头、口唇及颊粘膜。龟头皮损为边缘清楚的红色斑片，无鳞屑。口唇可有银白色鳞屑。颊粘膜处表现为灰黄色和白色边缘明显的斑片。

5．在局部外伤部位，或针刺部位等处发生银屑病损害，称为同形反应。常发生于进行期。

6．病程慢性，易复发。常夏愈冬发，或夏轻冬重。

7．组织病理特点：表皮角化不全，角质层内可有微脓疡，棘层肥厚，表皮突规则地下伸。乳头呈棒状，内有弯曲而扩张的毛细血管。

（二）脓疱型　可分为限局性脓疱型和泛发性脓疱型银屑病

1．限局性脓疱型银屑病

（1）发生于手、足部，主要是掌、跖部。一般无全身不适。

（2）损害为对称型红斑，上有许多针头至粟粒大的脓疱，不易破溃，经10天到2周左右自行干涸，结褐色痂，痂脱后出现小片鳞屑，鳞屑下又有新疱形成。

（3）常伴有指趾甲病变。

纤维水肿和均质化，弹力纤维稀少，轻度淋巴细胞及组织细胞浸润。

【治疗原则】

1．一般对症治疗，避免各种刺激。瘙痒剧烈者，睡前服抗组胺剂。

2．雌激素霜治疗女阴硬化萎缩性苔藓；2.5%丙酸睾丸酮软膏治疗闭塞性干燥性龟头炎有效，亦可先用氢化可的松软膏，继用丙酸睾丸酮软膏。

3．皮质激素局部应用有暂时治疗作用，不宜长期应用。

4．维生素A口服或维甲酸软膏外用。

5．激光照射或液氮冷冻疗法。

6．外生殖器皮损患者应定期随访，以便早期发现癌变。

十一、线状苔藓

【诊断标准】

1．苔藓样多角形扁平小丘疹，呈带状排列。一般为肤色，但有时可呈粉红色，上覆鳞屑。无自觉症状。

2．损害常位于四肢或颈旁，呈单侧性。

3．突然发生，数周到数月后可自行消退，不留痕迹。

4．主要发生于儿童，亦可出现于成人。

【治疗原则】

1．本病可自行消退，又无自觉症状，故无需治疗。

2．维甲酸软膏或皮质激素局部外用。

十二、光泽苔藓

【诊断标准】

1．损害为散在或集获、发亮、坚实约粟粒大小丘疹，呈淡红或正常肤色。无自觉症状。

2．好发于下腹、乳房下及上肢屈面和臀部、阴茎。搔抓后可有同形反应。

3．偶有口腔粘膜损害和甲改变。

4．病程慢性，有自愈倾向。

5．组织病理示真皮乳头内上皮样细胞、淋巴细胞，偶见有郎汉巨细胞浸润，表皮钉突在浸润两侧下伸将浸润包围成球状。

【治疗原则】

1．病程自限性，且无自觉症状，故多无需治疗。

2．必要时局部外用皮质激素制剂或维甲酸霜。

十三、小棘苔藓

【诊断标准】

1．皮损主要见于颈和臂部外侧。

2．为针头大小的丘疹，密集成片，每个丘疹顶端有一根丝状角质小棘。

3．一般无症状。

【治疗原则】

维生素A口服或维甲酸软膏外用。

十四、红皮病

又称剥脱性皮炎。其发病与下列因素有关：①药物过敏：主要有磺胺类、抗生素、解热止痛药、安眠药、抗疟药、重金属（砷、金、汞等）等；②某些炎症性皮肤病：如银屑病、湿疹、脂溢性皮炎、遗传过敏性皮炎、接触性皮炎、毛发红糠疹等发展成红皮病；③继发于恶性肿瘤：主要为淋巴网状内皮系统恶性肿瘤，包括蕈样肉芽肿，霍奇金病、白血病；④部分病例找不到明显诱发因素。

【诊断标准】

1．以全身皮肤弥漫性潮红、浸润、肿胀、脱屑为特征。急性期鲜红色、水肿渗出较为明显。慢性期暗红色，以浸润为主，脱屑较著。鳞屑可呈糠状或大片形，特别在掌、跖部位，鳞屑大片脱落，如手套、袜子状。

2．数周后可有毛发脱落。指趾甲可有萎缩、混浊、凹陷、纵嵴和反翘等，亦可引起甲脱落。

3．2/3患者有淋巴结肿大，腹股沟和腋下淋巴结受累机会最多，颈部次之，当淋巴结肿大特别明显，或不对称时，提示网状内皮系统肿瘤引起红皮病的可能，应行淋巴结活检。

4．1/3～2/3患者肝和/或脾肿大，以药物过敏及淋巴瘤所致者多。

5．由于毒素吸收和皮肤散热功能失常，可引起不同程度的发热。体内热量经皮肤大量丢失以致低体温、抵抗力低、易感染。还可导致低血压、心率缓慢、心室纤颤，甚至引起死亡。

6．病情慢性，常反复发作，可多年不愈。

【治疗原则】

1．去除病因　避免饮酒、辛辣食物及外用热水肥皂洗烫。

2．药物引起者用皮质激素泼尼松40～60mg/d，症状控制后再逐渐递减剂量，大多需要维持一段时间，维持量的大小视病情而定；若银屑病引起者，按银屑病治疗；若肿瘤引起者按肿瘤治疗。

3．支持疗法　包括高蛋白饮食，纠正电解质紊乱、保暖、抗感染等。

4．外用温和保护剂　如扑粉或单纯霜剂（或软膏）等。

5．中药。

第十一节　大疱病与疱疹性皮病

一、天疱疮

病因不清，药物、感染和遗传因素可能起作用。患者体内形成具有致病性的自身抗体，特异性沉积在皮肤表皮棘细胞间，通过大量免疫球蛋白沉积产生的直接作用、补体的激活、纤维蛋白溶酶原参与等作用，破坏了细胞－细胞之间的结合蛋白质，从而引起水疱。

【诊断标准】

（一）临床表现

1．在正常皮肤粘膜或红斑上出现大疱，疱壁松弛，容易破溃结痂，尼氏征（Nikolsky sign）阳性，皮损愈合后不留瘢痕。

2．可累及全身各部位，以躯干、头面部与四肢近端为突出。

3．部分患者有口腔粘膜损害，亦可以累及鼻、眼、外生殖器等部位粘膜。

4．病情迁延，反复发作，长期不愈。

5．自觉皮损部位瘙痒、灼痛，可伴有发热、不适等全身症状。

（二）辅助检查

1．病理组织学检查　表皮内棘细胞间水肿，形成裂隙与水疱，水疱内见棘层松解细胞及少量嗜酸性粒细胞。

2．直接免疫荧光检查　早期皮损棘细胞之间可见补体和免疫球蛋白沉积，主要是 IgG，少数为 IgM 和 IgA。

3．间接免疫荧光检查　大部分活动期患者血液循环中可检测到免疫球蛋白，主要是 IgG，这种抗体的滴度与病情活动的严重程度常成正相关。

（三）分型与鉴别诊断

1．天疱疮的分型　根据临床表现、病理与免疫学检查，天疱疮分为四型：寻常型、红斑型、落叶型、增生型。

2．鉴别诊断　类天疱疮、疱疹样皮炎、重症多形红斑等。

【治疗原则】

（一）皮质激素　根据病情的严重程度选择剂量，起始剂量以泼尼松为参照，一般为 1mg/（kg·d），必要时根据病情需要按照 30～50%左右的幅度递增剂量，直至控制病情，然后逐渐减少剂量。常用的药物包括泼尼松、泼尼松龙、氢化可的松等口服或静脉注射制剂。

（二）免疫抑制剂　根据病情需要，可选择以下几种药物和皮质激素联合应用。环磷酰胺：200mg，隔日一次，静脉注射。硫唑嘌呤：50mg，每日 2～3 次。甲氨蝶呤：10～25mg，静脉滴注或肌注，每周一次。雷公藤多苷：20mg，每日 3 次。

使用免疫抑制剂的指征：

1．单独使用较大剂量的皮质激素不能够控制病情，增加剂量受限。

2．存在长时间应用大剂量使用皮质激素的禁忌证，如无法控制的严重感染、严重的糖尿病、高血压等。

3．使用皮质激素病情得到控制，但是需要维持高剂量方可以控制病情，减量困难。

（三）局部治疗　使用扑粉、膏剂、油剂等保护皮肤和口腔、眼睛、外阴等粘膜，防治感染。

（四）并发症的治疗　主要为使用大剂量皮质激素引起的并发症，包括感染、糖尿病、高血压等。

（五）其他治疗

1．补充、钾等电解质，纠正水、电解质紊乱。

2．补充蛋白质、钙维生素及热量，必要时静脉补充白蛋白。

（六）随诊　病情控制后应定期随诊，调整药物剂量，及时控制合并症与并发症。

二、类天疱疮

病因不清，药物、感染和遗传因素可能起作用。皮肤基底膜带的类天疱疮抗原使机体免疫细胞激活并产生抗基底膜带抗体，形成的抗原－抗体复合物激活了补体，由此产生介质释放、细胞趋化、细胞溶酶体酶释放等一系列炎症反应，破坏基底膜中连接表皮与真皮的结构而发病。

【诊断标准】

（一）临床表现

1．在正常皮肤粘膜或红斑基础上出现大疱，疱壁紧张，尼氏征（Nikolsky sign）阴性。

2．皮损主要分布在四肢屈侧面、腋下、腰际、下腹部等处，严重时可以泛发全身，并累及口、鼻部位粘膜。

3．病情迁延，反复发作，长期不愈。

4．多发生在老年患者。

5．部分患者自觉皮损部位瘙痒，个别人伴有发热、不适等全身症状。

（二）辅助检查

1．病理组织学检查　表皮下大疱形成，疱内主要为嗜酸性粒细胞。

2．直接免疫荧光检查　IgG 或 C3 沿皮肤基底膜带沉积。部分患者同时有 IgM 线状沉积。

3．间接免疫荧光检查　部分患者循环中检测到抗基底膜 IgG 抗体，这些自身抗体滴度与病情严重程度并不成正比。

（三）鉴别诊断　应与天疱疮、重症多形红斑、线状 IgA 大疱性皮病等鉴别。

【治疗原则】

（一）皮质激素　根据病情严重程度选择剂量，个体差异较大，一般为泼尼松 0.5～1mg/(kg·d)，必要时根据病情需要按照 50%左右的幅度递增剂量，直至控制病情，然后逐渐减少剂量。可以采用口服或静脉给药方法。

（二）必要时选择下列药物配合皮质激素治疗

（1）免疫抑制药物　参见“天疱疮”节。

（2）氨苯砜（DDS）　50mg，每日 2～3 次。

（3）磺胺吡啶　100mg～200mg，每日 3 次。

（三）局部治疗与并发症的治疗　参见“天疱疮”节。

（四）其他治疗　参见“天疱疮”节。

三、瘢痕性类天疱疮

其病因同类天疱疮。

【诊断标准】

（一）临床表现

1．发生在鼻腔、眼结膜、口腔及咽喉粘膜、尿道口、阴道与肛门等处粘膜，出现红斑、糜烂，继而形成瘢痕。反复发作，迁延不愈。

2．发生在眼结膜的损害可以引起失明，发生在外阴部的损害可以引起阴道、尿道口狭窄等。

3．部分病人发生的皮肤损害类似类天疱疮。

（二）辅助检查　病理组织学检查与直接免疫荧光检查：类似类天疱疮。

（三）鉴别诊断　应与天疱疮、类天疱疮等粘膜损害相鉴别。

【治疗原则】

（一）氨苯砜（DDS）　100～150mg/d，分2～3次口服。

（二）皮质激素　对DDS不敏感的患者用较小剂量泼尼松治疗，每日20～40mg。

（三）局部治疗　皮质激素外用，或粘膜下注射。

（四）稳定期手术解除狭窄。

四、疱疹样皮炎

病因尚不清楚，可能的因素有遗传、谷胶过敏、病毒感染，口服避孕药等，本病较少见。

【诊断标准】

（一）临床表现

1．多形性皮损，为红斑、风团，表面有密集成群的丘疹、丘疱疹或水疱，排列成环状、半环状等，尼氏征阴性。搔抓使水疱破裂、水疱感染、疱液脓性、结痂甚至苔藓化等“湿疹”样外观。

2．好发于肩背部、臀部、四肢近端伸侧，对称分布，严重时发展到全身。很少发生粘膜累及。

3．一般发生在中年男性，偶见于儿童。

4．急性期皮肤瘙痒严重，伴有全身不适、发热等症状。

5．病情呈反复发作和缓解交替出现，皮损消退后常留色素沉着。

6．部分患者对碘剂、谷胶过敏，停谷胶食物后病情减退。

（二）辅助检查

1．组织病理　真皮乳头层水肿，表皮下水疱，水疱内中性粒细胞浸润，真皮乳头顶部可见中性粒细胞聚集的小脓疡。

2．直接免疫荧光检查　皮损周围正常皮肤真皮乳头内、基底膜带IgA颗粒状沉积，也可见C3、IgM或IgG的沉积。

3．部分患者血清中存在抗表皮基底膜带IgA抗体。

4．部分患者在疾病活动期皮肤外涂25%～50%碘化钾后出现红斑、水疱。

（三）鉴别诊断　应与泛发性湿疹、天疱疮、类天疱疮、多形红斑以及疱疹样天疱疮等鉴别。

【治疗原则】

1．氨苯砜（DDS）　100～150mg/d，分2～3次口服。

2．皮质激素　对DDS不敏感者用较小剂量泼尼松治疗，每日20～40mg。

3．抗组胺药物　有止痒、抗炎症等作用，采取联合给药方法。

4．局部治疗　激素药膏、1%酚炉甘石洗剂以及抗生素药膏等。

5．避免食用所有含谷胶的谷类食品以及含有碘和溴剂的食品。

五、线状IgA皮病

线状IgA皮病（LABD）是一种发病与自身免疫有关的大疱性皮肤病，病程长，但预后较好。

【诊断标准】

1. 皮损特点 在正常皮肤或红斑上出现水疱，呈环状或弧形排列，多发生于躯干及四肢。皮疹可有多形性。

2. 自觉瘙痒。

3. 组织病理 表皮下水疱，疱内有中性粒细胞浸润，真皮乳头内可有中性粒细胞聚集的小脓疡。

（四）免疫荧光 直接免疫荧光示基底膜带线状 IgA 沉积。

【治疗原则】

1. 氨苯砜 50mg，每天三次，以后减量维持。

2. 磺胺吡啶 1.5～2g/d。

3. 必要时可用皮质激素。

六、家族性良性慢性天疱疮

是一种遗传性疾病，属于常染色体显性遗传。

【诊断标准】

（一）临床表现

1. 发生在腋下、腹股沟、脐周、外阴等处皱褶易摩擦部位皮肤的红斑、小水疱，容易破溃形成糜烂和结痂，有臭味。

2. 病情夏季加重、冬季缓解。

3. 青春期开始发病。

4. 家族中可有多个成员患病。

（二）组织病理 基底层上形成裂隙或水疱，表皮内棘层细胞松解，可见角化不良细胞。

【治疗原则】

1. 抗生素 口服四环素 1～2g/d。

2. 氨苯砜（DDS） 100～150mg/d，分 2～3 次口服。

3. 皮质激素 对 DDS 不敏感者用较小剂量泼尼松治疗，每日 20～40mg。

4. 放射治疗 X 线治疗。

5. 手术治疗 手术切除皮损后植皮。

七、疱疹样脓疱病

病因尚不清楚，可能的因素有感染、妊娠以及内分泌紊乱等。

【诊断标准】

（一）临床表现

1. 多见于中年怀孕妇女妊娠中期。

2. 皮损为红斑基础上针头大小或绿豆大小的脓疱，向外周扩展，形成环状。脓疱融合形成脓湖。数日后干燥结痂。成批反复发生。

3. 好发于腹股沟、腋下、乳房下、脐周等处。可以有粘膜侵犯。

4. 自觉皮损瘙痒、烧灼感。伴有高热等症状，严重者发生昏迷、谵妄等中毒症状。

5. 孕妇易发生流产、死胎。

（二）辅助检查

1．血液、脓疱液细菌检查阴性。

2．低血钙。

3．组织病理　表皮内海绵形成与脓疱（Kogoj 脓疡）。

（三）鉴别诊断　应与妊娠疱疹、角层下脓疱病、脓疱型银屑病、脓毒败血症等疾病鉴别。

【治疗原则】

1．抗生素治疗　甲砜霉素、红霉素等。

2．皮质激素　泼尼松口服，每日 30～60mg，病情控制后减量。

3．氨苯砜（DDS）　100～150mg/d，分 2～3 次口服。

4．雷公藤多苷及甲氨蝶呤（MTX）也可应用。

八、掌跖脓疱病

病因不明，可能与感染、金属过敏有关。有人认为本病属于限局型脓疱型银屑病。

【诊断标准】

（一）临床表现

1．好发于中年人。

2．皮损为成批出现的针头大小深在性脓疱，逐渐扩大，干燥后出现较厚鳞屑和结痂。反复发生。

3．好发部位在手掌拇指、小鱼际掌面和跖部足弓处，严重时发生到整个掌跖、足背、小腿膝、肘等部位。

4．自觉烧灼感、疼痛。

（二）辅助检查

1．脓液细菌检查阴性。

2．组织病理　表皮内单房性脓疱，中性粒细胞浸润为主。

（三）鉴别诊断　应与局限型连续性肢端皮炎、脓疱性细菌疹、手足癣、湿疹等鉴别。

【治疗原则】

1．查找病因，祛除感染灶、过敏原。

2．抗生素治疗　四环素 0.25g。每日 2 次，连续 4 周。

3．氨苯砜（DDS）　100～150mg/d，分 2～3 次口服。

4．外用皮质激素软膏。

5．雷公藤多苷口服。

6．局部外用煤焦油软膏、维甲酸软膏。

7．浅部 X 线照射治疗

8．PUVA 治疗。

九、角层下脓疱病

病因尚不清楚，可能的因素有感染、精神创伤、代谢紊乱、内分泌异常等。

【诊断标准】

（一）临床表现

1．多见于中年妇女。

2．皮损为针头或绿豆大小的脓疱，周围有红晕，向外周环状扩大。数日后水疱吸收干燥，形成浅表结痂与鳞屑，消退后留色素沉着。反复成批发生。

3．好发于腹股沟、腋下、躯干与四肢屈侧。

4．一般无全身症状，皮损部位有瘙痒或灼热感。

5．病程长，反复发作，但对全身健康无严重影响。

（二）辅助检查

1．血液、脓疱液细菌检查阴性。

2．组织病理　表皮角层下水疱，疱内主要为中性粒细胞。

（三）鉴别诊断　应与疱疹样皮炎、脓疱型银屑病、湿疹继发感染等鉴别。

【治疗原则】

1．氨苯砜（DDS）　100～150mg/d，分2～3次口服。

2．磺胺类药物　长效磺胺或磺胺吡啶口服。

3．皮质激素　仅限于对上述治疗无效且病情复发频繁者，每日口服泼尼松30～60mg，病情控制后减量。也可以外用。

4．雷公藤多苷。

第十二节　血管性皮肤病

一、变应性皮肤血管炎

病因不肯定。可能为细菌、病毒、食物、药物或化学品等引起的Ⅲ型变态反应。

【诊断标准】

（一）临床表现

1．好发生在青、中年人，多为急性发病，反复发作，病情轻重程度不等。

2．皮肤损害多形性，可以出现红斑、丘疹、风团、紫癜、结节、坏死、结痂、溃疡等。溃疡愈合后留萎缩性瘢痕与色素沉着，多种损害同时存在。

3．皮损部位多见于下肢和足踝部，也可以发生在其他部位。

4．病情严重时可以累及全身各脏器，如肾脏、胃肠、神经系统等，可以危及生命。

5．自觉皮损部位瘙痒、烧灼感，可伴有发热、不适、关节痛等症状，严重患者出现脏器累及相应的症状与体征。

（二）辅助检查

1．实验室检查　可以有血沉加快、中性粒细胞增多、血小板减少、贫血、高球蛋白血症、补体下降、类风湿因子阳性等。

2．组织病理　真皮全层的毛细血管炎和小血管炎，管壁纤维素样变性、周围有中性粒细胞浸润，伴有核碎裂。

（三）鉴别诊断　应与过敏性紫癜鉴别。

【治疗原则】

1．查找并治疗感染灶，用适当的抗生素。

2．查找并清除其他可疑因素，如药物等。

3．口服抗组胺药物阿司匹林、消炎痛等。

4．糖皮质激素　病情严重者可以用皮质激素治疗，如口服泼尼松20～40mg/d，控制病情后逐渐减少剂量至停药。

5．雷公藤多苷　20mg，每日3次。

6．氨苯砜（DDS）　50mg，每日2～3次。

7．其他治疗　补充钙、钾等电解质，纠正水、电解质紊乱；补充蛋白质、钙维生素及热量，必要时静脉补充白蛋白；病情控制后定期随诊，调整药物剂量，及时控制合并症与并发症。

二、过敏性紫癜

病因不肯定，可能为细菌（溶血性链球菌）、病毒、食物、药物等引起的Ⅲ型变态反应。

【诊断标准】

（一）临床表现

1．好发生在儿童和青少年。

2．多数人在起病前有上呼吸道感染与全身不适等症状。

3．皮肤损害表现为出血性淤点、淤斑，可以相互融合。经过2～3周后皮疹颜色转暗、消退，可以有新发皮疹反复成批发生。

4．皮损部位多见于下肢和足踝部的伸侧，也可以发生到全身，累及粘膜。

5．大部分患者病情轻，预后好。少数患者可以累及到关节（关节型）、腹部（腹型）、肾脏（肾型）。

6．皮疹较轻者可以无自觉症状。累及内脏时出现相应的表现，如关节肿痛、腹痛、便血、血尿与蛋白尿等。

（二）辅助检查

1．实验室检查　血小板计数正常。累及内脏时出现相应的表现，如血尿、尿蛋白阳性、管型尿等。

2．组织病理　真皮浅层毛细血管和细小血管出现白细胞碎裂性血管炎变化。

（三）鉴别诊断　要和血小板减少性紫癜等出血性疾病鉴别。

【治疗原则】

1．查找和去除病因，如感染、药物、食物，避免过度劳累等。

2．口服抗组胺药物阿司匹林、消炎痛、维生素C、钙剂等。

3．糖皮质激素　病情严重者可以口服激素治疗，如泼尼松20～40mg/d，控制病情后逐渐减少剂量至停药。

4．雷公藤多苷　20mg，每日3次。

5．环磷酰胺　发生肾型、腹型等病情严重的病例可以使用激素联合环磷酰胺等免疫抑制药物治疗。

6．中医中药治疗　血热者宜凉血止血，血气不足者以益血摄血为主。

三、急性发热性嗜中性皮病（Sweet病）

病因不明。可能与细菌或真菌感染有关，可能是由感染引起的局部Ⅲ型变态反应，少数患者可能合并白血病等恶性肿瘤。

【诊断标准】

（一）临床表现

1．好发生在中年女性，多为急性发病。

2．皮肤损害为水肿性红色斑块与结节，逐渐增大，周边形成假性水疱、结痂与鳞屑，皮损形成环形或半环形。持续1～2月可自行消退。

3．皮损部位多见于面颊部、颈部和四肢伸侧，也可以发生在躯干。

4．自觉皮损部位疼痛、灼热感。大部分患者伴有发热、不适、关节痛等症状。少数患者有眼结合膜炎、浅表巩膜炎等。

（二）辅助检查

1．实验室检查　外周血白细胞总数增高，中性粒细胞数升高，可以有血沉加快。

2．组织病理　真皮乳头层水肿，真皮浅层中性粒细胞浸润，可有核碎裂。

（三）鉴别诊断　应与变应性血管炎、多形红斑、持久性隆起性红斑等鉴别。

【治疗原则】

1．小剂量皮质激素治疗，口服泼尼松30mg/d，控制病情后逐渐减少剂量至停药。

2．氨苯砜（DDS）　50mg，每日2～3次。

3．雷公藤多苷　20mg，每日3次。

4．10%碘化钾　5～10ml，一日三次。

四、荨麻疹性血管炎

病因不明。可能与病毒、细菌或真菌感染以及碘过敏有关。

【诊断标准】

（一）临床表现

1．好发生在中年女性，起病前经常有发热等症状。

2．皮肤损害主要表现为风团，但是持续时间久，超过24小时，甚至数天不消退。

3．风团水肿触之浸润，可以出现点状出血，消退后可遗留一过性色素沉着。

4．自觉皮损部位瘙痒或灼热感。

5．可以伴有不适、关节痛等症状。

（二）辅助检查　组织病理：白细胞碎裂性血管炎改变。

【治疗原则】

1．小剂量糖皮质激素治疗，口服泼尼松30mg/d，控制病情后减量。

2．氨苯砜（DDS）　50mg，每日2～3次。

3．口服抗组胺药物。

五、结节性红斑

可能与链球菌感染有关，其他因素有病毒与真菌感染、药物、自身免疫等。

【诊断标准】

（一）临床表现

1．好发生在中青年女性。

2．多数人在起病前有轻度发热、全身不适、关节痛等症状。

3．皮肤损害（多见于小腿伸侧）为对称性红斑、结节，表面鲜红色，数日后逐渐转暗红色、消退，不发生破溃。

4．病情容易反复发生。

5．自觉疼痛。

（二）组织病理：真皮血管周围炎症。

【治疗原则】

1．查找和去除病因，如感染、药物、食物，避免过度劳累等。

2．使用抗生素等治疗。

3．口服阿司匹林、消炎痛、维生素 C、钙剂等。

4．皮质激素　病情严重者可以口服，如泼尼松 20~40mg/d，控制病情逐渐减量。

5．中医中药治疗。

六、坏疽性脓皮病

病因不肯定，可能是一种自身免疫性疾病。

【诊断标准】

（一）临床表现

1．好发生在青、中年人。

2．皮肤损害初发病时为炎症性红丘疹、水疱或脓疱，坏死破溃后形成溃疡，逐渐向周边和深部发展、扩大，形成较大溃疡，周围可以出现新的皮疹。溃疡愈合后留萎缩性瘢痕与色素沉着。多种损害同时存在。活动期有同形反应。

3．皮损部位多见于下肢，可以发生在全身任何部位。

4．部分病人合并恶性肿瘤等内脏疾病。

5．自觉皮损部位疼痛、瘙痒、烧灼感，可以伴有发热、不适、关节痛等全身症状。

（二）组织病理：表皮与真皮坏死，真皮内小血管炎。

（三）鉴别诊断　要与本病鉴别的有：皮肤结核、坏死性血管炎、晚期梅毒以及着色芽生菌病等。

【治疗原则】

1．皮质激素　病情严重者可以用皮质激素治疗，如口服泼尼松 40~80mg/d，控制病情后逐渐减量。或氢化可的松静脉点滴。

2．氨苯砜（DDS）　50mg，每日 2~3 次。

3．查找并治疗内脏疾病。

4．氯苯吩嗪　100mg，每日 3~4 次口服。

5．雷公藤多苷　20mg，每日 3 次。

6．免疫抑制剂　严重病例可以用环磷酰胺或硫唑嘌呤治疗。

7．抗生素　根据培养与药物敏感实验结果选用合适的抗生素。

8．其他治疗　局部治疗：清洁创面，抑制细菌感染。

七、贝赫切特（Behcet）病

此病是以眼葡萄膜炎、口腔溃疡和皮疹为主要临床表现的疾病。病因尚不清楚。

【诊断标准】

1．皮肤损害　外生殖器溃疡，单发或多发，伴疼痛。易反复发作。比较常见的还有结节性红斑、痤疮、毛囊炎等损害。

2．口腔溃疡　反复发作，主要在颊粘膜、舌部，亦可累及咽、喉、鼻腔和食管。

3．眼部病变　常见为虹膜炎。

4．其他　可有骨关节或内脏受累表现，如胃肠道、心血管、肺、神经系统等。皮肤针刺反应阳性。

【治疗原则】

1．皮质激素　适用于严重病例或有内脏损害者。

2．免疫抑制剂　如转移因子、左旋咪唑等。

3．反应停　对生殖器及口腔溃疡效果较好，要注意其副作用。

4．对症治疗　包括局部用药。

八、色素性紫癜性皮肤病

色素性紫癜性皮肤病是一组以紫癜、色素沉着为特点的皮肤病。临床上包括三种疾病，即进行性色素性紫癜样皮肤病（Schamberg 病）、色素性紫癜性苔藓样皮炎（Gougerot 病）、毛细血管扩张性环状紫癜（Majocchi 病）。

【诊断标准】

1．本组疾病的共同特点　皮疹为针尖到米粒大小出血点，密集成片。棕色到褐色色素沉着。好发于下肢尤以小腿多见，对称发生。病程慢性。一般无自觉症状。

2．色素性紫癜样皮炎除有紫癜及色素沉着外，还有苔藓样斑片损害，表面有鳞屑，自觉瘙痒。

3．毛细血管扩张性环状紫癜损害呈环形，有毛细血管扩张。

【治疗原则】

1．维生素 C、K 口服，芦丁口服，可能有效。如有局部瘙痒可外用皮质激素霜。

2．中药　复方丹参口服或静点。

九、淤积性皮炎

老人静脉壁退化、静脉瓣膜功能不全，长期站立和深静脉内血栓形成等使静脉压增高、静脉的回流障碍与淤积引起静脉炎，进而发生静脉周围炎和皮炎。

【诊断标准】

1．足踝部暗紫红色斑片，苔藓化。因为搔抓等刺激使皮损激化，出现丘疹和丘疱疹以及渗出、结痂等急性损害，并迅速向外扩大。

2．以皮肤的慢性湿疹为特征，伴有反复急性发作与缓解交替出现。慢性皮损伴继发性色素沉着。

3．可见小腿浅静脉曲张与机能不全，部分患者发生淤积性皮肤溃疡。

【治疗原则】

1．综合治疗　避免长期采取站立位或坐位，在白天下肢使用弹力绷带，自下向上加压，夜晚睡觉前拆下。必要时卧床休息，抬高患肢。

2．急性皮炎期间使用间歇性湿敷治疗，使用生理盐水或 0.5%醋酸铝溶液（Burow's 液）加压湿敷。皮损合并感染时用 3%硼酸溶液湿敷。湿敷间歇外用含有抗生素与皮质激素的乳剂促进皮炎消退。

3．慢性期使用保护性乳膏与止痒药物，防止水肿发生与皮炎复发。

4．维生素 C、复合维生素 B、维生素 E、维生素 P 等口服。

5．合并感染根据细菌培养和药物敏感实验结果选用相应的抗生素。

6．少数患者在经过各种治疗之后仍然有小片溃疡长期不愈，可以考虑手术切除后植皮。

7．中医中药治疗　根据下肢静脉淤积综合征在不同时期的征象，分别采取活血化淤、清热利湿、活血通络等辨证施治。

第十三节　非感染性肉芽肿病

一、结节病

病因不清，可能是一种外因引起，主要由 T 细胞参与的反应。

【诊断标准】

（一）临床表现

1．皮疹表现多样。最常表现为半球形结节，绿豆到豌豆大小，数目多少不等。

2．皮疹常常融合成片状或环状，中央皮疹消退形成萎缩瘢痕。

3．一般无自觉症状。好发生在面部和四肢伸侧。

4．可以伴有淋巴结肿大和肺内损害。

5．伴有内脏损害时出现相应症状与体征。

（二）辅助检查

1．组织病理　真皮内可见上皮样细胞肉芽肿。

2．部分患者胸部 X 线检查可见肺门和纵隔淋巴结肿大。

3．血管紧张素转换酶测定　部分患者活性升高。

4．大部分患者皮肤 Kveim 试验阳性。

【治疗原则】

1．合并系统损害者对症治疗。

2．皮质激素　泼尼松 30～40mg/d。

3．氯喹　0.25g/d，口服，1～3月后减量。

4．甲氨蝶呤或瘤可宁口服。

二、环状肉芽肿

病因不清，可能与感染有关，由细菌或毒物引起的皮肤反应。

【诊断标准】

（一）临床表现

1．皮疹表现多样，初起表现为丘疹或结节，逐渐融合排列呈环状，正常肤色或淡红色。

2．皮疹单发或多发，一般无自觉症状。

3．好发生在手背、前臂和下肢的伸侧，可发生在身体任何部位。

4．多发生在年轻女性。

5．除上述表现外，皮疹还可以表现为巨大型、皮下结节型、播散型等，少数患者皮疹可以发生破溃。

（二）组织病理：真皮内可见局灶性胶原纤维变性和周围呈栅栏状或放射状排列的组织细胞及淋巴细胞等浸润。

【治疗原则】

1．氯喹　0.25g/d，口服，1～3月后减量。

2．液氮冷冻治疗。

3．皮质激素皮损内注射。

4．皮质激素　泼尼松30～40mg/d。

第十四节　皮肤附属器疾病

一、寻常痤疮

发育期雄激素增多导致皮脂腺毛囊管壁角化并堵塞毛孔，造成皮脂排出不畅从而引起毛囊皮脂腺的炎症，发病还与痤疮丙酸杆菌感染有关。

【诊断标准】

1．损害呈多形性，最早典型皮损为位于毛囊口的粉刺，分白头粉刺及黑头粉刺两种，前者为白色针尖至针头大小的丘疹；黑头粉刺见于扩大的毛孔中，呈点状黑色，加压可挤出脂栓。在发展过程中可产生炎性丘疹、脓疱、结节、脓肿、囊肿及疤痕。

2．好发于面部、上胸及肩背部等皮脂腺发达部位。

3．病程慢性，一般在青春期过后趋于自愈。

4．以青年男女多见，好发于15～25岁。

5．需与职业性痤疮和酒渣鼻相鉴别。

【治疗原则】

1．常用温水、硫磺肥皂洗脸以去除油腻和黑头。

2．少食脂肪和糖类，避免饮酒及其它刺激性食物（如咖啡、可可、辣椒等）。

3．四环素、红霉素类能抑制痤疮丙酸杆菌属，降低游离脂肪酸，如二甲基四环素每次50mg，每日二次，服用10日。重症及结节、囊肿型患者可服用13－顺式维甲酸。

4．局部外用硫磺洗剂、5%硫新霜、5%～10%过氧化苯甲酰软膏、阿达帕林软膏，感染严重时可用抗生素软膏。

5．女性患者口服达因－35，于月经结束后第1天开始，每日1次，每月21日，停药7日后再开始服药。服用3～6月。

6．氨苯砜（DDS），对结节、囊肿性损害可试用，控制病情后减量，可维持一段时间。

7．液氮冷冻适宜于结节性、囊肿性痤疮。

8．久治不愈的脓肿和窦道可考虑整形手术。

二、脂溢性皮炎

脂溢性皮炎是在皮脂溢出基础上，并有马拉色菌参与而引起的一种慢性炎症。

【诊断标准】

1．常分布在皮脂腺较多的部位，如头皮、面部、背部、腋窝、会阴等处，重者可泛发全身。

2．皮损因部位而异

（1）头部损害　有两种类型

鳞屑型：初起为小片灰白色糠秕样鳞屑，蔓延整个头皮形成油腻性鳞屑，其下皮肤有淡红色斑或针头大暗红色毛囊丘疹，头发干燥、细软、稀疏或脱落。

结痂型：表现为油腻性粘着性黄色结痂，间有渗液，此型在肥胖者或婴儿中最多见。

（2）面部损害　在额部和眉部为灰白色鳞屑或黄痂，鼻翼可堆积厚痂，基底微红。

（3）耳部损害　累及耳郭、外耳道、耳后皱褶，重者覆以黄色厚痂，伴以裂隙。

（4）躯干部　为不规则的边界明显的淡红色而带黄色的圆形、椭圆形斑片，覆以糠秕样鳞屑或油腻性痂。

（5）皱褶处　如乳房下、两腋、腹股沟等有黄红色斑片，可有渗出，有时边缘呈环形。

3．病程慢性，伴不同程度瘙痒。

4．需与寻常型银屑病和玫瑰糠疹相鉴别。

【治疗原则】

1．限制多脂、多糖饮食，多吃蔬菜。

2．内服维生素 B_6、B_2 或复合维生素 B 等。

3．局部治疗　按不同部位选用不同制剂。如头皮用水合氯醛头皮洗剂外搽，其他部位可用复方硫磺洗剂，渗出糜烂时可选用3%硼酸溶液。抗真菌药物如咪康唑、酮康唑的外用制剂常有效。

三、石棉状糠疹

又名石棉状癣

【诊断标准】

1．头皮有大量粘着性白色鳞屑，重叠如屋瓦，往往有明显边界，受累面积大小不一。

2．皮肤无明显炎症。

3．应与头皮银屑病、脂溢性皮炎和头癣相鉴别。

【治疗原则】

1．每日洗头后涂1%硫化硒混悬液。

2．局部用角层剥离剂，如5%～10%硫磺煤焦油软膏。

四、酒渣鼻

病因未明，胃肠道功能障碍、精神因素、病灶感染、嗜酒、辛辣食物、冷热刺激、毛孔内毛囊虫寄生可能是其诱发因素。

【诊断标准】

1．红斑期　损害初起为暂时性阵发性红斑，以后红斑持续不退伴毛细血管扩张。

2．丘疹期　数月或数年后出现针头至黄豆大丘疹和丘脓疱。

3．鼻赘期　严重时局部组织肥厚，形成鼻赘，呈紫红色结节状，表面凹凸不平，毛细血管扩张显著，毛囊口明显扩大，皮脂分泌旺盛，一般无自觉症状。

4．皮损发生于面部中央，特别是鼻部、两颊、眉间及下颌部。

5．需与寻常痤疮相鉴别。

【治疗原则】

1．去除诱因。

2．避免刺激性食物，如酒、咖啡、可可。

3．四环素口服，0.25g，每日3~4次。

4．甲硝唑0.2g，每日2次，6周为一疗程。

5．局部外用5%硫磺霜或复方硫磺洗剂、1%甲硝唑霜等。

6．鼻赘期可作整形手术。

五、口周皮炎

常见的病因为长期、反复使用含氟皮质激素。其他因素有日光敏感、皮脂溢出、感染等。有研究发现幽门螺杆菌感染与发病相关。

【诊断标准】

1．皮损为丘疹、丘疱疹、脓疱、红斑及鳞屑，对称分布于口周。但口唇周围有一狭窄区不受侵犯。

2．皮损及症状可在日光照射、饮酒、进热食、寒冷刺激后加重。

3．好发于20~35岁之间，中年多见，女性多见。

4．需与脂溢性皮炎、接触性皮炎、酒渣鼻鉴别。

【治疗原则】

1．停止使用含氟皮质激素。

2．四环素每日1g，连服3周，然后减为每日0.5g，再连服3周。

3．外用5%过氧化苯甲酰乳剂，每日2~3次，或外用红霉素制剂及硫磺制剂。

六、多汗症

此症为器质性疾病或功能性失调所致，前者主要见于内分泌失调（如甲状腺功能亢进、糖尿病等）、神经系统疾患（如帕金森病）及转移性肿瘤，后者系紧张、恐惧、兴奋或进食辛辣食物而诱发。

【诊断标准】

1．一般分局限性和全身性多汗两型，局限性多汗见于手掌、足趾、腋下、腹股沟和会阴部。其次为前额、鼻尖和前胸。

2．轻微多汗表现为皮肤湿润、粘腻，严重的可见到滴滴汗珠。

【治疗原则】

1．去除诱因。

2．注意皮肤清洁，腋部可扑粉，保持干燥。

3．局部多汗可搽2%~4%甲醛液，每日2次，或用0.5%醋酸铝溶液，5%明矾溶液或5%鞣酸溶液涂搽或浸泡掌跖。

七、无汗症

见于先天性外胚叶缺损病，某些皮肤病的继发性症状如粘液性水肿、硬皮病、鱼鳞病、广泛性瘢痕疙瘩，也可为全身性疾患的表现，如糖尿病性神经炎、多发性骨髓瘤、干燥综合征、脊髓灰质炎和颈交感神经麻痹（Horner综合征）等。

【诊断标准】

1．无汗症是指少许或完全无汗，分为局限性和全身性两类。

2．全身无汗者不能调节体温，往往感觉身体不适，轻微受热即烦躁不安，尤其在炎热时体温可以升高。

【治疗原则】

如为其他疾病之继发症状，则治原发疾病，如为先天性外胚叶缺损病，目前尚无法根治。

八、汗疱疹

汗疱疹的病因不明，目前认为是一种皮肤湿疹样反应。

【诊断标准】

1．皮损为位于表皮深处的粟粒至黄豆大小的半球形水疱，内含清澈浆液或变混浊，水疱可以融合成大疱，一般不自行破裂，2～3周多自行吸收，后形成脱屑。

2．好发于手掌、足跖和指（趾）侧。

3．损害于2～3周内自行吸收，但又可有新的水疱发生，病程可迁延1～2个月之久。

4．夏季多见，本病发生常与手足多汗症、神经紧张及足部活动性真菌感染有关。

5．鉴别诊断　本病需与手癣和剥脱性角质松解症相鉴别。

【治疗原则】

1．去除可能的诱发因素，避免滥用洗涤剂或肥皂等洗涤。

2．局部用药以收敛性外用药物为主，可外用复方醋酸铝溶液等。干燥剥脱时可搽10%～20%尿素软膏或复方尿囊素霜。

九、臭汗症

一般认为臭汗是顶泌腺分泌物和局部细菌作用的结果。

【诊断标准】

1．可分为全身性臭汗症与局部性臭汗症两种，前者为一种与种族有关的生理现象，也可见于卫生习惯不良者。后者主要发生于腋下、足部和会阴部出汗多，且有臭味，以腋臭为最常见。

2．大多与多汗症有关，夏季加重，以青春发育期臭味最浓，随年龄增长而减轻。

3．臭汗气味轻重不同，轻的在不出汗的时候几乎没有气味发生。

【治疗原则】

1．注意清洁，同时治疗多汗症。

2．局部外用三氯化铝溶液或10%福尔马林溶液。

3．必要时可做手术切除或激光治疗。

十、斑秃

病因不明，可能与自身免疫有关，精神因素是诱发及促使病情加重的原因。

【诊断标准】

1．局限性大小不等圆形或椭圆形斑片状秃发，骤然发生，经过徐缓，可自行缓解和复发，病变处头皮正常，无炎症，也无自觉症状。

2．损害区头发拔出后可见发鞘极薄，萎缩，毛球不明显，毛根尖如惊叹号状。恢复期斑秃处出现纤细淡色毳毛，可随长随脱。痊愈时发渐变粗变黑。

3．若整个头皮头发全部脱落称为全秃。有的甚至眉毛、腋毛，阴毛和全身毳毛等全部脱落，称为普秃。

4．鉴别诊断　需与头癣、假性斑秃等鉴别。

【治疗原则】

1．应注意消除有关因素。

2．局部可用10%辣椒酊，外用皮质激素软膏或其二甲基亚砜溶液局部涂擦，也可外用1%～5%敏乐啶（长压定）制剂。

3．口服维生素 B_6、泛酸钙和胱氨酸等。

十一、假性斑秃

病因不明，可因头皮盘状红斑狼疮或毛发扁平苔藓所致。

【诊断标准】

1．多发性圆形、椭圆形或不规则形头皮萎缩性斑片，肤色正常或浅红色，逐渐进行导致毛囊萎缩和永久性秃发。

2．起病隐袭，发展缓慢。

3．主要发生于30～55岁的男女。

4．鉴别诊断　需与斑秃、瘢痕性脱发等鉴别。

【治疗原则】

无特效疗法。治疗原发性疾病。

十二、雄激素原性脱发

又名早秃，男性型脱发，指成人在老年前头发逐步脱落。遗传和雄激素有重要的作用。

【诊断标准】

1．从两侧鬓角开始脱发，以后颅顶部头发也逐渐减少。秃发区毛发稀疏、细软。皮肤光滑、无鳞屑。重者额部和顶部头发可完全脱去。可有轻度瘙痒。

2．有家族发病倾向，多见于男性。

【治疗原则】

解除思想负担，避免过多洗涤及外用刺激性药物。可外用米诺地尔溶液。若伴有皮脂溢出，可作相应治疗。男性可以口服非那雄胺

十三、多毛症

先天性全身性多毛症

【诊断标准】

1．属返祖现象，可有家族史，甚至有数代遗传。部分患者有染色体的异常。

2．患儿生下即多毛，眉浓而长，两眉常可连结起来，额、面、颈部毛均密而长，有的躯干和四肢均多毛。

3．可伴齿发育不良，恒齿少或缺如，但甲无异常。

【治疗原则】

可使用激光机进行脱毛治疗，也可采用脱毛剂。

后天性全身性多毛症

【诊断标准】

1. 多起始于青春期。

2. 表现为无硬毛部位有显著毛发生长及硬毛部位毛发异常增多。

3. 一般发生在内分泌疾病，如肾上腺功能异常、Cushing综合征等患者。

【治疗原则】

可针对病因治疗，治疗原发病则多毛症状可得到改善。

先天性局部多毛症

【诊断标准】

1. 青春期前硬毛部位较早出现毛发，如胡须、阴毛等部位，或在男性长硬毛部位女子也长硬毛。

2. 遗传性，如De Lange综合征有面部、额部、背部的多毛现象，Hurler综合征有肩胛部多毛现象。

【治疗原则】

可使用激光机进行脱毛治疗。

后天性局部多毛症

【诊断标准】

1. 后天的局部部位的多毛。

2. 常见于内分泌功能异常疾病，也可见于长期应用睾丸酮、皮质激素类药物的患者。

【治疗原则】

针对病因治疗。

职业性多毛症

【诊断标准】

长期接触石油裂解碳氢化合物后，于面部等处发生多毛症。

【治疗原则】

去除病因

获得性局限性多毛症

【诊断标准】

1. 许多刺激可引起局部毛发生长：如摩擦、搔抓、上石膏等。

2. 长期持续性局部皮肤充血，或小腿慢性静脉曲张也可使局部多毛。

【治疗原则】

对症治疗

十四、白发

毛球中黑素细胞的酪氨酸酶功能减退或丧失，使毛干中缺乏黑色素而引起，分为老年性白发和少年性白发两种，老年性白发在老年人是一种生理现象。

【诊断标准】

1. 老年性白发常从两鬓开始，慢慢向头顶发展，数年后胡须、鼻毛也变灰白。

2. 少年性白发常有家族史，为常染色体显性遗传，有的伴有器官特异性自身免疫性疾病，如恶性贫血、甲状腺功能亢进、严重的情绪影响可使头发迅速灰白，某些遗传性疾病，如早老病等可伴白发。

【治疗原则】

目前无有效疗法。染发剂是白发者常用的化妆品，但可引起接触性皮炎，应慎重使用。

十五、甲营养不良

病因不明，部分病例可能是斑秃、银屑病或扁平苔藓的表现。

【诊断标准】

甲板变薄，浑浊失去光泽，表面有纵嵴，游离缘有甲分离，甲易碎。无甲下及甲周病变。

【治疗原则】

本病无特殊治疗，部分病例随年龄增长可逐渐好转。

十六、反甲

【诊断标准】

1．甲板变薄，中央凹陷而四周隆起呈匙形，故又名匙形甲。

2．主要见于缺铁性贫血、湿疹、冻疮、扁平苔藓、斑秃、梅毒，以及甲状腺功能亢进、冠心病、风湿热、伤寒等也引起反甲。

3．接触强碱性肥皂或石油产品者亦易发。

4．先天性者常见于1～2岁以内，也有少数持续至成人而不消失者。

5．有的病例无明显原因。

【治疗原则】

目前无有效疗法。

十七、甲胬肉

【诊断标准】

1．甲下的表皮向前生长，与甲床融合，病甲遂分成二部分，逐渐缩小，以至完全消失，最后代之以瘢痕组织。

2．指甲较趾甲为常见，常始于一个指甲，以后扩展至其他指甲。

3．可见于外周循环障碍和重症扁平苔藓，但部分病例病因不明。

【治疗原则】

目前无有效疗法。

十八、甲沟炎

是甲周组织急性、亚急性或慢性炎症。急性甲沟炎大多由金黄色葡萄球菌引起，而慢性及亚急性甲沟炎则多由念球菌属引起，特别是白念球菌。

【诊断标准】

1．急性甲沟炎开始为后甲皱区的小片炎症，可迅速蔓延到全甲沟，甚至形成甲下脓肿。局部有搏动性疼痛为主要症状。

2．慢性甲沟炎多见于30～60岁，特别是妇女。任何指甲均可受累，但以右手示指、中指和左手中指常见。开始为一个或数个指甲根部轻度肿胀和压痛，不久表皮剥脱，甲皱下化脓，病程慢性。脓液中常可查见念珠菌的孢子和菌丝，指甲可松动甚至脱落。

【治疗原则】

1．避免手指外伤和长时间浸于水中。

2．急性甲沟炎可外用抗生素，如红霉素软膏。有肿胀形成应切开排脓，有时需切除或拔掉全部指甲。

3．有真菌感染的病例可外用克霉唑、咪康唑、联苯苄唑制剂等。

第十五节　内分泌、营养和代谢性疾病

一、粘液性水肿

【诊断标准】

泛发型（全身性粘液水肿）

1．全身皮肤呈非凹陷性水肿，温度降低，干燥，粗糙，面部表情淡漠，鼻唇肥厚，舌体增大，发音不清。

2．毛发稀疏，甲脆有嵴。

3．甲状腺功能减退。

4．辅助检查　甲状腺功能 T_3、T_4 低下。

局限型（胫前粘液水肿）

1．损害为高起，蜡状、坚实的结节或斑块，直径可超过 10cm，呈肤色、淡红或棕色，表面毛孔扩大如桔皮状、毳毛粗黑旺盛。结节损害发展严重者可使腿、足变形。

2．好发于小腿伸侧，也见于头皮，两肩及手足伸面，常对称分布。

3．常出现于因治疗而降低或破坏甲状腺活性之后，常伴突眼症。

4．一般无自觉症状。有时可伴瘙痒及针刺感。

【治疗原则】

1．泛发型　按甲状腺功能减退症治疗。

2．局限型　①按甲亢或突眼性甲亢进行治疗；②损害内去炎松注射或考的松类制剂封包外用；③可试用免疫抑制剂。

二、黑棘皮病

【诊断标准】

1．灰褐色至黑色弥漫性色素沉着，皮肤干燥，粗糙，有多数密集的乳头样增生；常平行排列，触之柔软。

2．可伴掌跖角化过度，粘膜亦可累及。

3．好发于颈、腋窝、腹股沟、外生殖器、肘、膝、脐、乳房及肛周等皱褶部位，有时可波及全身。

4．临床上主要分良性型、恶性型和症状型三型。

(1) 良性型　可能为不规则的显性遗传病，可分为：①青年型：发病诱因为肾上腺功能减退或结核病变而致；②幼儿型：畸胎瘤或良性增生刺激交感神经而引起敏感区的改变；③假性黑棘皮病：为可逆性肥胖病的伴发症，常见于肤色深的肥胖者；④药物性黑棘皮病：大剂量菸酸或皮质激素及某些化学剂均可引起暂时性黑棘皮病的表现。本型进展缓慢，青春期

症状可加重，以后可长期处于静止状态。

(2) 恶性型　好发于壮年或老年，大多病例伴发内脏癌症，以腺癌居多，大多数是胃肠道、肺或乳房腺癌。

(3) 症状型　见于 Bloom 综合征、Rud 综合征及先天性脂肪代谢障碍等。

5．组织病理示角化过度、棘层肥厚和乳头瘤样增生，间以棘层萎缩，显著色素增加，在基底层尤为突出。

【治疗原则】

恶性型主要治疗恶性病灶，良性型可试用维甲酸，局部可外搽 0.05%～0.1%维甲酸软膏。其它型同时应积极治疗伴随疾病。

三、黄瘤病

黄瘤病是含脂质的组织细胞和吞噬细胞局限性聚集于真皮或肌腱等处形成的黄色、桔黄色或棕红色的丘疹、结节或斑块。患者常伴有全身性脂质代谢紊乱和其它系统的异常而出现一系列临床症状，临床上主要有以下几种类型。

扁平黄瘤

【诊断标准】

1．扁平稍隆起界限清楚的黄褐色或桔黄色斑片，无明显自觉症状。

2．多见于颈、肩、躯干、腋、股内侧及肘和膝窝等处。

3．常伴有脂蛋白血症。

睑黄瘤

【诊断标准】

1．发于上下眼睑及内眦部。

2．扁平、柔软，表面黄色小斑片，缓慢增大，经数年或更久可达 10～20mm，并可数小片融合。

3．多见于中年以上。

4．辅助检查　部分患者可有高胆固醇血症，有些患者可并发扁平黄瘤、皮肤网组织细胞瘤、糖尿病。

结节性黄色瘤

【诊断标准】

1．多发四肢、躯干伸侧易受外伤处，如肘、膝、指关节伸侧、足跟及臀部，亦可见于肩胛、足背、腋下、腹股沟、颜面等部位。

2．皮损为米粒、黄豆或杏核大球形或半球形结节，呈黄色至橙黄色，坚实、微有弹性，可单个、孤立或数个聚集。

3．见于有肝脏代谢异常、甲状腺功能低下以及原发性肝脏疾患。

4．辅助检查　可伴有血浆中等密度及极低密度脂蛋白（VLDL）以及乳糜微粒增高，也可伴有血管粥样硬化及冠状动脉或/和周围血管循环障碍，高脂蛋白血症Ⅱ或Ⅲ型。本病可同时伴有掌黄瘤、腱黄瘤、睑黄瘤及发疹性黄瘤等。

播散性黄瘤

1．临床较罕见。

2．为黄红色至褐色丘疹，可融合成较大损害，有些损害可有蒂。

3．本病好发于屈侧及皱褶等处，如腋窝、颈、肘膝、腹股沟等部。亦可见于粘膜、中枢神经系统。偶可累及角膜、巩膜，口腔、舌咽、喉及上部支气管、肺部，垂体受累可导致尿崩症。心脏及肾脏偶可受损。

4．常发生在青春期及年轻成人。

5．辅助检查　患者可伴有血脂异常，组织中无胆固醇沉积。

组织病理　各型黄色瘤组织病理特征主要为真皮内可见多数胞浆中充满脂质微粒的单核或多核泡沫细胞，也可见Touton巨细胞。成熟损害主要为泡沫细胞，晚期损害呈纤维组织增生。

【治疗原则】

1．合并高血脂蛋白血症者，根据不同类型分别控制饮食，给低脂、低碳水化合物饮食，降低总热卡量。给降脂药如消胆胺、安妥明、烟酸等治疗相关疾病。

2．局限性、数目少而小的皮损可酌用电解、电凝、激光、或液氮冷冻去除，较大者可行外科切除。如不纠正患者的血脂异常，则术后易复发。

四、类脂蛋白沉积症

一种皮肤粘膜、有透明蛋白样物质沉积的罕见常染色体隐性遗传病。

【诊断标准】

1．基本损害为粟粒至绿豆大，淡黄或淡棕色，半透明丘疹或小结节，有蜡样光泽，可密集成片而呈桔皮状外观，头皮受累可致秃发，睑缘受累可出现串珠状丘疹和睫毛脱落。

2．好发于手指伸面、肘、膝和面、颈等处。

3．粘膜损害可发生于口唇内侧、舌下、咽、腭垂及食管等，表现为黄白色丘疹。

4．舌体呈木板样不能伸动，会厌受累可影响吞咽，声带增厚，发音嘶哑，后者多见于幼年。

5．组织病理示真皮上部血管、汗腺和毛囊周围大片无定形嗜伊红性透明蛋白样物质沉积。

【治疗原则】

目前无有效治疗方法。可对症治疗。

五、黄色肉芽肿

【诊断标准】

1．初起损害为绿豆至黄豆大红色丘疹或结节，迅速发展，直径可达1~2cm，圆或椭圆形，境界清楚，随之色转桔黄，棕黄。数目不定，数个至数十个，粘膜可以受累。损害常在1~2年内自行消退。

2．皮损最初发生在新生儿和半岁内的幼儿。

3．损害主要分布于头、面、躯干和肢体近端等处及粘膜。

4．少数病例可侵犯眼、肺、肝、脾等处，有肝、脾肿大等。

5．少数病例可合并神经纤维瘤或骨髓增生性疾病如白血病。

6．组织病理示真皮中有泡沫细胞，Touton细胞等。

7．鉴别诊断　有时需与家族性高脂蛋白血症型黄瘤及急性播散性组织细胞增生症相鉴别。

【治疗原则】

无特殊治疗，本病有自限性，皮损可自行消退一般并不影响健康。对合并骨髓增生性疾病应予重视。

六、卟啉病

卟啉病是血红素生物合成过程中因遗传缺陷或后天原因致其中间产物——卟啉和（或）卟啉前体的产生和排泄增多，并在体内积累而产生的一组以光敏性皮肤损害表现为主的疾病。包括有：红细胞生成性原卟啉病（EPP）、迟发性皮肤卟啉病（PCT）、先天性红细胞生成性卟啉病（CEP）、混合性卟啉病（VP）和遗传性粪卟啉病（HC）。其中以 EPP 和 PCT 较多见。

红细胞生成性原卟啉病（EPP）

【诊断标准】

1．急性光敏性反应。于日晒 5～30 分钟后，面部、手背等暴露部位有刺痒或灼痛感，继之出现片状肿胀、红斑，与日照强度和时间有关。重者于面颊、额部、手指背侧、甲周和指尖腹侧可有淤斑，甚或水疱及指甲剥离表现。皮肤脆性增加，经搔抓等刺激后呈现线条状表皮剥脱结痂和虫蚀状凹陷瘢痕。

2．经过多次、数年反复发作后，皮肤渐增厚，面部似蜡样，呈桔皮样鼻，唇部苍白增厚，唇红粘膜纹理深粗，与口周皮纹相连成特征性的放射状裂纹和瘢痕。手背皮肤增厚常开始于掌指关节和近端指间关节处，呈指节垫样。项部多呈菱形皮肤、整个面部呈饱经风霜的早老面容。

3．发病多在童年。以 4～10 岁居多，成人发病者罕见。

4．最为多见的皮肤卟啉病，常有家族史，为常染色体显性遗传。

5．辅助检查　患者的卟啉异常主要是血浆和红细胞中有过多的原卟啉。血中原卟啉的增多可导致在肝细胞和胆囊中的沉积和过多积聚，造成胆囊结石和不同程度的肝损害和硬化。部分病例有轻度贫血，为小细胞性低血红蛋白性贫血。

迟发性皮肤卟啉病（PCT）

【诊断标准】

1．本病分为两型。Ⅰ型为散发性（或称症状性、获得性），Ⅱ型为家族性。前者较多见，可发生于 20 岁以后的任何年龄；后者为常染色体显性遗传，发病者罕见，症状也轻微，多在 20 岁以内发病。

2．皮损主要分布于面和手部的光暴露区，表现为皮肤脆性增加、表皮下水疱、多毛和色素沉着。

3．缓慢隐匿，患者常无明确的日光过敏史。

4．患者的肝脏、红细胞和其他组织中均有尿卟啉原脱羧酶的缺陷。常见于嗜酒者、长期服用雌激素类药物、卤素烃类化学物中毒以及慢性肝病（各型病毒性肝炎和肝硬化等）者。

5．辅助检查　患者的卟啉异常主要是尿中有过量的尿卟啉和粪卟啉，部分病例因有大量尿卟啉存在，可使尿色变深如红茶样。

先天性红细胞生成性卟啉病（CEP，又名 Gunther 病）

【诊断标准】

1．本病罕见，为常染色体隐体遗传。

2．常在出生后不久出现严重的光敏性损害：红斑、水肿、淤斑、血疱和大疱。支损愈合缓慢，常致溃疡、瘢痕。

3．多次发作后可发生肢端挛缩、耳鼻、手指残缺、面颊瘢痕、睑外翻。眼球粘连、瘢痕性秃发等严重残毁。患儿牙齿呈棕色，并显示棕红色荧光，是本病的特征。

4．发病多在婴儿期。

5．尿暗红色、尿布红染常为首发症状。病程缓慢进展，常发生溶血性贫血和脾肚肿大。继发严重细菌性感染和重度贫血、出血等是死亡的主要原因。

6．辅助检查　患者的血浆、红细胞和尿液中均有过量的尿卟啉。

遗传性粪卟啉病（HC）和混合性卟啉病（VP）

【诊断标准】

1．起病多于青春期后，可急性发病，主要表现为急腹痛及多种神经精神症状。

2．无光敏性及皮肤损害。

3．鉴别诊断　应与 CEP 鉴别的是营养不良性大疱性表皮松解症，后者损害也常致毁形，但其发生及皮损部位与外伤和碰撞有关而无光敏性，也无红齿和红尿。EPP 必须与痘疮样水疱病鉴别，后者的皮损以丘疹、水疱为主而无明显肿胀和淤斑，多在青春期后明显减轻，而无 EPP 反复发作、越来越严重的特征性皮肤增厚表现。PCT 与人工皮炎、烟酸缺乏病和获得性大疱性表皮松解症鉴别，多毛或色素沉着损害为主时需与有关内分泌疾病鉴别。对疑似皮肤卟啉病的必须进行尿液和红细胞中的卟啉检查。

【治疗原则】

尽可能避免日晒及光照，外用对可见光和长波紫外线有较好防护作用的防晒制剂。

（一）红细胞生成性原卟啉病　①口服 β－胡萝卜素是控制本病唯一有效的药物，按每日 3mg/kg 剂量连续服用 4～6 周，待出现掌跖黄染后减量维持 2～3 个月；②维生素 B_6 大剂量疗法：晨起一次口服 100mg，以后每小时 1 次，连服 10 次，可使症状改善；③烟酰胺和维生素 E 口服；④消胆胺 4g，每日 3 次，餐前服用。

（二）迟发性皮肤卟啉病　①氯喹：可增加肝脏的卟啉释出和排泄，从而改善症状。一般采用长期小剂量口服。用法是每次 0.125g，每周 2 次。连服至少 10 个月；②静脉放血一般每 1～2 周放血一次，每次 40ml，连续 8～12 次，直至血红蛋白降到 110～120g/L，可使本病获得较长时期缓解；③其他：去铁铵、重组红细胞生成素、烟酰胺、维生素 B_6、维生素 E、对氨基苯甲酸等也可配合治疗。

（三）先天性红细胞生成性卟啉病　主要为对症处理，严重、长期的溶血是脾切除的明确指征。脾切除后，对本病能起较持久的缓解作用。

七、淀粉样变性

淀粉样变性由淀粉样物质沉着于组织中所引起，可分为：①皮肤淀粉样变性；淀粉样物质沉着于正常皮肤内，称为原发性皮肤淀粉样变性，淀粉样物质沉着于病变皮肤内，称为继发性皮肤淀粉样变性；②系统性淀粉样变性，原发性系统性淀粉样变性主要累及间叶组织，常有皮肤损害；继发性系统性淀粉样变性主要累及全身实质性器官，特别是肝、脾、肾等，无皮肤损害，常继发于慢性感染性疾病。

原发性皮肤淀粉样变性可分为五型

寻常型

【诊断标准】

1．损害为褐红或褐黄色平顶和圆锥形丘疹，粟粒至绿豆大，质坚硬，丘疹数目多，孤立散在或成片，有时可排列成念珠状。

2．好发于小腿伸面，也可见于背部和腹部。

3．男性青壮年稍多见。

4．部分患者有家族史，属显性遗传。

5．自觉瘙痒。

6．组织病理示真皮乳头内有淀粉样物质沉着，表皮灶性基底细胞液化变性，棘层肥厚，颗粒层增厚，角化过度。

7．鉴别诊断 ①神经性皮炎，损害为苔藓样变，好发于颈后和四肢伸面；②粘液水肿性苔藓 痒不明显，丘疹呈肤色，具蜡样光泽。病理示粘蛋白沉着。

【治疗原则】

1．局部外用皮质激素药膏加封包。也可用氢化可的松、二甲基亚砜搽剂等。

2．部分大的丘疹可用液氮冷冻。

3．口服维甲酸部分患者有疗效。

脂溢性皮炎样型（简称 SCA 型）

【诊断标准】

1．基本损害同寻常型。头皮和面部损害酷似脂溢性皮炎，鼻唇沟处正常。头皮可明显增厚，甚至表现为回状颅皮，眉毛和头发脱落。

2．皮损自上背开始，顺序蔓延至两肩，颈后、耳后、耳前、枕部、前额、眉、颊、头皮和上肢。

3．组织病理变化同寻常型。

4．鉴别诊断 面部皮损虽酷似脂溢性皮炎，但是上背、耳后均可找到寻常型损害。

【治疗原则】

同寻常型。

皮肤异色病样型（简称 PCA 型）

【诊断标准】

1．损害常初发于腰、背部，迅即泛发全身，主要表现为网状色素异常，毛细血管扩张和轻度萎缩，饮酒或情绪激动时面部明显潮红。

2．主要发生在 20 岁以前。

3．常在每年 5～9 月份成批出现水疱或血疱，可沿抓痕呈线形排列，伴轻度瘙痒。

4．组织病理变化与寻常型基本相同，但毛细血管扩张明显。周围有时水肿和较多淋巴细胞浸润。表皮突向下伸长、角化过度常不明显。

5．鉴别诊断 皮肌炎：常无水疱发生，有明显肌肉症状。

【治疗原则】

同寻常型。

结节萎缩型

【诊断标准】

1．单个或多个结节，粟粒到3cm直径大，表面皮肤萎缩，可见淤点。

2．好发于躯干或四肢。

3．多见于妇女。

4．组织病理示真皮内大团淀粉样物质沉着。

5．鉴别诊断　组织学上需与系统性淀粉样变性、类脂质蛋白沉积症、血原卟啉病、胶样粟丘疹和日光性弹力纤维病等鉴别。

【治疗原则】

同寻常型。

肿胀（肿瘤）型

【诊断标准】

1．单个或多个皮肤色或黄褐色结节，发生于头皮、面部、躯干、四肢或全身体表。自觉瘙痒。

2．组织病理示真皮内大团淀粉样物质沉着。

3．鉴别诊断　需与其他以结节表现为主的皮肤病鉴别。但病理组织检查可以确诊。

【治疗原则】

同寻常型。

原发性全身淀粉样变性

【诊断标准】

1．皮损约见于25%患者，好发于眼睑和眼眶周围，表现为淤点、淤斑、红斑、色素增加或减退斑、丘疹、结节，偶或斑块，也可见于头皮、外阴及肛周。

2．常在40岁以后发病。

3．约半数患者心脏受累，心脏可扩大，心律不齐，传导阻滞和心力衰竭。

4．约40%患者有巨舌。

5．约20%患者伴发多发性骨髓瘤。

6．肝、脾、淋巴结往往肿大。可有胃肠道紊乱或肾病综合征。

7．组织病理示淀粉样物质大量沉积于整个真皮、皮下组织以及全身小血管管壁、肌肉（骨胳肌、舌肌和心肌、胃肠道与泌尿道平滑肌）和肾小球等。

8．辅助检查　骨髓中可找到异常浆细胞。尿中常有凝溶蛋白。

9．鉴别诊断　主要根据活检，包括皮肤、直肠或齿龈等组织病理检查，特别是电镜检查，以及尿中凝溶蛋白测定确定诊断。

【治疗原则】

尚无满意疗法，可试用青霉胺、皮质激素、苯丙酸氮芥及环磷酰胺等。

八、硬肿病

本病突然，病因不明。多发生于急性感染后，如咽炎、脓疱疮、蜂窝织炎、麻疹、腮腺炎等。

【诊断标准】

1．表现为实质性非凹陷性肿胀、发硬，棕黄色，表面光滑，具蜡样光泽，可影响面容、吞咽以及颈和肩、背部活动。

2．皮肤损害常初发于颈后及肩部，迅即累及面部、胸、背和上臂等处，但常不侵犯手、足。

3．较多见于成年妇女，也见于儿童。

4．病程自限性，大多在 1～2 年内完全消退，不留瘢痕。

5．组织病理示真皮明显增厚，胶原束肿胀、粗大，束间有粘液样物质沉积。

6．鉴别诊断　系统性硬皮病：起病缓慢，多有肢端动脉痉挛症，硬化区常伴萎缩、色素改变及毛细血管扩张，可累及食管和心、肺、肾等内脏。组织病理示胶原束呈透明均质化。

【治疗原则】

1．除去感染性病灶或系统用抗生素。

2．音频电疗、热浴及按摩等。

3．对症治疗。

九、类脂质渐进性坏死

【诊断标准】

1．皮肤损害早期为暗红色丘疹，以后缓慢扩大或融合，成卵圆形或不规则形、坚硬斑块，边界清楚，边缘常呈棕红或紫色，中央萎缩，呈淡黄色，表面光滑，常见毛细血管扩张。约 1/3 损害可破溃。

2．好发生于小腿伸侧，也见于股、踝、小腿屈侧、足及跟部。偶发生于上肢、躯干和头皮。

3．青中年女性多见。

4．一般无症状。

5．常伴发糖尿病。

6．组织病理示真皮、特别是中、下部及皮下组织内栅状肉芽肿，坏死灶内可见脂质沉积。

7．鉴别诊断　需与环状肉芽肿、脂膜炎和黄瘤相鉴别。

【治疗原则】

1．发现和控制糖尿病。

2．局部外用皮质激素制剂。

3．若溃疡面较大，可考虑切除。

十、肠病性肢端皮炎

病因不清，可能与肠道吸收功能紊乱、血锌水平低有关。

【诊断标准】

1．发病年龄最早于生后 3 周，最迟 10 岁。女性多见。

2．皮疹好发于口、鼻、眼和肛门等部位，也可波及头皮、耳周、甲周和臀部等处。

3．皮疹常对称分布，早期损害为水疱、脓疱，逐渐发展为大疱，尼氏征阴性。可有糜烂、结痂和鳞屑。长久损害后四肢末端的皮疹呈银屑病样表现，部分患者的损害似烟酸缺乏病。生殖器和肛门除有糜烂及结痂损害外，还可见外阴炎、阴囊炎。常合并有口腔炎、口角炎，可累及舌背。

4．头发、眉毛、睫毛等表现为全脱或弥漫性稀少，毛发细软，色黄无光泽。

5．约90%患者有消化道症状，包括厌食、腹胀、呕吐和腹泻。症状的轻重与皮损程度一致。

6．患者一般情况差，可有发育迟缓、贫血和营养不良。易继发细菌、真菌或混合感染，主要侵犯上呼吸道，可并发肺炎和败血症。

7．辅助检查　血清锌水平降低。

【治疗原则】

1．一般支持疗法，包括母乳喂养，补充维生素，必要时可输血或输液。

2．补充硫酸锌，4个月以上儿童50mg，一日3次，4个月以下患者减半，治疗后临床症状可迅速缓解。二碘羟基喹啉可增加锌的吸收，儿童每次10～15mg/kg，一日3次。

3．注意皮肤的清洁卫生，防止和控制继发细菌和真菌的感染。

第十六节　色素性皮肤病

一、雀斑

为常染色体显性遗传，过度日光或紫外线照射可诱发本病或使其加剧。

【诊断标准】

（一）临床表现

1．常首发于5岁左右的儿童，女性多于男性。

2．发生于面部、手背、颈及肩部暴露部位皮肤。

3．皮损为针头至米粒大淡褐色或黄褐色斑，呈点状分布。

（二）组织病理：表皮基底层色素增多，但黑素细胞数目并不增加。

（三）鉴别诊断　单纯性雀斑样痣、着色性干皮病。

【治疗原则】

1．避免日光过度照射。

2．外用3%氢醌霜，每日2次。

3．纯石碳酸点涂于皮损上（应由有经验的医务人员操作），冷冻治疗有一定效果。

二、咖啡斑

本病病因不清。

【诊断标准】

（一）临床表现

1．出生时即存在，随年龄增大，皮损变大，增多。

2．皮疹以躯干为主。

3．数毫米至数厘米大小的淡褐色斑片，边界清楚，表面平滑。

4．存在6个以上大于1.5cm直径的咖啡斑时，提示有神经纤维瘤病的可能。

（二）辅助检查　组织病理：表皮基底层黑素细胞增多及基底层色素增加。

（三）鉴别诊断　雀斑

【治疗原则】

无满意的疗法。部分患者用冷冻或755nm脉冲激光治疗有效。

三、黄褐斑

部分患者发病与体内孕激素水平增加有关；口服避孕药时发病与雌激素和孕激素作用有关。

【诊断标准】

（一）临床表现

1．无自觉症状。

2．对称分布于额、眉、颊、鼻、上唇部位。

3．淡褐色或淡黑色斑，形状不规则。

（二）组织病理：表皮中色素增多，真皮中有较多的噬黑素细胞。

（三）鉴别诊断　雀斑、黑变病、Addison病、皮肤异色病。

【治疗原则】

1．口服维生素C。

2．外用5%白降汞软膏。

3．外用3%氢醌霜。

4．外用0.025%维甲酸霜。

四、白癜风

具有一定的遗传因素，并在内外因素的综合作用下，使黑素细胞破坏、或酶系统抑制、黑素生成障碍，色素脱失。

【诊断标准】

（一）临床表现

1．可发生于任何年龄。无明显自觉症状。

2．白斑大小、形态不一，界限清楚，可发生于任何部位，好发于暴露和皱褶部位。

3．白斑处除色素脱失外，无其他改变。

4．白斑上的毛发可变白。

（二）组织病理：表皮黑素细胞及黑素颗粒明显减少，基底层几乎完全缺乏。

（三）鉴别诊断　贫血痣、无色素痣、花斑癣、粘膜白斑。

【治疗原则】

本病治疗疗程长，疗效不满意。

1．30%补骨脂酊外用，1小时后照射阳光或长波紫外线，每日或隔日1次。注意光敏反应。

2．复方氮芥酊外用，每日1～2次。

3．8－甲氧补骨脂素口服，0.5mg/kg，2小时后长波紫外线照射，隔日1次。

4．自体表皮移植。

五、皮肤黑变病

可能与多种致病因素有关，包括外用化妆品及其他化学性物品，使皮肤产生了对光线及刺激敏感而发病。

【诊断标准】

（一）临床表现

1．主要累及面、颈及胸背部皮肤。

2．灰紫至紫褐色斑，网状排列，粉尘样外观。

3．典型皮损分三期：炎症期、色素沉着期、萎缩期。

（二）组织病理检查：表皮轻度角化过度，棘层细胞间水肿，基底细胞有灶状液化变性，真皮浅层有较多噬黑素细胞及黑素颗粒。

（三）鉴别诊断　黄褐斑、扁平苔藓、Addison 病、焦油黑变病。

【治疗原则】

1．避光。

2．避免接触致敏的化妆品及化学品。

3．口服维生素 C、A。

4．外用 3%氢醌霜。

六、口周黑子－肠息肉综合征

本病为常染色体显性遗传病。

【诊断标准】

（一）临床表现

1．口周、唇部及口腔粘膜有褐黑色斑点。

2．胃肠道息肉，以小肠多见。

（二）组织病理：皮肤表皮基底层、棘层色素增加。基底层黑素细胞数目增多。息肉常为腺瘤，可恶变。

（三）鉴别诊断　雀斑、雀斑样痣、色素痣。

【治疗原则】

1．无症状者可不治疗。

2．息肉破溃出血或恶变者可行手术切除。

七、蒙古斑

在胚胎时期黑素细胞向表皮移动时，未能穿过表皮－真皮交界，停留在真皮，出生后仍未消失。

【诊断标准】

（一）临床表现

1．出生时即有，多为单个圆形、椭圆形浅蓝色、暗蓝或褐色斑。

2．发生在腰骶部和臀部。

3．几年内可自行消退。

（二）组织病理：真皮中部胶原纤维束之间有散在的星状或纺锤状黑素细胞。多巴染色阳性。

（三）鉴别诊断　蓝痣、太田痣。

【治疗原则】

不需治疗，几年内可自行消退。

八、太田痣（眼上腭褐青色痣）

同蒙古斑，按周围神经分布。

【诊断标准】

（一）临床表现

1．多在 20 岁以前发病。

2．发生于颜面一侧，偶两侧，分布通常限于三叉神经第一、二支支配的区域上下眼睑、颧部及颞部。

3．皮损为褐色、青灰、蓝、黑或紫色斑片，偶然有结节。

4．约 2/3 有同侧巩膜蓝染。

（二）辅助检查　组织病理：黑素细胞散在分布于真皮较浅表的胶原纤维之间。

（三）鉴别诊断　黄褐斑、咖啡斑、鲜红斑痣、蓝痣、蒙古斑。

【治疗原则】

调 Q 开关翠绿宝石激光，波长 755nm 或波光 1064nm 脉冲激光。

九、伊藤痣（肩峰三角肌褐青色痣）

同蒙古斑。

【诊断标准】

（一）临床表现

1．分布于肩及上臂，后锁骨上及臂外侧神经所支配的区域。

2．皮损为褐色、青灰、蓝、黑或紫色斑片。

（二）辅助检查　组织病理：同太田痣。

（三）鉴别诊断　黄褐斑、咖啡斑、鲜红斑痣、蓝痣、蒙古斑。

【治疗原则】

调 Q 开关翠绿宝石激光，波长 755nm 或波长 1064nm 脉冲激光。

十、色素性毛表皮痣

病因不清。

【诊断标准】

（一）临床表现

1．儿童时期或青春期后发病，随年龄增长逐渐明显。

2．好发于肩、前胸部位。

3．大片棕褐色斑，1～2 年后表面出现毛发，毛发较粗且黑，逐渐增多，表面可粗糙，边界清楚。

4．可并发其他表皮痣。

（二）组织病理：表皮棘层肥厚，皮突不规则延长，基底层色素增加轻度角化过度。

（三）鉴别诊断　咖啡斑、鲜红斑痣、蓝痣、蒙古斑。

【治疗原则】

一般不需治疗。必要时可采取 CO_2 激光、或手术切除。

十一、老年性白斑

是老年性退化现象，多巴阳性黑素细胞数目减少。

【诊断标准】

（一）临床表现

1．常发生在 45 岁以上中老年人。

2．皮损分布于躯干、四肢。

3．皮损为米粒至豆大，有时可达指甲盖大小，圆形或椭圆形白斑，白斑处皮损稍凹陷，数目多少不等。

（二）组织病理：表皮基底层色素消失，多巴阳性黑素细胞数目减少。

（三）鉴别诊断　白殿风。

【治疗原则】

无需治疗。

十二、贫血痣

先天性局限性血管功能缺陷。

【诊断标准】

（一）临床表现

1．单个或多个圆形、卵圆形或网状，边界清楚的淡白色斑。

2．胸背部多见，亦可累及其他部位。

3．常在生后或儿童期发现，一般终生不退。

4．玻片压皮损周围正常皮肤时，皮损消失。

5．摩擦皮损处或冷、热刺激皮损处不发生红斑反应。

（二）辅助检查

1．病理组织　血管结构正常。

2．刺激试验　皮损内注射乙酰胆碱、毛果芸香碱、组胺、5－羟色胺或前列腺素 E，局部不产生红斑反应。

（三）鉴别诊断　无色素痣、白癜风等。

【治疗原则】

一般不需治疗，如皮损影响美观，可行美容手术。

第十七节　遗传性皮肤病

一、色素失禁症

一种 X 连锁显性遗传性疾病。绝大多数为女性。

【诊断标准】

（一）临床表现

1．出生或生后不久即发病。

2．疾病分三期　开始为四肢发生水肿性红斑，伴清澈紧张性大疱，成行排列；之后在四肢和躯干上出现不规则线状排列的角化性或疣状损害；然后遗留不规则泼溅状或涡轮状的色素沉着。

3．可有多发性线状或斑状毛细血管扩张。

4．可伴有假性脱发。

5．可伴有牙齿缺陷、眼睛缺陷、中枢神经系统异常等。

（二）辅助检查

1．病理组织学检查　第一期水疱位于表皮内，疱内及其周围有较多的嗜酸性粒细胞，真皮内嗜酸性粒细胞及单核细胞浸润；第二期表皮角化过度，棘层肥厚，不规则乳头瘤样增生，表皮内可见呈涡轮样排列的角质形成细胞及散在的角化不良细胞，真皮有轻微的慢性炎症浸润；第三期在色素沉着皮损表皮基底层液化变性，真皮上部噬色素细胞增多。

2．外周血常规检查　急性期嗜酸性粒细胞超过50%。

（三）鉴别诊断

鉴别诊断：类天疱疮，大疱性表皮松解症，脱色性色素失禁症等。

【治疗原则】

必要时用抗生素控制继发感染。

二、神经纤维瘤病

本病属常染色体显性遗传性疾病，约25%～50%患者有家族史。

【诊断标准】

（一）临床表现

1．皮肤色素斑　面部、躯干可见卵圆形或不规则形咖啡色斑，直径2～5cm，数目不一，直径大于1.5cm，或超过6个以上提示本病。

2．多发性皮肤结节　结节表面平坦或突出皮面，呈圆锥形、半球形或有蒂，直径为数毫米至数厘米，肉色、粉红色或紫红色，柔软。结节数目几个、几十个甚至数百个，可发生恶变。

3．口腔损害　5%～10%患者有上腭、颊粘膜、舌和唇部乳头状瘤。

4．内脏损害　可有神经肿瘤、骨骼畸形，消化道神经纤维瘤可引起出血、梗阻。

（二）辅助检查　组织病理检查：

1．皮肤色素斑　表皮内多巴阳性的黑素细胞增加，角质形成细胞和黑素细胞内有大的色素颗粒。

2．皮肤神经纤维瘤　肿瘤界限清楚，无包膜，可达皮下脂肪组织，肿瘤组织由神经鞘细胞和神经内膜组成。

【治疗原则】

如肿瘤巨大影响美容或疑有恶变者可行手术切除。

三、大疱性表皮松解症

它是一组先天遗传性疾病，以轻微机械性损伤后皮肤、粘膜起大疱为特征。

【诊断标准】

（一）临床表现

1．发生于出生时、婴儿期或儿童期。

2．手、足、肘、膝等部位，轻微机械性损伤起大疱；口腔、生殖器部位起大疱。

3．疱壁厚，紧张性大疱，尼氏征阴性。

4．疱愈合后可留萎缩性瘢痕。

（二）辅助检查　组织病理　疱位于表皮下，真皮内有轻微炎症细胞。

【治疗原则】

主要为对症治疗。

1．避免创伤。

2．预防大疱感染。

3．局限性营养不良型大疱表皮松解症可用苯妥英钠 100mg，每日 3 次，可能有一定效果。

四、先天性鱼鳞病

病因不明，遗传为一重要因素，可能还与某些代谢异常有关。

【诊断标准】

（一）临床表现

1．幼儿发病。

2．皮肤粗糙、干燥、有褐色薄细鳞屑，鳞屑间可有白色沟纹，呈网状。

3．可伴轻度瘙痒，冬重夏轻。

4．皮损分布以四肢伸侧及背部好发，身体屈侧少有累及。

（二）辅助检查　病理组织：寻常型者表皮角化过度，颗粒层减少或消失，毛囊口及汗孔有角栓，真皮内皮脂腺减少，血管周围非特异性炎性细胞浸润。

（三）分型　常见的鱼鳞病可分为四型

1．显性遗传性寻常性鱼鳞病。

2．性连锁隐性遗传性鱼鳞病。

3．显性遗传性先天性鱼鳞病样红皮病。

4．隐性遗传性先天性鱼鳞病样红皮病。

【治疗原则】

目前尚无特效的治疗药物，口服和外用药物仅改善症状。

1．口服维生素 A 或维甲酸有一定的作用。

2．局部外用维甲酸软膏或润肤的油膏。

五、着色性干皮病

属常染色体隐性遗传性皮肤病，但亦可成性联遗传。

皮肤内成纤维细胞部分或完全缺乏修复紫外线照射损伤的 DNA，患者细胞核酸内切酶缺乏。

【诊断标准】

（一）临床表现

1．大部分患者于出生后 6 个月至 3 岁发病。

2．面、唇、颈部及小腿等暴露部位对日光敏感，出现雀斑、色素沉着斑，皮肤干燥。

3．暴露部位及非暴露部位皮肤及口腔粘膜出现毛细血管扩张及小血管瘤，小的白色萎缩斑。

4．3～4年后即出现皮肤恶性肿瘤，以基底细胞癌最常见，其次为扁平上皮细胞癌和黑素瘤。肿瘤多发、广泛，因肿瘤广泛转移而死亡。可在10岁前死亡，2/3患者死于20岁之前。

5．畏光、眼睑外翻、球结膜完全暴露，结膜色素斑、胬肉等眼损害。

6．发育迟缓，智力显著低下。

（二）辅助检查

组织病理检查：早期为非特异性改变，中期为局部表皮或棘层增厚萎缩，表皮细胞排列紊乱，局部呈不典型向下生长，真皮上部胶原纤维嗜碱性变；晚期为各种肿瘤的组织改变。

（三）鉴别诊断　着色性干皮病综合征、雀斑、雀斑样痣。

【治疗原则】

1．避免日晒。

2．外用防晒霜保护皮肤。

3．发现肿瘤及早切除。

六、结节性硬化症

常染色体单基因显性遗传所致的复合性发育不良。家庭成员间可表现各异。

【诊断标准】

（一）临床表现

1．常在5岁前发病。

2．皮损有四种特征性损害

（1）面部血管纤维瘤　3～10岁出现，为坚韧、散在、略带黄色的毛细血管扩张性丘疹或结节，从鼻唇沟延伸至颊下颌部。

（2）甲周纤维瘤　青春期或其后出现，从甲皱上长出的红色赘生物，光滑或乳头样、坚硬。

（3）鲛鱼皮斑　不规则增厚并稍高起的软斑块，常位于腰骶部。

（4）卵圆形或叶状白斑　躯干部位1～3cm大小白斑，状如柳叶，在滤过紫外线灯下更明显。

3．智力障碍。

4．可发生癫痫。

5．眼部症状　可出现眼视网膜晶体瘤等眼症状。

6．神经系统症状　肌张力异常，单瘫，偏瘫等。

7．内脏病变　少数可有肺损害及肾肿瘤。

（二）辅助检查　组织病理

1．面部血管纤维瘤　真皮毛细血管扩张，血管周围胶原纤维增生，偶有神经组织增生。

2．甲周纤维瘤　常无毛细血管扩张；胶原纤维增生，弹力纤维消失。

3．叶状白斑　见酪氨酸酶活性异常的黑素细胞。

（三）鉴别诊断　面部血管纤维瘤应与毛发上皮瘤、汗管瘤鉴别；鲛鱼皮斑应与结缔组织痣、表皮痣鉴别。

【治疗原则】

1．面部血管纤维瘤及甲周纤维瘤：可选用激光、冷冻、电灼等方法。

2．癫痫：抗癫痫治疗。

第十八节　粘膜疾病

一、剥脱性唇炎

病因不明，局部化学因素的刺激，如唇膏、口红、牙膏、漱口水、香料以及烟酒、食辛辣食物，舔唇或咬唇等不良习惯，均可引起本病。

【诊断标准】

（一）临床表现　皮损只发生于唇红缘，上下唇红均可发病，但多见于下唇。炎症多起自下唇中部，表面干燥脱屑、结痂，鳞屑脱落后露出鲜红光亮面，以后出现鳞屑，经久不愈。自觉干燥、烧灼或疼痛感。慢性经过，与季节无关。

（二）鉴别诊断　本病需与盘状红斑狼疮、接触性唇炎、光化性唇炎、腺性唇炎、扁平苔藓等疾病鉴别。

【治疗原则】

首先应寻找并去除可疑的病因，同时应注意保持口腔卫生，调整饮食，尽量避免各种外界刺激。局部可外用皮质激素软膏。

二、光化性唇炎

本病与日光照射有密切的关系，症状的轻重与日光照射时间的长短成正比。多见于内服或外用含光感性物质的药物、食物或化妆品，再经日光照射致敏而发病。有的可查出卟啉类物质。

【诊断标准】

（一）临床表现　①急性型：唇红部充血肿胀，发生密集水疱，疱破后出现糜烂、结痂或溃疡。损害以下唇为主。自觉灼热、刺痛。反复不愈者可转为慢性型；②慢性型：下唇唇红部干燥、脱屑，粘膜增厚、变硬、皲裂。症状时轻时重，经久不愈，有的可演变成扁平上皮细胞癌。

（二）组织病理　表皮角化过度、角化不全，棘层肥厚，表皮下胶原纤维嗜碱性变，炎症细胞浸润以淋巴细胞和组织细胞为主，还可有少量浆细胞和多核巨细胞。

（三）鉴别诊断　本病需与唇部盘状红斑狼疮、扁平苔藓等疾病鉴别。

【治疗原则】

避免日光照射。局部可外用遮光剂和皮质激素软膏。对有恶性征兆者，应及早手术切除。

三、肉芽肿性唇炎

病因不明，可能是对龋齿填料或是对细菌、结核杆菌的迟发性超敏反应，或是与内分泌紊乱有关，也有人认为是肉样瘤的一型。其组织学改变与 Melkersson－Rosenthal 综合征相同，目前倾向于两者为同一种疾病。

【诊断标准】

（一）临床表现　本病多发生于青少年，起病较突然，主要为唇部弥漫性非凹陷性肿胀，边界不清，质软或稍带韧性而富有弹性，反复发作，终至持续性。局部可有麻木感或发干。一般无全身症状。

（二）组织病理　主要为慢性肉芽肿性炎症细胞浸润，真皮上部最明显，向下可扩展到真皮深层甚至肌层。浸润细胞主要为淋巴细胞、浆细胞、上皮样细胞，有时可有嗜酸性粒细胞和多核巨细胞。

（三）鉴别诊断　本病应与血管性水肿、浆细胞性唇炎和腺性唇炎等疾病鉴别。

【治疗原则】

寻找及去除慢性病灶，如扁桃体炎、龋齿、牙槽脓肿等。口服、外用或局部注射皮质激素可暂时有效，但停药后往往复发。

四、粘膜白斑

病因不明，局部慢性刺激如口腔卫生习惯不良、牙位不正、长期大量吸烟及过冷过热饮食的刺激，白带多，不注意局部卫生等均可引起本病。此外，还可能与内分泌紊乱、维生素缺乏等有关。

【诊断标准】

（一）临床表现　口腔粘膜白斑多见于40岁以上男性，好发于口唇、两颊、上腭及舌背粘膜；外阴粘膜白斑多见于妇女外阴粘膜处，偶见于老年男性龟头及包皮内侧。皮损为增厚的灰白色斑块，可单发或多发，皮损表面粗糙、浸润肥厚，触之有韧硬感，刮除表面粗糙角化的粘膜，基底易出血。皮损也可呈增生性、萎缩性病变或疣状增厚。多数病人伴有瘙痒，长期搔抓可引起湿疹样变。

（二）组织病理　角化过度伴角化不全，棘层不规则增生，并有不同程度的细胞异形性，细胞排列紊乱，可见角化不良细胞。

（三）鉴别诊断　本病需与白色角化病、外阴白癜风、硬化萎缩性苔藓、扁平苔藓等疾病鉴别。

【治疗原则】

早期可对症治疗，对于早期间变的粘膜白斑不要急于手术，应密切观察，必要时局部可采用液氮冷冻或激光治疗。经上述治疗长期不愈者，病理上有恶变倾向时，应进行手术治疗。

五、干燥性闭塞性龟头炎

它可能是硬化萎缩性苔藓的一种表现。也有人认为各种原因的慢性龟头炎长期不愈者可发展成此病。

【诊断标准】

（一）临床表现　病变早期为慢性龟头炎，皮肤浸润肥厚，色泽棕红，表面脱屑，以后龟头部及尿道口出现象牙色白斑，并可引起尿道口狭窄、包皮萎缩和粘连。一般无自觉症状，尿道口明显狭窄者，排尿受影响。

（二）组织病理　与硬化萎缩性苔藓基本相同，因无毛囊，故见不到角栓。

（三）鉴别诊断　本病应与粘膜白斑鉴别。

【治疗原则】

皮质类固醇软膏外用或皮损内注射可减轻局部症状；包皮缩窄者可作包皮松解术；尿道狭窄者可行尿道扩张术。

六、阴茎珍珠状丘疹

病因不明，多见于包皮过长的男性青年。10%～30%的正常男性有，因此可能为生理发育上的变异，不引起任何功能上的障碍。

【诊断标准】

（一）临床表现　本病多见于青壮年，20～40岁为主，无自觉症状。皮损为白色、肤色或淡红色丘疹，形似小珍珠，直径1～3mm，表面光滑，不融合，沿阴茎冠状沟呈串珠状排列成一行或数行。

（二）组织病理　皮损处有丰富的血管网，周围有致密结缔组织包绕，并有数量不等的淋巴细胞浸润。

（三）鉴别诊断　临床上，本病应与尖锐湿疣、皮脂腺异位症鉴别。

【治疗原则】

不需治疗。

第十九节　皮肤肿瘤

一、表皮痣

本病是角质形成细胞增生导致表皮局限性异常所致，又称疣状痣。

【诊断标准】

（一）临床表现　本病可分三型：①局限型：位于头皮、躯干或四肢，通常单发，单侧分布；②炎症型：常见于一侧下肢，自觉瘙痒，损害表面因搔抓覆有痂和鳞屑；③泛发型：皮损多发，单侧或双侧分布。若并发其他先天性畸形，如牙齿发育异常、弯曲足、多指症、屈指症、骨骼畸形和中枢神经系统疾病，则称为表皮痣综合征。

（二）组织病理　表皮呈不同程度的增生，主要为角化过度，乳头瘤样增生以及棘层肥厚，并可见颗粒层增厚，有的可见表皮颗粒变性。基底层色素增多，但无痣细胞增生。

（三）鉴别诊断　应与线状苔藓、线状扁平苔藓及线状银屑病鉴别。

【治疗原则】

本病目前尚无理想的治疗方法，小面积者可试用冷冻治疗或CO_2激光治疗。

二、脂溢性角化病

病因不明，为老年性皮肤改变，与长期日晒有关。

【诊断标准】

（一）临床表现

1．皮损常为多发性，好发于面部，特别是颞部，其次是手背、躯干和上肢，不累及掌跖。

2．早期皮损为扁平丘疹或斑片，淡褐色或深褐色，表面光滑。以后逐渐增大，隆起，表面可呈轻度乳头瘤样增生，常覆有油性鳞屑，去掉又可再生，并可有毛囊角栓。

3．主要见于50岁以上的老年人，亦可见青壮年期发病者。

4．病程缓慢，逐渐发展，一般无自觉症状，无自愈倾向，但极少发生癌变。少数患者在短期内突然出现多发性脂溢性角化样皮损，称为 Leser－Trélat 征。有报告此征可并发内脏恶性肿瘤，应引起注意。

（二）组织病理　本病病理上主要分为三型，即角化过度型、棘层肥厚型和腺样型。三型的共同特点是均有角化过度、棘层肥厚和以基底样细胞为主的乳头瘤样增生，并且肿瘤基底部与两侧正常表皮位于同一水平面上。三型常混合存在。

（三）鉴别诊断

1．临床上与扁平疣、日光性角化病、痣细胞痣、基底细胞上皮瘤、恶性黑素瘤等疾病鉴别。

2．病理上与其他呈乳头瘤样增生的皮肤病，如日光性角化病、线形表皮痣或寻常疣等疾病鉴别。

【治疗原则】

一般不需治疗，必要时可采用冷冻、激光等方法治疗。

三、先天性血管瘤

因先天性血管增生而形成的良性肿瘤。

【诊断标准】

（一）临床表现　本病临床上可分为四型

1．鲜红斑痣　多发生于枕部、鼻梁部、前额眉间或面部及四肢一侧。出生时或出生后不久即发生，随年龄而扩大，到成年期可停止生长。皮损为一片或数片大小不等的紫红色斑片，表面光滑，边界清楚，压之褪色。有时其表面有小结节状增生。无自觉症状。发生于枕部、额中部、鼻梁部者，有的可在2岁前自然消退。

2．草莓状血管瘤　好发于头面部，通常在生后1～3个月发生，3～6个月内迅速生长，皮损表现为1个或数个高出皮肤表面的鲜红色柔软而分叶的肿瘤，形似草莓，压之不褪色。1岁以内可长到最大限度，2～3岁后停止发展，5～7岁以内大部分患者的皮损可自行消退。

3．海绵状血管瘤　多见于头、面、四肢，生后不久即出现，位于皮肤和粘膜下，呈大而不规则的结节状或斑块状柔软肿物，表面皮肤可以正常、淡紫色或紫蓝色，指压后可以缩小，如海绵状。此型血管瘤有持续存在和不断增大的倾向，因而可影响和压迫所在重要器官，但大部分瘤体扩大到一定程度后可停止发展，有的可自行消退。

4．混合性血管瘤　由两种类型血管瘤混合存在，而以一型为主。

（二）组织病理

1．鲜红斑痣　真皮中上部群集扩张的毛细血管，但无内皮细胞增生。

2．草莓状血管瘤　真皮可见增生的毛细血管，内皮细胞大而多层，在某些明显增生区域内，管腔很小而不清楚，以后逐渐纤维化而使瘤体消退。

3．海绵状血管瘤　真皮深层及皮下有多数壁薄、大而不规则的血管腔，内衬单层内皮细胞，外膜细胞增生。

（三）鉴别诊断　本病临床诊断不难，深在的海绵状血管瘤，有时需与脂肪瘤和表皮样囊肿等疾病鉴别。

【治疗原则】

（一）鲜红斑痣　可用染料激光或脉冲激光治疗。

（二）草莓状血管瘤　大部分患者皮损可在3～5岁后逐渐消退，不必治疗；对不消退者，可用染料激光、液氮冷冻治疗。

（三）海绵状血管瘤　瘤体较小的可手术切除，或用硬化剂局部注射；深而大的瘤体可使用放射治疗。

四、表皮囊肿

本病系毛囊漏斗部的囊肿，囊腔的上皮与毛囊漏斗部上皮相似，囊壁由角质层、颗粒层、棘层和基底层所组成，囊内含有角化细胞和鳞屑。

【诊断标准】

（一）临床表现　本病通常发生于头皮、面颈部及躯干，为半球形隆起的肿物，正常皮色，质硬，有弹性，直径0.5cm至数厘米，其顶端可见一微小的孔。囊肿缓慢增大，到一定程度即不再长大。皮损常单发，但在Gardner综合征中可多发。

（二）组织病理　真皮内囊肿形成，囊壁由数层扁平上皮上皮组成，囊内充满角质，呈环层状排列。如囊肿破裂可引起异物反应。

（三）鉴别诊断　本病需与多发性脂囊瘤、脂肪瘤或神经纤维瘤鉴别。

【治疗原则】

手术切除。

五、粟丘疹

本病为表皮或附属器上皮的潴留性囊肿。有些患者有遗传因素，此外还可与外伤、皮肤磨削术、迟发性皮肤卟啉症、大疱性表皮松解症及先天性外胚叶缺陷等疾病有关。

【诊断标准】

（一）临床表现　多见于女性。原发型好发于眼睑、额及颧部，继发型好发于耳郭、手背与前臂。皮损为粟粒大小白色或黄白色丘疹，可挤出白色颗粒；数目常较多，散在分布，质坚实，无自觉症状。

（二）组织病理　为小的表皮样囊肿，囊壁由多层扁平上皮细胞组成，囊腔由排列成同心圆的角质所填充。

（三）鉴别诊断　临床上本病需与汗管瘤鉴别。

【治疗原则】

用消毒针头挑除囊内白色颗粒即可。

六、毛发上皮瘤

一般认为本病可能起源于多潜能的基底细胞，并有向毛发分化的趋势。

【诊断标准】

（一）临床表现　分两型，多发型和单发型。①多发型：为常染色体显性遗传，女性多见，幼年发病，好发于面部，尤其是鼻唇沟。皮损多发，直径3～10mm，呈半球形，质地坚实，黄色或淡红色，有时有透明感，并可见毛细血管扩张；②单发型：皮损为单发正常皮色丘疹，质硬，多见于面部，直径5mm左右，一般无自觉症状。

（二）组织病理　真皮内可见基底样细胞团块、许多毛乳头样结构和角囊肿，周边绕以结缔组织。

（三）鉴别诊断 临床上本病需与结节性硬化鉴别；病理上，需与基底细胞上皮瘤鉴别。

【治疗原则】

单发型可手术切除；多发型目前尚无理想的治疗方法，可试用 CO_2 激光治疗。

七、皮脂腺痣

本病为一种发育异常，是由表皮、真皮和皮肤附属器所构成的器官样痣，其主要成分为皮脂腺。

【诊断标准】

（一）临床表现 最常见于头皮及面部，往往在出生后不久或出生时即发生，多单发。皮损在儿童期表现为一限局性表面无毛的淡黄色斑块，稍见隆起，表面光滑，有蜡样光泽；在青春期因皮脂腺显著发育，损害呈结节状、花瓣状或疣状；老年患者的皮损多呈疣状，质地坚硬，可呈棕褐色。由于皮脂腺增生的结果，在斑块中尚可发生结节。无自觉症状。

（二）组织病理 儿童期时皮损内可仅有少许或无皮脂腺结构，主要见有未分化的毛囊结构；但青春期后可见增生的皮脂腺。

（三）鉴别诊断 临床上，本病有时需与疣状痣、生乳头汗管囊腺瘤、钙化上皮瘤、黄色瘤、幼年性黑素瘤及孤立性肥大细胞增生症等疾病鉴别。

【治疗原则】

早期皮损小、部位浅时可用 CO_2 激光或电干燥术等治疗；对青春期后的皮损，以彻底手术切除为佳。

八、老年性皮脂腺增生

本病系老年人皮肤内正常皮脂腺良性增大所致。

【诊断标准】

（一）临床表现 本病多见于50岁以上男性患者的面部，尤其是额部和颊部。皮损为单个或数个散在小结节，直径2~3mm，半球形，有时也可呈分叶状，质软，淡黄色或黄色，顶部中央常见一脐状凹陷。

（二）组织病理 皮损由单个或数个极度扩大的正常形态的皮脂腺组成，中央导管短而粗，导管开口于皮面。皮脂腺小叶增生并增大，呈葡萄样簇集在中央导管的周围，发育正常，中央为成熟的皮脂腺细胞，周边只有一层小的基底样生发层细胞。

（三）鉴别诊断 本病病理上需与鼻赘、皮脂腺痣、皮脂腺腺瘤等疾病鉴别。

【治疗原则】

可用激光、电烙或手术切除。

九、多发性脂囊瘤

本病系一种错构瘤，为皮脂腺开口处受阻而形成的潴留性囊肿。常有家族史，属常染色体显性遗传。

【诊断标准】

（一）临床表现 本病好发于胸部、前臂屈侧和阴囊等处。皮损为绿豆至黄豆大小，半球形隆起，表面皮肤淡黄色或淡蓝色，中等硬度，可以移动。有时在其顶部中央可见一凹陷小孔，从中可挤出皮脂样物质。一般无自觉症状，如有继发感染，则可有疼痛。

（二）组织病理　囊肿位于真皮中部，囊壁由数层扁平上皮构成，囊壁内面为嗜伊红的角质层，无颗粒层，并可见皮脂腺小叶附于囊壁或其周边。

（三）鉴别诊断　临床上，本病需与多发性皮肤平滑肌瘤、毛发上皮瘤、Gardner 综合征、表皮囊肿、皮样囊肿等疾病鉴别。

【治疗原则】

一般不需治疗，单个较大皮损可手术切除。

十、汗管瘤

本病好发于女性，青春期加重，妊娠期、月经前期或使用女性激素时皮损增大肿胀，故考虑与内分泌有关。部分患者有家族史。本病实质上为向小汗腺末端导管分化的一种错构瘤。

【诊断标准】

（一）临床表现　多见于中年女性，皮损好发于眼睑（尤其是下眼睑）、颊部和颈部，有时也可见于前胸、腰部和女阴部，为小而硬固的丘疹，呈皮色或淡褐色，皮损数目可从几个到数百个不等，密集分布，但不融合。一般无自觉症状，偶可有瘙痒。本病很少有自行消退者。

（二）组织病理　真皮浅层可见基底样细胞形成的囊腔样结构，腔内含无定形物质。最特征性表现是一端呈导管状，另一端为实体条索，形如逗号或蝌蚪。

（三）鉴别诊断　临床上，本病应与毛发上皮瘤和扁平疣鉴别。

【治疗原则】

本病可不予治疗。若因美容需要可试行电解治疗或激光治疗。

十一、皮肤纤维瘤

病因尚不明确，约 20% 病例有局部外伤或昆虫叮咬史，一般认为可能是反应性增生。

【诊断标准】

（一）临床表现　多见于成人，好发于四肢伸侧，常单发，偶可见多发性损害。皮损为稍隆起质地坚实的结节，直径 0.5～1.5cm，呈正常皮色、淡红、黄褐色或黑褐色，与皮肤粘连而与深部组织不粘连。皮损生长缓慢，一般无自觉症状，偶可有轻度痒感或不适。

（二）组织病理　表皮皮突延长，基底层色素增加。真皮浅中层成纤维细胞和胶原纤维增生而形成团块，细胞和胶原纤维相互交织排列，无包膜，与周围组织分界不清。如果瘤体中组织细胞为主，则称为组织细胞瘤；当血管很多时，又称为硬化性血管瘤。

（三）鉴别诊断　临床上需要与色素痣鉴别；病理上需要与隆突性皮肤纤维肉瘤、非典型纤维黄瘤、瘢痕疙瘩等疾病鉴别。

【治疗原则】

本病为良性病变，预后良好，一般不需要治疗。如有症状可手术切除。

十二、软纤维瘤

本病与结肠息肉有关。约 75% 的软纤维瘤患者伴有结肠息肉，而在正常人群中后者的发病率仅为 10%。有人认为，软纤维瘤可作为识别腺瘤样结肠息肉的标志。

【诊断标准】

（一）临床表现　临床上分为单发与多发两型。①单发袋状型：好发于躯干下部，为单个口袋状肿物，根部较细成蒂状，触之柔软无弹性，正常皮色，偶因蒂扭转而疼痛，也可发生炎症与坏死；②多发丝状型：好发于颈部或腋窝，为针头至绿豆大的柔软丝状突起，呈正常皮色或淡褐色。

（二）组织病理　病变处主要由疏松结缔组织、成纤维细胞、胶原纤维、成熟脂肪细胞和扩张的毛细血管组成。单发袋状型示表皮变薄、变平，基底层色素增加；多发丝状型示表皮角化过度、乳头瘤样增生、棘层轻度至中度肥厚。

（三）鉴别诊断　多发丝状型有时需与丝状疣鉴别。

【治疗原则】

较小的皮损可切除或剪掉，也可用电灼、冷冻、CO_2 激光或三氯醋酸及纯石碳酸烧灼；对较大有蒂的皮损，可用手术线结扎疗法。

十三、瘢痕疙瘩

本病可继发于外伤、烧伤、烫伤、感染、注射或手术后，系结缔组织过度增生而形成，患者具瘢痕体质，有的有家族史，有人认为可能是常染色体显性遗传。

【诊断标准】

（一）临床表现　本病常见于胸骨前区，损害初起为境界清楚的淡红色斑块，并逐渐扩大超过原损害范围，形成坚硬而有弹性的结节或斑块，表面光滑或不平，无毛，周围可见扩张的毛细血管呈树枝状增生。发生于胸前者，皮损往往向两侧伸出分支而呈蟹足状。自觉瘙痒、灼痛或刺痛。

（二）组织病理　表皮萎缩变薄，真皮内胶原纤维束致密增生，排列不规则，伴血管增生，周围没有包膜。后期胶原纤维可透明变性。

（三）鉴别诊断　本病应与肥厚性瘢痕相鉴别，后者皮损范围不超过原有损害范围，且在 1～2 年内可缩小变软。

【治疗原则】

皮损较小者可用皮质激素皮损内注射，可用手术切除配合放射治疗。

十四、日光性角化病

与日光长期暴晒有关，是一种癌前期损害。

【诊断标准】

（一）临床表现

1．中老年易发病。

2．发病多在暴露部位。

3．皮损为稍隆起皮面的角化过度性斑块、色淡红，其它鳞屑不易被刮去。

（二）组织病理表皮下部角质形成细胞排列紊乱，有异形性。基底膜带完整。真皮浅层常有嗜碱性变性及显著慢性炎症。

（三）鉴别诊断　应与脂溢性角化症、寻常疣等鉴别。

【治疗原则】

可手术切除或 CO_2 激光去除。

十五、脂肪瘤

是最常见的良性肿瘤之一，由成熟脂肪细胞构成。

【诊断标准】

（一）临床表现

1．可发生于任何年龄，但40%～50%患者发病于40～50岁。

2．多发损害的病例可有家族史。

3．主要见于颈、肩背、上肢及腹部的皮下组织。

4．肿瘤可单发或多发，通常质地柔软，可以移动，圆形或分叶状，可对称或任意分布，大小不一，与表皮不粘连，表面皮肤正常，无自觉症状。

5．脂肪瘤若含血管较多则称血管脂肪瘤，触压感觉疼痛。

（二）组织病理真皮中见成熟的脂肪细胞群集成小叶状，周围由不等量的结缔组织包裹。周围有完整的包膜。血管脂肪瘤即在结缔组织间质中有较多毛细血管。

（三）鉴别诊断　应与囊肿、皮肤猪囊虫病等鉴别。

【治疗原则】

手术切除。

十六、鲍温病（Bowen's病）

是一种较少见的皮肤原位癌，又称原位扁平上皮细胞癌，是表皮内癌。可能与口服砷剂、慢性刺激有关。

【诊断标准】

（一）临床表现

1．暴露和非暴露部位皮肤均可发生，但多见于躯干，口腔、女阴、肛周等处亦可累及。

2．皮损常单发，少数多发，初为小片红斑，渐扩大呈圆形、多环形或不规则形稍隆起暗红色斑块，表面可有鳞屑、边界清楚。

3．病程缓慢，自数年至数十年不等。

4．一般无自觉症状。

（二）组织病理棘层肥厚，表皮突延长增宽，常将其间的乳头体缩减至细索状。表皮全层细胞排列紊乱，许多角质形成细胞呈高度不典型性，即核大小不一、形态各异和染色深浅不匀。可见角化不良细胞。

（三）鉴别诊断　需与乳房外湿疹样癌，浅表型基底细胞上皮瘤，浅表扩展性黑色素瘤等鉴别。

【治疗原则】

可手术切除、CO_2激光去除或放射治疗。

十七、乳房及乳房外帕杰（Paget）病

它是一种特殊类型的癌性疾病。病因不明。

【诊断标准】

（一）临床表现

1．可发生于乳房、外阴、阴囊、阴茎、肛周、腹股沟、阴阜、腋窝。

2．皮损为边界清楚的糜烂、结痂斑片甚至浸润皮损。

3．常为单侧。

4．可有附属淋巴结肿大。

（二）组织病理　乳房湿疹样癌及乳房外湿疹样癌基本一致。

1．棘层肥厚。

2．表皮内可见 Paget 细胞，此细胞大而圆，核大，染色深，胞质淡染而丰富，散在或成团分布。

3．Paget 细胞可从表皮伸入毛囊上皮中。

4．Paget 细胞 PAS 及阿新蓝染色阳性。

（三）鉴别诊断　乳房、外阴湿疹，类湿疹样癌型原发性恶性黑色素瘤，鲍温病等。

【治疗原则】

单纯乳房切除。发生于乳房外的 Paget 病首选手术治疗，其次可放射治疗。

十八、基底细胞上皮瘤

这是一种低度恶性的皮肤肿瘤，对称基底细胞癌。

【诊断标准】

（一）临床表现　好发于面部，通常单发，偶有多发，分为四型：

1．结节溃疡型　初为蜡样小结节，缓慢扩大，溃疡周围绕以珍珠色卷曲边缘。

2．色素型　表现同结节溃疡型，但有明显色素沉着。

3．硬斑病样或纤维化型　呈淡黄色扁平斑片，表面光滑、发亮、边缘不清楚。

4．浅表型　为红斑鳞屑性略有浸润斑片，缓慢扩大，表面可见结痂，部分损害有细线样珍珠边缘。本型好发于躯干部。

（二）组织病理真皮内可见瘤细胞团块。瘤细胞核大，卵圆形，胞质少，界限不清，与基底细胞的核、大小、形态及染色较一致，无细胞间桥。瘤块与周围的间质之间常见收缩间隙。组织病理学上分为 8 型　实体型，角化型，囊肿型，腺样型，色素型，硬斑病样或纤维化型，浅表型，纤维上皮瘤。

（三）鉴别诊断　需与鳞癌鉴别。结节型基底细胞上皮瘤应与毛发上皮瘤鉴别；硬斑病样基底细胞上皮瘤应与乳腺转移癌鉴别。

【治疗原则】

根据瘤体大小，发病部位采用手术切除，放射治疗，或化学疗法。

十九、角化棘皮瘤

它是一种少见的、生长较快的皮肤良性肿瘤。角化棘皮瘤具有自行消退的特征。

【诊断标准】

该病可分为三型：单发型，多发型及发疹性角化棘皮瘤。

（一）临床表现

单发型常见

1．主要发生于面部，其次为上肢等暴露部位。

2．皮损为坚实圆顶形结节，皮色或淡红色，表面光滑，中央为充满角质栓的火山口状凹陷，基底无浸润。

3．皮损发展快，病程短，数星期可增至 1cm，但亦有自行消退的可能性。

多发型不常见

1．发病年龄较早，通常在 20～30 岁，男性较多见，有时有家族史。

2．可发生于全身各处，不一定好发于暴露部位。

3．皮损与单发型者类似，但皮损较小，很少自然消退。

发疹性角化棘皮瘤

1．由众多直径2～7mm半圆形丘疹组成，中央角化，正常肤色，有的呈条索状排列。

2．可波及口腔粘膜及喉部，掌跖很少受累，可有剧烈瘙痒。

（二）组织病理

1．表皮凹陷如火山口样，其中充以角栓，底部表皮增生呈条索状向真皮内不规则延伸，增生表皮内可见角化珠。

2．火山口周围表皮呈唇样突出，有嗜酸性淡染胞浆大的扁平上皮细胞伸向真皮，但未脱落入真皮。

3．有核丝分裂象及扁平上皮旋涡。

4．真皮内明显炎症细胞浸润。

（三）鉴别诊断　扁平上皮细胞癌及假性上皮瘤样增生。

【治疗原则】

根据具体情况采用手术切除，放射治疗，或化学疗法。

二十、扁平上皮细胞癌

简称鳞癌，是发生于表皮或附属器角质形成细胞的一种恶性肿瘤，鳞癌位居皮肤癌的第二位。

【诊断标准】

（一）临床表现

1．常发生于日光损伤的皮肤处或在日光性角化病基础上发生；易发生在慢性溃疡、慢性银屑病、慢性盘状红斑狼疮皮损处。

2．皮损常呈中心溃疡的皮肤结节或斑块，周围边缘宽，硬而隆起，基底由痂覆盖，呈红色，溃疡面高低不平，易出血，有时损害表面明显增生如乳头状或菜花状。

3．常见部位依次为头面和颈部，上肢，下肢，躯干。

4．鳞癌主要以局部浸润为扩散途径。

（二）组织病理

1．肿瘤由扁平上皮上皮细胞团块组成，不规则向真皮内增生。

2．肿瘤团块中有正常扁平上皮细胞，亦有异形性扁平上皮细胞，后者的数目越多，肿瘤的恶性程度越大。

3．鳞癌的分化程度主要根据异形性扁平上皮细胞与分化好的扁平上皮细胞的比例多少以及肿瘤组织侵入深度而定为Ⅰ、Ⅱ、Ⅲ、Ⅳ级。

Ⅰ级鳞癌的癌团不侵犯汗腺水平以下组织，大多数细胞有发育良好的细胞间桥，胞核有一些异形性，角珠较多，近中心处可充分角化，尚有较多角化不良细胞；

Ⅱ级鳞癌的侵袭性癌团与周围间质分界不清，角化程度较Ⅰ级为轻，仅有少数角珠，中心角化较差，相当的扁平上皮细胞异形性；

Ⅲ级鳞癌角化现象不明显，无角珠，可见个别角化不良细胞，大多数癌细胞胞核异形性，核丝分裂像明显且多不典型。

Ⅳ级鳞癌完全没有角化，几乎所有癌细胞异形性明显，无细胞间桥，如呈梭形细胞时，常排列成旋涡状。

（三）鉴别诊断　凡是慢性溃疡长期不愈或发生质地较硬之结节、斑块、肿物，边缘隆起增长迅速，易出血，疼痛应提高警惕，行组织病理检查可确诊，应与日光角化病，角化棘皮瘤等鉴别。

【治疗原则】

根据瘤体大小，发病部位采用手术切除，放射治疗。

二十一、隆突性皮肤纤维肉瘤

这是一种生长缓慢、起源于皮肤的纤维肉瘤，病因不明。

【诊断标准】

（一）临床表现

1．多见于中年男性。

2．好发于胸、腹部，其次为四肢远端及肩胛部。

3．皮损为局限性隆起斑块，其上渐出现不规则性多发性结节，质硬，呈红色或青紫色，缓慢增大，表面皮肤可萎缩变薄，易破溃出血。少数患者可有轻度至中等度触痛。

4．若切除不完全，常复发。

（二）组织病理无包膜，位于真皮内。肿瘤主要由具有大而且呈梭形胞核的细胞组成，嵌于不等量的胶原内，瘤细胞一般排列成特殊的旋涡状、扇状或轮状结构，核丝分裂相少见。胶原纤维不多，血管比较丰富。

（三）鉴别诊断　与软组织肉瘤、无色素性恶黑等鉴别。

【治疗原则】

采用手术切除。

二十二、化脓性肉芽肿

本病的发生常与外伤有关。

【诊断标准】

（一）临床表现

1．常发生在暴露部位。

2．带蒂的单发红色结节，柔软，外伤后易出血。

（二）组织病理表皮萎缩。真皮毛细血管腔从裂隙状到明显扩张不等，结缔组织疏松。

（三）鉴别诊断　应与血管瘤等鉴别。

【治疗原则】

采用冷冻、必要时可以手术切除。

二十三、特发性出血性肉瘤（Kaposi 肉瘤）

经典型原因不明。艾滋病 Kaposi 肉瘤与 HHP8 型病毒感染有关。

【诊断标准】

（一）临床表现　临床主要分二型

经典型

1．主要发生于 50 岁以上男性。

2．病情发展缓慢。

3．皮损为多发性暗红色结节或斑块，表面光滑，境界清楚，疼痛。有时四肢伴有水肿。

4．皮损好发于下肢，其次为上肢，逐渐发展至躯干，内脏亦可累及，则病情严重。

艾滋病型

1．艾滋病患者感染 HIV 后，细胞免疫功能严重缺陷，易发生 Kaposi 肉瘤。

2．肿瘤较小，数毫米至 1cm 大，极少单发，常为多发。

3．遍布全身，头面、躯干、四肢皮肤及口腔、结合膜、龟头等粘膜广泛分布。

4．淋巴结受累约占 10%，内脏受累亦约占 10%，依次为胃肠道、肝、肺、腹部淋巴结。

5．预后决定于艾滋病本身。

（二）组织病理真皮内血管呈裂隙样扩张，数目增多，内皮细胞凸向管腔，有溢出的红细胞及含铁血黄素。血管周围梭形细胞增生，成条索状向外不规则扩展，核变长，大小不等，可有异形性，可见有丝分裂。

（三）鉴别诊断　与化脓性肉芽肿、纤维肉瘤、血管肿瘤鉴别。

【治疗原则】

经典型可采用手术切除，免疫疗法，放射治疗等。

二十四、恶性黑素瘤

它是一种恶性程度较高的黑素细胞肿瘤，可能与种族、遗传、创伤、日光、免疫有关。

【诊断标准】

（一）临床表现

1．多发生于皮肤，也可见于接近皮肤的粘膜，还可发生于眼脉络膜和软脑膜处。

2．高峰发病年龄为 40～69 岁。

3．皮肤原发恶性黑素瘤分浅表型黑素瘤、结节性黑素瘤、恶性雀斑样痣黑素瘤 3 个主要类型。

（1）恶性雀斑样痣黑素瘤　多发生于老年人面部，由恶性雀斑样痣发展而来，为局部变硬的一个或数个蓝黑色皮内结节，其生长缓慢，转移较迟，其转移开始局限于邻近淋巴结。

（2）浅表扩展性黑素瘤　又称类湿疹样癌恶性黑素瘤，常见于背部及小腿，直径小于 2.5cm，可有黄褐色、棕色、黑色、粉红色、蓝灰色多种色泽丘疹和结节，生长缓慢。

（3）结节性黑素瘤　好发于足底、外阴、头颈、下肢，为隆起结节，一般为黑色、蓝黑色、褐色、黄褐色或黄白色，表面光滑，息肉样，蕈样，直径 0.2～12cm 或更大，迅速增大并发生溃疡，很早发生转移至肝、肺和脑。

（二）组织病理。

1．整个表皮内有单个或成巢瘤细胞，即异形性黑素细胞，大小和形状显著差异。

2．色素细胞和角质形成细胞间一般无裂隙，表皮内无巢状嗜酸性均匀体，表皮突不规则伸长。

3．真皮与表皮交界处瘤细胞增生，可穿破基底膜，侵入表皮，真皮色素细胞巢有融合倾向并形成一片。

4．瘤细胞大小形态有很大变异，但以上皮样形及梭形细胞为主。

5．侵袭深度通常采用 Clark 提出的四度分级方法。Ⅰ度：恶性黑素瘤细胞局限于表皮和它的附件；Ⅱ度：侵入真皮乳头层，最多仅有少数黑素瘤细胞伸到网状层和乳头层之间；Ⅲ度：侵入乳头下血管丛，但未侵入真皮网状层；Ⅳ度：侵入真皮网状层。Ⅴ度：侵入皮下脂肪组织。5 年死亡率与度俱增。

（三）鉴别诊断　应与色痣、蓝痣、幼年性良性黑素瘤。

【治疗原则】

可采用手术切除，免疫疗法，放射治疗，化学疗法等。

二十五、蕈样肉芽肿（MF）

它是原发于皮肤的淋巴网状组织增生性疾病，是一种向表皮性皮肤淋巴瘤，后期克服侵犯淋巴结及内脏器官，归属于皮肤 T 细胞淋巴瘤。

【诊断标准】

（一）临床表现　临床上可分为三期，即红斑期、斑块期和肿瘤期。

1．常于 30～40 岁发病。

2．红斑期　最常见为散在的红斑鳞屑性斑片，边缘清楚而不规则，皮损颜色多变，红色、紫色、棕色或棕褐色，伴有明显瘙痒。

3．斑块期　呈不规则形浸润斑块，边缘清楚，不同斑块甚至同一斑块的不同部位，其浸润程度往往不同。其中央或边缘可自行消退，形成环状或弧形皮损，消退时常呈皮肤异色病的表现。

4．肿瘤期　为圆形或不规则形隆起肿物，蘑菇状，褐红色，可破溃，伴有疼痛。常见于面、背及四肢近端。

（二）组织病理

红斑期：

1．早期很难确诊。

2．若见亲表皮现象，高度提示为蕈样肉芽肿的特征，即出现单个核细胞散在分布，与周围角质形成细胞之间有一透明间隔或晕将其分开。

3．在真皮乳头层紧靠表皮下有血管周围和局灶性多形性细胞浸润，其中包括淋巴细胞、组织细胞、浆细胞、嗜酸性粒细胞、核浓染的淋巴细胞。

斑块期：

1．真皮浸润细胞可侵入表皮，有多形性细胞浸润，主要包括组织细胞、淋巴细胞、嗜酸性粒细胞和浆细胞等在真皮上部常呈带状或弥漫分布。

2．可见 MF 细胞，呈卵圆形至圆形，胞核和胞质的染色不一，胞核深染，外形不规则，褶皱程度差异很大。

3．有亲表皮现象，表皮内可出现 Pautrier 微脓疡。

肿瘤期：

1．肿瘤细胞浸润广泛分布于真皮及皮下组织，并可侵犯于破坏表皮而形成溃疡。

2．浸润主要由 MF 细胞组成，核异型、深染，大小有显著差别，常见核丝分裂。

3．在蕈样肉芽肿真皮浸润中，80%～90%T 细胞显示诱导（辅助）表现型，而仅 10%～20%属于抑制细胞毒型。

（三）鉴别诊断　需要与多种皮肤病鉴别。

【治疗原则】

局部采用氮芥药物治疗、PUVA、放射治疗、或全身化学、干扰素治疗等。

二十六、Sèzary 综合征

目前认为 Sèzary 综合征可能是蕈样肉芽肿的白血病期。

【诊断标准】

（一）临床表现

1．全身皮肤发红，典型者呈火红色，伴有狮面、上睑水肿外翻。

2．弥漫性脱发，掌跖过度角化和指甲营养不良。

3．伴严重瘙痒。

4．颈、腋和腹股沟等浅表淋巴结常肿大，肝脾亦可肿大，心、肾、食管等亦可受累。

5．白细胞可增多，最高可达 $30\times10^9/L$。

6．在周围血液、浸润的皮肤以及淋巴结内均有非典型的单核细胞，即为有脑回状核的不典型 T 细胞（Sèzary 细胞）。

（二）组织病理　组织病理像蕈样肉芽肿。

1．真皮浅层血管周围有不等量 Sèzary 细胞。浸润细胞比较单一，罕见中性粒细胞、浆细胞或嗜酸性粒细胞。晚期细胞浸润可扩展至真皮深层或皮下组织。

2．Sèzary 细胞有一个大的回旋状细胞核，核染色质深，有的有核仁胞质少，呈嗜碱性，有时核周可见很多排列呈圆形的一致性小空泡。

【治疗原则】

同 MF 肿瘤期治疗。

第二十节　性传播疾病

一、梅毒

梅毒是由苍白螺旋体、又称梅毒螺旋体感染引起。梅毒螺旋体经过不完整的粘膜或擦伤的皮肤进入人体后，数小时后即侵入附近的淋巴间隙或淋巴结，并在该处繁殖，2～3 天经淋巴管进入血液循环，而后播散至全身。根据病程时间、临床表现以及侵犯部位等，临床上分为三期。

【诊断标准】

（一）一期梅毒

1．接触史　有不洁性接触史、配偶感染史或间接感染史。

2．临床表现

（1）潜伏期一般为 2～4 周。

（2）硬下疳为直径 1～2cm、圆形或椭圆形、边缘稍隆起、呈肉红色的轻度糜烂或浅在溃疡，疮面清洁，分泌物少，一般不痛不痒，触诊时有软骨硬度。一般单发，也可多发。多见于外生殖器，也可见于肛门、宫颈、口唇、舌、咽、乳房、手指等部位。

（3）患部附近淋巴结可肿大，常为数个，大小不等，质硬，不粘连，不破溃，无痛感。

3．实验室检查　暗视野显微镜检查硬下疳损害或淋巴结穿刺液可查见梅毒螺旋体，部分患者梅毒血清学试验可阳性。

（二）二期梅毒

1．接触史　有不洁性接触史、配偶感染史或间接感染史（如输血等），可有一期梅毒史。

2．临床表现

（1）感染后在2年以内发病者，一般发生在感染后7~10周或硬下疳出现后6~8周。

（2）皮疹具多形性，包括斑疹、斑丘疹、丘疹、鳞屑性皮疹等，常泛发对称，掌跖易见暗红色或淡褐色环状脱屑性斑疹或斑丘疹。外生殖器及肛周皮疹多为湿丘疹及扁平湿疣等，不痛，痒轻。头部可出现虫蚀状脱发。二期复发梅毒皮损局限，数目较少。

（3）口腔可发生粘膜斑。

（4）可轻微不适及全身浅表淋巴结肿大。

（5）可出现骨关节、眼、神经系统及内脏等损害。

3．实验室检查

（1）暗视野显微镜检查　扁平湿疣、湿丘疹及粘膜斑可查见梅毒螺旋体。

（2）梅毒血清学试验　梅毒血清学试验包括非梅毒螺旋体抗原试验（RPR和VDRL）和梅毒螺旋体抗原试验（TPHA和FTA－ABS）均为阳性。

（三）三期梅毒（晚期梅毒）

1．接触史　有不洁性接触史、配偶感染史或间接感染史。可有一期或二期梅毒史。病期在2年以上。

2．临床表现　常见结节性皮疹，皮肤、粘膜、骨骼树胶肿等，对组织破坏性较大。心血管系统以单纯性主动脉炎、主动脉瓣关闭不全和主动脉瘤多见。无神经梅毒的症状和体征。

3．实验室检查

（1）梅毒血清学试验　非梅毒螺旋体抗原试验大多为阳性，亦可阴性。梅毒螺旋体抗原试验为阳性。

（2）组织病理检查　有三期梅毒的组织病理变化。

（3）脑脊液检查无异常。

（四）神经梅毒

1．接触史　有不洁性接触史、配偶感染史或间接感染史。可有各期梅毒病史。

2．临床表现　以视觉或听觉症状、颅神经麻痹及脑膜炎、脊髓结核和麻痹性痴呆多见。也可为无神经系统表现而CSF出现异常的无症状神经梅毒。

3．实验室检查

（1）梅毒血清学试验阳性。

（2）脑脊液检查白细胞计数或/和蛋白异常（白细胞数$>5\times10^6$个/L，蛋白质>500mg/L）。脑脊液VDRL试验呈阳性，在排除血清污染的情况下，此项阳性对神经梅毒具有诊断意义，神经梅毒脑脊液VDRL试验敏感性高，若呈阴性可除外神经性梅毒。

（五）潜伏梅毒（隐性梅毒）

1．接触史　有不洁性接触史、配偶感染史或间接感染史。可有各期梅毒史，也可有不规则治疗史。

2．临床表现　无任何梅毒的临床症状和体征。

3．实验室检查

（1）非梅毒螺旋体抗原试验2次以上阳性和梅毒螺旋体抗原试验阳性。

（2）脑脊液检查阴性。

（3）感染在2年以内者为早期潜伏梅毒，2年以上者为晚期潜伏梅毒。

（六）胎传梅毒（先天梅毒）

1．生母为梅毒或潜伏梅毒患者。

2．临床表现

（1）早期先天梅毒（2岁以内）　相似于获得性二期梅毒，但皮损常有水疱、红斑、丘疹、糜烂、皲裂等，可有梅毒鼻炎及喉炎，梅毒性骨软骨炎、骨炎及骨膜炎等，淋巴结及肝脾可肿大，可有贫血、血小板减少、消瘦、营养不良和发育迟缓等。

（2）晚期先天梅毒（2岁以上）　相似于获得性三期梅毒，但以实质性角膜炎，哈钦森齿、鞍鼻、神经性耳聋等为较常见的特征，还可出现皮肤、粘膜树胶肿及骨膜炎等。

（3）先天潜伏梅毒　除感染源于母体胎盘外，余同获得性潜伏梅毒。年龄小于2岁者为早期先天潜伏梅毒，大于2岁为晚期先天潜伏梅毒。

3．X线表现　长骨X线摄片干骺端呈溶骨性破坏，骨骺分离等特征性改变。

4．实验室检查

（1）暗视野显微镜检查　早期皮肤及粘膜损害中可查到梅毒螺旋体。

（2）梅毒血清学试验　阳性。妊娠梅毒患者所生正常婴儿，一般在生后3～6个月RPR试验效价下降或阴转，如滴度异常可诊断先天梅毒。19S－IgM－FTA－ABS试验，有确诊价值。

（3）脑脊液检查　如出现白细胞计数或蛋白含量升高，或VDRL试验阳性，应考虑神经梅毒。

（七）妊娠梅毒（孕妇梅毒）　孕期发生或发现的活动性梅毒或潜伏梅毒称为妊娠梅毒。

【治疗原则】

（一）治疗原则

（1）治疗越早效果越好。

（2）治疗必须规则、足量、足疗程。

（3）治疗后要经过足够时间定期追踪观察。

（4）传染源及其性伴必须同时接受检查和治疗。

（二）治疗方案

1．早期梅毒（包括一期、二期及早期潜伏梅毒）

（1）青霉素　苄星青霉素G（长效西林）240万U，分两侧臀部肌注，1次/周，共2～3次；或普鲁卡因青霉素G，80万U，1次/日，肌注，连续10～15天，总量800～1200万U，为一疗程。

（2）青霉素过敏者　盐酸四环素500mg，4次/日（2g/d），口服，连续15天；或强力霉可见革兰阴性双球菌。

【治疗原则】

（一）治疗原则

1．早期诊断、早期治疗。

2．规则治疗，及时、足量。

3．性伴应同时治疗。

4．若同时有沙眼衣原体或支原体感染，应加服抗衣原体和抗支原体药物。

（二）治疗方案　可选用下列之一方法治疗。

1．淋菌性尿道炎、宫颈炎、直肠炎

（1）头孢曲松250mg，一次肌注。

（2）大观霉素2g（宫颈炎4g），一次肌注。

2．淋菌性咽炎　头孢曲松250mg，一次肌注。

3．淋菌性眼炎

（1）新生儿　头孢曲松25～50mg/kg（单剂不超过125mg），静脉或肌肉注射，1次/日，连续7天。或大观霉素40mg/kg肌肉注射，1次/日，连续7天。

（2）成人　头孢曲松1g，肌注，1次/日，连续7天。或大观霉素2g，肌注，1次/日，连续7天。同时应用生理盐水冲洗眼部，每小时1次。

4．妊娠期淋病

（1）头孢曲松250mg，一次肌注。

（2）大观霉素4g，一次肌注。

（3）孕妇禁用氟喹诺酮类和四环素类药物。

5．儿童淋病

（1）头孢曲松125mg，一次肌注。

（2）大观霉素40mg/kg，一次肌注。

（3）体重大于45kg者按成人方案治疗。

6．淋菌性附睾炎，睾丸炎

（1）头孢曲松250mg～500mg，1次/日，肌注，连续10天。

（2）大观霉素2g，1次/日，肌注，连续10天。

7．淋菌性盆腔炎

（1）头孢曲松500mg，1次/日，肌注，连续10天。

（2）大观霉素2g，1次/日，肌注，连续10天。

（3）应加服甲硝唑400mg，2次/日，口服，连续10天或多西环素100mg，2次/日，口服，连服10天。

8．播散性淋病

（1）头孢曲松1g肌注或静脉注射，连续10天以上。

（2）大观霉素2g肌注，2次/日，连续10天以上。

（3）淋菌性脑膜炎疗程约2周，心内膜炎疗程要4周以上。

9．衣原体或支原体同时感染　在上述药物治疗中加用：

国家医学考试中心推荐用书

ISBN 7-81072-276-X

9 787810 722766 >

ISBN 7-81072-276-x/R・271

定价：121.00元